과학적인 근력운동과 보디빌딩

과학적 연구에 따른 건강한 신체 만들기
1주 12분 프로그램

더그 맥거프, 존 리틀 지음
대표 역자 김성언 옮김

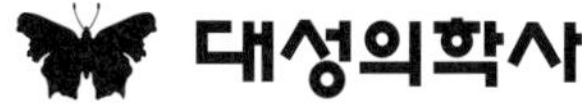

대성의학사

나를 더욱 강인하고 건강하게 오래 살 수 있도록 영감을 주는 아내 웬디Wendy, 아들 에릭Eric, 그리고 딸 마들린Madeline에게 이 책을 바칩니다.

— 의학박사, 더그 맥거프Doug McGuff, M.D.

시간이 얼마나 소중한지 그리고 가족과 함께 시간을 보내는 것이 왜 가장 귀중한 것인지 알 수 있도록 해준 아내 테리Terri, 딸 테일러Taylor, 아들 릴리Riley, 브랜든Brandon, 벤자민Benjamin에게 바칩니다. 또한 이 책은 자신의 시간을 가치 있게 사용하고, 피트니스의 발전과 건강 유지를 위해 활동하며 일어나는 문제에 대한 해결책을 찾는 트레이너들을 위한 책입니다.

— 존 리틀John Little

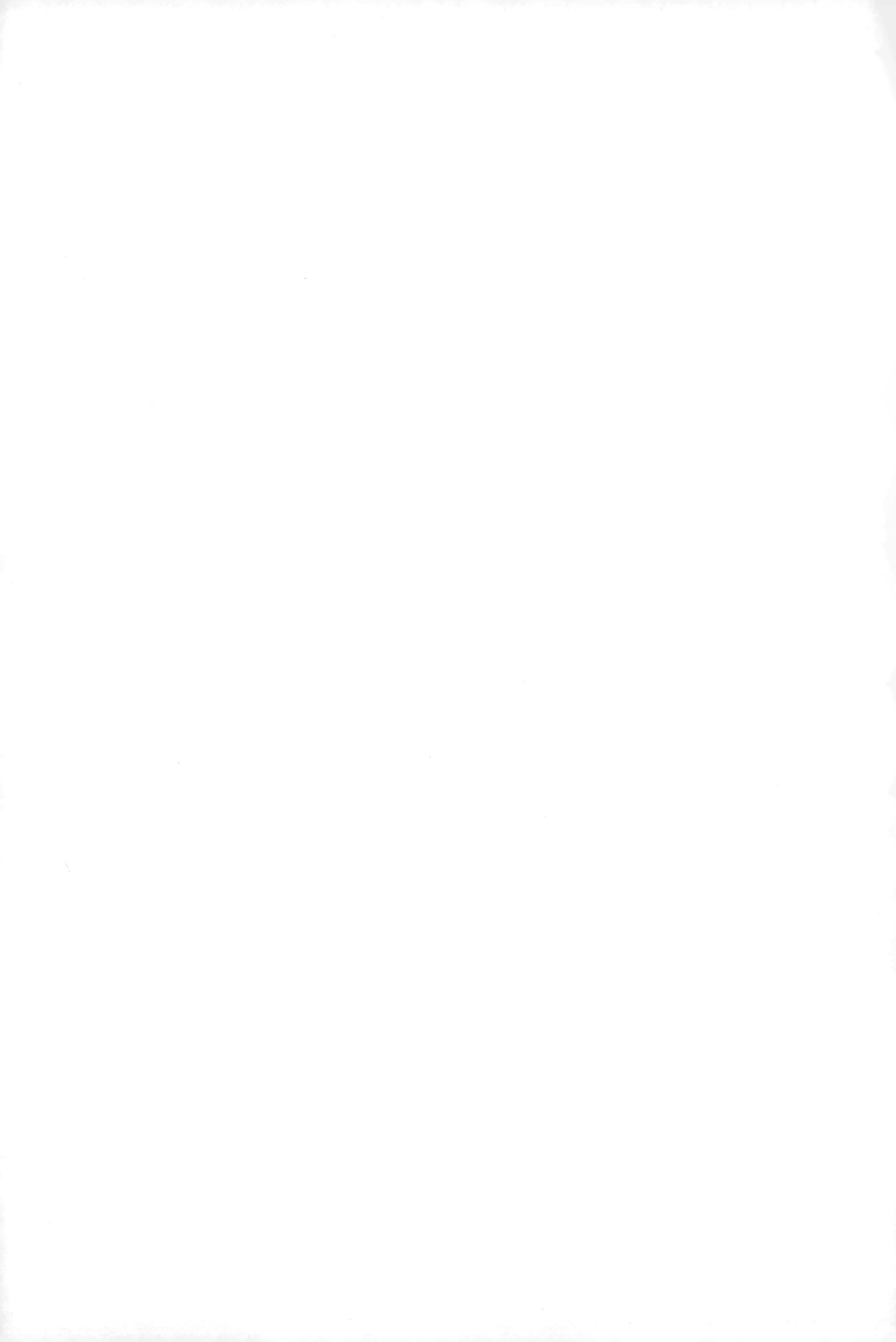

차례

역자 서문 _ 7

감사의 말 _ 9

서론: 누구를 믿을 수 있는가? _ 11

CHAPTER 1 건강, 피트니스, 운동의 정의 19

CHAPTER 2 전반적인 신진대사의 조절 29

CHAPTER 3 운동량과 반응의 관계 57

CHAPTER 4 5대 운동 77

CHAPTER 5 5대 운동의 효과 105

CHAPTER 6 운동에 대한 신체반응 125

CHAPTER 7 운동자극 비틀기 133

CHAPTER 8 유전적 요인 161

CHAPTER 9 지방 감소의 과학 179

CHAPTER 10 운동선수를 위한 이상적인 트레이닝 프로그램 199

CHAPTER 11 노인을 위한 이상적인 트레이닝 프로그램 229

부록: 고강도 훈련의 이론적 기초 239

역자 서문

의사로서 트레이닝에 관한 심도 있는 연구를 하며, 얼티밋 엑서사이즈Ultimate-exercise를 운영하는 더그 맥거프와 북미 최고의 트레이닝 코치이자 《Ironman magazine》의 칼럼니스트이며, 6만 명이 넘는 사람들을 지도한 존 리틀. 이 두 사람의 트레이닝 철학과 과학적인 운동에 대한 이야기를 담은 책 『과학적인 근력운동과 보디빌딩(원제 'Body by Science')』는 한국의 수많은 트레이너들을 비롯하여 피트니스 및 건강관리 전문가들에게 운동과학의 정수를 전달할 것이다. 나아가 건강과 관련된 여러 왜곡된 진실을 바로잡을 수 있는 통찰력을 제공할 것이다.

신체 내 운동의 에너지 대사부터 지방 감소의 과학까지 생리학적 이론에 입각한 효과적인 운동 방법에 대한 이야기는 지금껏 갖은 오해로 인해 잘못 실행되어왔을 당신의 트레이닝 철학을 송두리째 바꿔놓을 수 있다. 얼마나 '무거운' 저항으로, 얼마나 '많이', 그리고 '자주' 하는지보다는 더 중요한 것을 알게 될 것이다. 근육의 세포들이 성장하는 가장 효과적이고 적절한 부하, 적응과 회복에 걸리는 효율적 시간들을 알아갈 것이다. 또한 트레이닝에서 중요한 5대 운동, 운동자극에 대한 새로운 변화의 포인트를 어떻게 주어야 하는지, 종목별 선수에게 필요한 트레이닝과 노인에게 필요한 트레이닝에 대해서까지 이 책은 피트니스 및 건강관리 전문가들에게 꼭 필요한 정보들을 알차게 담고 있다.

우리의 신체는 수많은 장기들이 유기적인 관계를 맺고 있다. 따라서 무작정 열심히 운동을 한다고 해서 꼭 긍정적인 변화를 이루는 것은 아니다. 이 책의 저자들이 오랜 기간의 트레이닝과 연구로 밝혀낸 효과적인 운동 방법으로 제대로 운동을 할 때에 우리의 신체는 긍정적으로 변화할 수 있다. 물론 이 책은 근육이나 근력 향상만을 위한 트레이닝이 아닌 운동이 건강에 미치는 포괄적인 이점들을 함께 설명하고 있다. 더군다나 전문가뿐 아니라 운동을 시작하는 일반인도 쉽게 이해할 수 있도록 쉬운 단어와 본인들 경험을 들어가며 서술하여 자칫 지루해질 수 있는 운동과학의 이야기를 재미있고 쉽게 풀어냈다.

부디 이 책을 통하여 운동과학에 따른 건강한 신체 만들기에 성공하기를 바란다.

끝으로 이 책을 집필한 두 저자에게 같은 분야의 종사자로서 감사의 말을 전한다. 또한 이 책을 많은 사람들에게 소개할 수 있도록 열정을 쏟아준 공동 역자 분들과 김미애 편집장님을 비롯한 대성의학사에 감사의 마음을 전한다.

2017년 9월

대표 역자 김성언

감사의 말

공동 저자 존 리틀John Little에게 큰 고마움을 전합니다. 나에게 이 프로젝트를 준 것을 영광으로 여기고, 우리의 통화 내용들을 신체적인 트레이닝에 관한 보고서로 바꿔준 당신의 모든 노력에 대해 고맙게 생각합니다.

힘을 낮추는 동안 강도를 올리는 첫 번째 프로토콜을 고안한 켄 허친스Ken Hutchins에게도 고마움을 전합니다. 또한 막연했던 시기에 큰 도움이 되어준 마이크 멘처Mike Mentzer와 '부하시간(타임 언더 로드time under load)'의 선구자이며 얼티밋 엑서사이즈Ultimate Exercise의 초기에 일주일에 한 번씩 훈련한 테리 카터Terry Carter에게도 고마움을 전합니다. 얼티밋 엑서사이즈에 대한 많은 열정과 의지를 북돋아준 클레이 브런슨Clay Brunson에게도 고마움을 전합니다. 시애틀에 있는 아이디얼 엑서사이즈Ideal Exercise의 소유자인 그렉 앤더슨Greg Anderson이 토론하는 동안 보여준 통찰력은 이 책의 틀을 잡는 데 큰 도움이 되었다고 전합니다. 드류 베이Drew Baye와 엘링턴 다든Ellington Darden 박사, 당신들의 훌륭한 웹사이트와 글 역시 큰 도움이 되었습니다. 우리에게 '한 가지 사이즈는 모든 것에 맞지 않는다'라는 진정한 이유를 보여준 라이언 홀Ryan Hall에게도 고맙습니다. 사업적인 조언과 훌륭한 세미나를 보여준 보 라일리Bo Railey에게도 고마움을 전합니다. 무한한 에너지와 함께 모든 것이 잘 진행되도록 도와준 얼티밋 엑서사이즈의 매니저 에드 가르베Ed Garbe와 강사 새라 카퍼Sarah Cooper에게도 고마움을 전합니다. 마지막으로 모든 것을 시작하고, 본인의 글로 내 인생의 길을 안내해준 아서 존스Arthur Jones에게 고마운 마음을 전합니다.

— 의학박사, 더그 맥거프Doug McGuff, M.D.

더그의 명단에 추가하고 싶은 많은 사람들이 있습니다. 먼저 더그 맥거프, 전반적인 신진대사 컨디셔닝과 '운동의 용량 반응 관계'에 대한 당신의 통찰력은 천재적이며, 과학적인 운동에 대한 사람들의 이해에 실질적인 도움이 되었습니다.

또한 의학 일러스트레이터 팀 페닥Tim Fedak의 공헌에도 매우 감사합니다. 그의 훌륭한 작업은 근육의 기능, 인간의 대사에 대해 더욱 깊이 있게 이해할 수 있도록 해주었습니다. 거스 디아만토풀로스Gus Diamantopoulos의 도표들도 도움이 되었습니다.

더하여, 수십년 간 기술을 적용하고, 기록하고, 원인과 결과의 관계를 찾기 위해 열심히 노력한 언급되지 않은 퍼스널 트레이너들도 있습니다. 프레드 한Fred Hahn, 앤 마리 앤더슨Ann Marie Anderson, 더그 홀랜드Doug Holland, 데이비드 란다우David Landau, 테리 리틀Terri Little, 캐리 하우Cary Howe, 블레어 윌슨Blair Wilson, 크리스 그린필드Chris Greenfield, 대니얼 크레이그Daniel Craig, 데이비드 윌슨David Wilson, 제레미 하이머스Jeremy Hymers 같은 전문적인 트레이너들입니다. 그들은 더그가 언급한 이름들과 마찬가지로 세계 최고의 퍼스널 트레이너들입니다. 또한 친구인 마이크 멘처에 대한 더그의 감사한 마음을 강조하고 싶습니다. 마이크는 많은 연구에 기반하여 감소한 훈련량과 빈도수와 같은 문제들의 이점과 필요성을 처음으로 철저히 조사했고, 연구를 통해 운동의 과학적 이해를 깊이 있게 만들었으며, 많은 의미 있는 결론을 도출했다는 것을 말하고 싶습니다.

— 존 리틀John Little

서론

누구를 믿을 수 있는가?

일반인들은 건강, 피트니스, 운동에 관련된 수많은 내용들 사이에서 사실적인 데이터에 기반을 둔 올바른 지식을 어떻게 가려낼 수 있을까? 무엇보다도, 이 분야에는 주위에서 이야기되는 다양한 자료들, 민간요법, 그리고 말도 안 되는 거짓 정보들까지 가득하다. 누가 신뢰할 만한 사람인지 어떻게 알 수 있을까?

추천에 대한 문제

사람들이 가장 흔하게 하는 실수는 다른 사람의 말을 그대로 믿는 것이다. 예를 들어 친구에게서 들었다거나 TV에서 봤다든가 하는 말들은 해당 내용이 사실인지 아닌지를 결정하는 데에 좋은 기준은 아니다.

유명한 피트니스 잡지에 '기적의 보충제'라는 장난스런 기사를 작성한 한 기자의 경험이 딱 맞는 사례이다. 그는 잡지사의 디자인 부서에 기사가 있는 페이지 아래에 우표 크기 정도의 절취선이 있는 사각형을 만들도록 부탁했다. 그 옆에는 다음의 추천을 덧붙였다. '최상의 근육을 얻으려면 이 작은 네모난 종이를 잘라서 저녁 동안 물컵에 넣어두고 취침해라. 이 종이는 특수한 아미노산을 포함하고 있어 수 시간 내에 물에 녹아 나올 것이다. 아침에 종이를 꺼내 혀에 올려놓아 아미노산이 몸에 흡수되도록 해라.' 그 기자는 단지 광고가 없어진 페이지를 채우기 위한 기발한 장난으로 시작한 것이었다. 그러나 그의 의도는 독자들에게 잘 전달되지 못했다. 그 잡지가 발매되고 며칠이 지나지 않아 '그 굉장한 종이'에 대한 요청이 쇄도했다.

많은 독자들은 곧이곧대로 그 말을 믿었고, 근육을 더욱 크고 강하게 만들기 위해 그 종이를 자신들의 혀에 올려놓았다. 이런 반응은 위약 효과Placebo Effect의 특징이며, 사람들이 어떤 물건이든 구매하게 만드는 추천의 힘에 대해 확실히 입증하는 것이다. 친구나 친척 중 누군가가 이러한 '기적의 보충제'를 믿는다면, 그들은 당신에게 이 물건이 얼마나 좋은지 추천할 것이고, 그 말을 당신이 믿는다면 아마 그들과 똑같이 시도할

지도 모른다.

위의 경우는 기자가 독자들이 당연히 농담이라고 알아채리라 예상하고 한 장난이었지만, 광고에 등장하는 말(관절염을 치료하는 팔찌나 체중 감소에 효과적이라는 제품 등)은 많은 이유로 그 신뢰성에 의심을 받는다. 예를 들어 다이어트 제품 광고에 나오는 운동 전후의 사진들은 대부분 가짜다. '운동 전'에 나오는 사진은 '운동 후'의 사진과의 차이를 극대화하기 위해 모델이 일부러 지방을 찌우고 촬영하는 경우가 많다. 유명인들이 추천하는 몇몇 피트니스 제품은 대부분 해당 회사에서 돈을 받고 진행하는 것이다. 유명인들이 실제로 해당 제품의 효과를 경험하고 추천하는 것이 아니라, 단지 돈을 받고 하는 일이기 때문에 그 제품을 홍보하는 것이다.

통계적 변이성(나무에서 숲을 보는 것)

진실로 향하는 다른 잠재적 우회로는 통계적 변이성의 본질과 과잉된 일반화로 잘못 판단하는 사람들의 경향이다. 일반적으로 피트니스 세계에서는 평균 이상의 신체적인 특징이나 능력을 나타내는 사람들은 정당한 권위를 가지는 것으로 여겨진다. 외형적인 모습에 따라 권위를 부여하는 것에 대한 문제는 평균에 비하여 신체적으로 우월한 부분들이 단순히 통계수치를 넘어선 선천적 특성의 결과일 수 있다는 것이다. 예를 들어 울창한 숲의 나무들을 위에서 내려다본다면 위로 솟아오른 한두 그루의 나무만 보일 것이다. 그러한 상황에서 쉽게 눈에 띄는 것을 더 주목하는 것은 인간의 본성이다. 마찬가지로 우리는 우월한 신체적 능력을 가진 몇몇 사람들을 더 주목하게 되고, 그 사람들은 그것을 정당한 권위로 여기는 경향이 있다.

설상가상으로, 그런 뛰어난 신체적 능력을 가진 사람들은 임의로 주어진 명예를 자신들이 차지하면서 그들 스스로 권위 있는 사람으로 오인한다. 다시 말하면, 사람들은 지적으로도 권위를 부여하는 것에 있어서 통계적 변이성의 역할을 간과하는 것이다.

통계적인 희소성에 직면한 일반적인 인지 능력을 악용하는 이런 인간의 경향은 니콜라스 탈렙Nicholas Taleb의 책 『Fooled by Randomness: The Hidden Role of Chance in the Markets and Life』(2nd Edition, Random House, 2005), 『The Black Swan: The Impact of the Highly Improbable』(Random House and Penguin Press, 2007)에 자세히 설명되어 있다.

탈렙이 말한 것처럼 '검은 백조'는 우거진 숲 사이로 불쑥 튀어나와 있는 큰 나무와 유사하게, 자연에서 불규칙한 변이로 나타난 기이한 변종이다. 그리고 그들은 그것의 존재를 설명하기 위한 합리적인 설명을 만들어낸다. 검은 백조라는 말은 이전에 누구

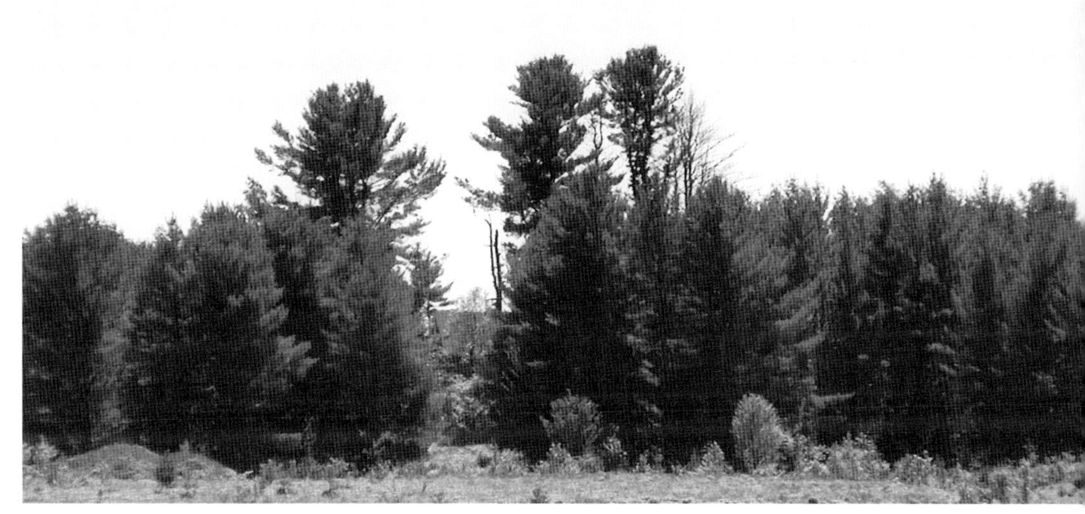

숲의 무작위한 통계적 변이성은 몇몇의 나무들이 나머지 나무들보다 더 높게 자라는 것을 보여준다. 비슷한 현상으로, 인류의 특정 인종은 대부분의 다른 인종들이 갖지 못하는 예외적인 신체적 능력을 갖는다.

도 검은 백조를 본 적이 없기 때문에, 모든 백조는 흰색이라는 서양인들의 오래된 믿음에서 유래된 것이다. 17세기에 호주에서 검은 백조가 발견되었을 때, 그 용어가 불가능하다고 생각되었지만, 실제로는 존재했던 것이다.

이런 통계적 다양성의 개념은 단지 운동능력, 근육의 크기와 같은 신체적인 특성에만 적용하는 것이 아니고 시장과 같은 현상에도 적용된다. 탈렙은 구글의 대성공을 비즈니스 시장의 검은 백조의 한 예로 언급했다. 사람들은 그런 엄청난 성공을 보면, "어떻게 그런 일이 일어났지?" 하고 묻게 된다. 성공한 사업의 창업자는 놀라운 업적을 성취한 그만의 방법이 있다고 믿는다. 경우에 따라, 창업자들은 그들의 방법을 듣고자 하는 사람들에게 알려주기도 한다. 하지만 문제는 모든 성공의 대부분이 원인, 결과와 직접적으로는 연관되지 않는 수많은 통계적 다양성에 기반을 둔다는 것이다.

이것이 바로 건강과 피트니스를 포함해 거의 모든 주제에 관해 반대되는 말을 하는 '전문가'를 찾을 수 있는 이유이다. 본질적으로 두 그루 혹은 더 많은 우거진 숲에서 튀어나온 나무들이 크게 자란 이유는 그들이 무엇을 하거나 하지 않아서가 아니고, 단순한 통계적 변이 때문이다. 실제로 이런 두 가지 변이는 전적으로 다른 것이다. 그러나 그 변이들이 이런 환경에서 자연적으로 살아남도록 만들었고, 이처럼 두 사람이 적용한 기술은 비록 전혀 다른 것이지만, 그것들은 사람들로 하여금 '내가 무엇을 해야 이렇게 만들 수 있을까'와 같이 잘못 인식하도록 만든다.

이는 사람의 인지 과정이 관찰된 데이터를 바탕으로 사건을 일반화하고 전체적으로 추론하도록 되어 있기 때문에 발생하는 자연스러운 실수이다. 오랜 시간 동안, 이런 접근은 어떤 일이 발생하는 원리를 밝혀내는 효과적인 방법으로 여겨져왔다. 하지만 이것을 숲에 적용할 때는 정확하겠지만 우거진 숲 위로 불쑥 솟아 있는 나무에 적용할 때는 그렇지 않다. 그러므로 명심해야 할 것은 진실을 찾고자 한다면 단지 유전적인 예외보다는 인류 대다수에서 작용할 것을 찾아야 한다는 것이다. 과학적으로 그러한 이유를 찾는 연구를 진행할 때, 그 연구가 하나 혹은 더 많은 유전적인 변이가 포함됐다면 그 결과들은 오해의 소지가 있고, 그 점을 보완하기 위해 표준편차라는 개념을 만들었다.

표준편차

표준편차는 평균에서 다양한 정도로 나누어져 있는 평균의 제곱근으로 정의된다. 그래서 평균적인 종형 곡선에서 평균에서 왼쪽이나 오른쪽에 있는 표준편차는 주어진 인구의 85%를 포함한다. 당신이 평균의 두 표준편차에 있다면, 인구의 95%에 해당하는 것이다. 그 종형 곡선의 양쪽의 가장 끝부분에서 벗어나면 2½%의 수치를 갖는다. 즉 평균 위의 두 표준편차인 2½%, 평균 아래 두 표준편차인 2½%인 것이다.

연구의 통계들은 대부분 가우스의 종형 곡선Gaussian bell-shaped curve과 베이지안 분석Bayesian analysis에 기반을 둔다. 결과적으로 변칙이 발견되면 문제가 발생한다. 예를 들어 야구에서 능력을 향상시키기 위한 트레이닝과 관련된 연구에서 마크 맥과이어Mark McGwire, 새미 소사Sammy Sosa, 배리 본즈Barry Bonds 같은 사람을 포함하는 것, 또는 하키의 비슷한 연구에 바비 오어Bobby Orr, 웨인 그레츠키Wayne Gretzky, 시드니 크로스비Sidney Crosby를 포함한다면 완전히 그 결과를 망칠 것이다. 평균적인 야구선수나 하키선수와 위 선수들의 능력을 비교해보면, 계산 결과에서 위 선수들은 평균에서 대략 17표준편차 떨어져 있는 것을 알 수 있다. 만약 연구자가 우연히 통계 집합에서 종형 곡선 중 하나를 포함했다면, 그 계산된 평균값은 원래 있어야 할 표준편차에서 오른쪽으로 3이나 4를 이동해야 한다. 이것은 '챔피언'이라 불리는 트레이닝 프로그램을 자세히 열거해놓은 피트니스, 근육 만들기의 추천 기사들이 일반적으로 트레이닝을 하는 사람들에게는 크게 관련이 없다는 것을 시사한다.

더욱 혼란스러운 것은 건강과 피트니스 산업에서 이러한 사실과 관점이 고의로 다른 사람들을 속이고 제 밥그릇을 챙기는 데 유용한 기회로 사용하는 사람이 많다는 것이다. 종형 곡선의 일반적 평균의 우측에 있는 트레이닝 결과에 대한 사람들의 기대를 이용하여, 마케터들은 "이 챔피언은 가졌지만 당신은 가지지 못한 것이 이 물건이다"라는 말로 사람들을 현혹시키는 것이다.

활동과 외형 사이의 인과관계 추정하기

아마 다음과 같은 조언을 들어봤을 것이다. "당신은 수영선수의 길고 탄탄한 근육을 갖고 싶습니까? 그렇다면 보디빌더처럼 만드는 웨이트 트레이닝 대신 수영을 하세요!" 이는 틀린 내용이지만 항상 되풀이되고 확산된다. 다시 한 번 말하지만, 이러한 예시로 인간의 마음을 움직이는 사례는 무수히 많다. 사람들은 수영 챔피언들을 볼 것이고 어떤 외적인 부분을 관찰할 것이다. 또 사람들은 보디빌더 챔피언들을 볼 것이고 또 다른 외적인 모습을 관찰할 것이다. 그러고는 그 운동선수들의 트레이닝 방법에 그들의 외적인 모습을 만드는 무언가가 있다고 믿을 것이다. 그러나 이 가정은 관찰 통계의 잘못된 적용 사례이다.

만약 국제 AAU 수영대회에 참석해서 하루에 예선부터 결선까지 대회를 전부 봤다면, 그 하루의 코스 동안 수영선수들의 신체의 변화도 봤을 것이다. 이는 그 수영선수의 신체가 수영이라는 활동으로 인해 만들어진 것이 아니라는 사실을 말해준다. 오히려 특정한 신체 유형이 수영에 가장 적합하다는 것을 말한다. 즉, 유전적 기질이 경쟁에 대한 선택적 압박을 통해서 최고의 선수로 만드는 것이다. 경쟁은 단지 가속화된 진화라고 말할 수 있다.

수영 수합은 예선부터 시작한다. 이때 심판의 시작 휘슬 이전에 출발선에 서 있는 사람들을 자세히 보면, 다양한 유형의 신체를 발견할 것이다. 그런데 준준결승이 되었을 때, 선수들의 신체 유형은 서로 비슷해지기 시작한다. 준결승이 되면 선수들의 신체는 거의 유사해질 것이다. 결승전에는 출발선에 서 있는 선수들이 거의 복제품처럼 보인다. 이유가 무엇일까? 자체 선발 과정, 가속화된 진화이다.

그러나 대부분은 단지 결승전만 보고, 따라서 동일한 시합에서 신체 유형이 거의 같아 보이는 선수들을 본다. 그리고 이 특정한 활동이 이러한 신체 유형을 만들었다고 결론을 내린다. 그러므로 다른 신체 유형의 선수들 또한 트레이닝을 하고 이 대회에 참여했다는 위의 예시와 같은 맥락의 이해가 부족하여 타당하지 않은 추론을 이끌어낸다. 이것이 사람들이 "필라테스를 등록해야 한다" 혹은 "댄스 에어로빅 수업을 받아야 한다. 그래야 댄서와 같은 신체를 가질 수 있다" 혹은 "크고 우락부락한 근육이 아닌 길고 탄탄한 근육을 원한다면 수영을 해야 한다"라고 말하는 이유다. 이러한 말들은 잘못 적용된 관찰의 결과이고 뒤바뀐 원인과 관계의 추정 결과다. 이는 특정한 신체 유형을 만들기 위한 활동이 아니라 그 활동을 잘하는 신체 유형이 있는 것이다. 그런 신체 유형을 만드는 것은 유전적인 기질이다. 그러므로 누군가가 수영 챔피언의 신체 유형을 갖고자 한다면, 가장 좋은 방법은 수영 챔피언의 트레이닝 방법이 아닌 수영 챔피언과 같은 부모를 갖는 것에서 시작해야 한다고 말해라.

조상을 이상화하는 것의 위험성

인류의 진화 역사에서, 건강과 일반적인 생리적 기능은 항상 동화 상태와 이화 상태 사이의 적절한 균형을 유지하는 활동들로 고정되어 있었다. 조상들의 경우 이화 상태는 바위 움직이기, 울타리 만들기, 수렵 채집과 같은 극단적으로 높은 힘을 사용하는 활동의 유형으로 이루어졌다. 중요하게 볼 점은 DNA의 관점에서 볼 때, 인간의 신체는 미래로 나아가기 위해 DNA를 운반하는 운송수단과 같다고 할 수 있다. 모든 DNA는 아이를 낳고 기를 수 있을 만큼 충분히 오래 생존하기를 원하고, 그 아이들은 다음 세대에게 DNA를 운반하는 또 다른 운송수단이 되는 것이다. 일단 DNA가 더 젊고 건강한 신체로 전달되면, 신체와 그 신체의 건강 상태는 DNA에게 별로 중요하지 않다. 운동으로 말하자면, DNA 판정을 위해 필요한 최적의 건강 상태를 만드는 최소한의 신체적인 활동이 유전자의 토대를 갖추는 것이고, 그것이 어떻게 운동에 반응하는 것인지가 중요하다.

조상들이 21세기의 우리보다 훨씬 더 활동적이고 '자연적인' 음식을 먹었고, 그래서 그들이 훨씬 건강한 삶을 살았다고 생각하지만, 사실 조상들의 평균수명은 20세기까지 47세에 불과했다.[1] 이 짧은 평균수명의 이유로는 질병, 부상, 주산기 사망률이 있고, 대부분의 사망 이유는 동화 상태와 이화 상태 사이의 미묘한 균형을 깨는 음식을 찾는 활동의 증가로 볼 수 있다. 진화된 조상들은 현재의 우리보다 훨씬 활동적이었다는 것은 맞지만, 그 시대에 그들 중 대부분이 40대 초반이 되면 골관절염 또는 다른 손상된 조직으로 인해 신체가 많이 다치게 됐던 것도 사실이다.[2]

결과적으로, 건강과 피트니스에 대하여 현대 평균수명의 기준으로써 과거를 보는 것은 실수이다. 물론 지난 과거를 참고해서 오늘날 인류를 위한 적절한 활동 수준이 어느 정도인지 결정할 수는 있다. 하지만 과거의 조상들과는 다르게 그들이 겪었던 부상에 대한 방지, 최적의 건강 상태 유지, 그리고 향상된 피트니스 수준과 같은 신체활동의 강도를 자극하는 데 필요한 지식을 갖고 있다. 현재의 우리는 건강을 강화하고, 동화 상태와 이화 상태의 균형을 이루는 올바른 종류의 신체 활동을 적용법을 알고 있다.

의사와 표준편차

건강해지기 위해 어떤 종류의 운동 프로그램을 따라야 할 것인가와 관련해 '의사의 조언 구하기'는 흔한 방법이다. 사람들은 보통 이런 태도를 합리적이라고 여긴다. 그러나 건강을 좋게 하기 위해 어떤 피트니스 접근을 적용해야 하는지에 관해 의사에게 의견을 요청했을 때 법적인 문제가 발생할 수 있다. 의사들은 피트니스의 평균 개념을 이해하지 못하고 건강의 종형 곡선에서 왼쪽으로 많이 떨어진 병리학의 세계에서 활동한다는 사실 때문이다. 의사들(필자 중의 한 명도 의사이다)은 매일 건강하지 않은 사람들을 다루기 때문에 운동 활동, 피트니스와 건강 사이의 연결을 정확하게 평가하는 것이 어려울 수 있다.

약은 그 특성상 평균에서 왼쪽으로 벌어져서($2\frac{1}{2}$% 부분보다 더) 작용하기 때문에, 평균적인 의사들은 다른 97.5%와 상호작용한 경험이 없다. 그러므로 의사들은 건강과 피트니스가 어떻게 연결되어 있는지와 관련해 질병 없는 인구를 평가하는 좋은 위치는 아니다.

연구를 조심해라

만약 친구, 친척, 의사, 챔피언, 유명인이 의심스럽다면, 답을 어디서 얻을 수 있을까? '과학에게 물어보라'는 솔깃한 답변이다. 그러나 심지어 이 세계에서도 몇몇 연구는 적절하게 수행되지 않았다. 모든 연구가 진실을 찾기 위해 정직하게 시도하는 것만은 아니므로, 연구결과를 볼 때 주의해야 한다. 예를 들어 한 번의 연구가 오랜 시간을 대변할 수 없다. 따라서 절대 연구를 대충 읽어서는 안 되고, 대부분의 사람들이 많이 하듯이 단지 연구의 요약이나 결론 부분만 보아서도 안 된다. 그 요약과 결론은 데이터를 왜곡하는 곡선을 포함한 통계로 뒷받침될 수 있다. 이는 의학 논문(문헌)에서 자주 발생한다. 그리고 제약 회사는 왜곡된 통계로 뒷받침된 그 결론을 장점으로 내세우면서 이익을 얻는다. 그 보고서와 데이터가 어떻게 수집됐는지를 모두 살펴보는 것이 중요하다. 실제 데이터가 주어진 연구의 결론을 뒷받침하는 데 불필요하다는 것이 발견될 수도 있기 때문이다.

이 책에서는 잠재적인 독자에게 일반적으로 적용할 수 있는 의견을 지지하도록 통계의 이상한 곡선을 포함한 연구는 고려 대상에서 제외하면서 타당성에서 비타당성을 제거하기 위해 노력했다. 우리는 이 일을 발견할 무언가의 것에 대한 선입견을 가지지 않았다. 그러나 타당한 연구에서 무엇을 찾아야 하는지에 대해서는 알았다. 답을 찾기 위해 적용한 그 방법들은 타당성이 있어야 했다. 위약 효과와 같은 것이 결과를 바꿀 수 있기 때문에(이는 신체적인 트레이닝 논문(문헌)과 함께 하는 것은 어려울 수 있다) 연구들은 무작위적이어야 했고 가능하다면 이중으로 숨겼다. 이 기준이 타당한 연구들의 특징이다. 그 연구에 누가 투자했는지에 대해 숨기는 것도 또 다른 고려 사항이다. 예를 들어 제약 회사나 공급 회사가 연구에 투자했다면, 파생된 데이터는 의심해보아야 하고 결론 지점에서 심각하게 의문을 던져봐야 한다.

이 진실된 연구에서 얻은 데이터를 보면서, 연구들의 결론이 각각의 데이터로 뒷받침되는지, 어떤 결론이 건강, 피트니스, 장수와 관련된 타당한 정보를 원하는 평균적인 사람들에게 의미 있는 것인지 더 잘 확인할 수 있다.

참고문헌

1. U.S. Department of Commerce, Bureau of the Census, *Historical Statistics of the United States*; and Department of Health and Human Services, *National Center for Health Statistics Reports* 54, no. 19 (June 28, 2006), dhhs.gov.
2. P. S. Bridges, "Prehistoric Arthritis in the Americas," *Annual Review of Anthropology* 21 (October 1992): 67–91; A. Liverse et al., "Osteoarthritis in Siberia's Cis-Baikal: Skeletal Indicators of Hunter-Gatherer Adaptation and Cultural Change," *American Journal of Physical Anthropology* 132, no. 1 (2007): 1; P. S. Bridges, "Vertebral Arthritis and Physical Activities in the Prehistoric Southeastern United States," *American Journal of Physical Anthropology* 93, no. 1 (1994): 83; W. J. MacLennan, "History of Arthritis and Bone Rarefaction on Evidence from Paleopathology Onwards," *Scottish Medical Journal* 44, no. 1 (February 1999): 18–20; and P. S. Bridges, "Degenerative Joint Disease in Hunter-Gatherers and Agriculturists from the Southeastern United States," *American Journal of Physical Anthropology* 85, no. 4 (August 1991): 379–91.

CHAPTER 1

건강, 피트니스, 운동의 정의

이상하게 들리겠지만, 피트니스의 정의는 아직 부정확하다. 대부분의 사람들은 무엇에 대해 이야기하고 있는지 모른 채 그 용어를 사용한다. 피트니스 산업, 의료 산업 또한 마찬가지다.

건강의 확실한 정의를 찾으려 할 때도 비슷한 문제가 발생한다. 이 책을 쓰기 위해 준비하면서 정의를 내리기 위해 많은 의학서적을 포함해 논문(학술) 데이터베이스를 광범위하게 찾았다. 건강과 피트니스가 의학 분야, 헬스 케어 분야, 피지컬 트레이닝 분야에서 자유롭게 사용되지만 모두가 동의할 수 있는 정의가 없는 것을 보고 놀랐다. 더그가 의학대학에서 『The Pathologic Basis of Disease』라는 책을 검토했을 때 이 책은 병리학은 쉽게 정의를 내리는 반면에 건강의 정의를 표현한 적은 한 번도 없었다.

이화작용과 동화작용의 균형

사람들은 일상적으로 건강과 피트니스 두 개념이 결합된 것처럼 언급한다. 유명한 가설 중 하나는 신체적 피트니스의 단계가 상승하면 그것에 따라 건강의 단계도 상승한다는 것이다. 하지만 이 두 가지 사이에 과학적인 연결고리는 밝혀지지 않았다. 당신도 알다시피 인간의 몸은 정적으로만 움직이는 것이 아니다. 인간의 몸은 이화작용과 동화작용 사이에 균형을 잡기 위해 끊임없이 움직이는 역동적인 유기체이다. 예를 들어 혈액 응고 시스템 기능Blood-clotting system functions이 작동하는 방식이다. 끊임없이 혈전들이 이화작용과 동화작용을 하며 부드러운 흐름을 유지하고 출혈을 막기 위해 혈액의 점성과 응고성 사이의 균형을 유지한다(그러나 동맥경화와 경색을 일으킬 만큼 공격적이지는 않다). 몸의 pH 균형, 혈액 가스Blood gases, 호르몬 레벨, 전해질, 체액 수준, 셀 수 없는 다른 복잡한 과정들은 이화작용과 동화작용에서뿐만 아니라 끊임없이 이동하고 바뀐다. 본질적으로, 생명은 이화 상태와 동화 상태의 사이의 정확한 균형에 달려 있다. 그리고 이런 균형은 유기체의 건강으로 정의된다.

다시 말해서, 이는 다음과 같이 요약할 수 있다.

이화작용Catabolic: 유기체 분해의 결과로 인한 어떤 것
동화작용Anabolic: 유기체의 성장(생성)과 분화의 결과로 인한 어떤 것

수렵 생활을 하던 시절을 생각해보자. 오랜 기간 굶주림은 인간에게 실제적인 위협이었다. 그동안에 신체는 이화 상태가 지배적이었다. 이렇게 명백한 부정적인 효과에도 불구하고, 칼로리 제한과 수명연장에 대한 연구는 그러한 이화 상태 동안 수많은 DNA 수복이 발생한다는 것을 밝혀왔다. 여기서의 교훈은 이화 상태는 건강 구성요소에서 피해야 할 것이 아니라 필수적이라는 것이다. 이렇듯 이화작용과 동화작용의 과정은 우리가 만든 건강의 정의에 포함되어야 한다. 건강은 질병이 없는 상태를 의미하며 그것의 정의는 이 요소들을 인정해야 한다. 그러므로 피트니스와 의료산업에 관한 명확한 정의가 없는 상태에서 우리는 조심스럽게 다음과 같이 정의를 내린다.

건강: 질병이나 병적 이상이 없고 이화작용과 동화작용 사이에서 필수적인 생물학적 균형을 유지하는 생리적 상태

이화작용과 동화작용 사이에 이러한 균형을 유지하기 위한 신체는 생존을 위해 적응할 수 있는 조정 능력으로 나타난다. 신체는 매일 다양한 요소에 대한 노출, 격렬한 운동, 병원체와 같은 수많은 도전에 직면해야 한다. 만약 이러한 도전들에 성공적으로 적응하지 못한다면, 생존을 위해 몸은 아프게 된다. 피트니스는 유기적 조직체에 따라 움직여 스트레스 과정을 중재하는 형태로 외부의 환경적 위협으로부터 견디고 회복하

고 적응하기 위한 신체의 능력이라고 말할 수 있다. 즉 바꿔 말하면,

피트니스: 활동의 한계점 이상 존재하는 저항들을 다룰 수 있는 생리적인 신체 상태

운동이란 무엇인가?

운동, 피트니스, 건강 사이의 관계를 완전히 이해하기 위해서는 단순한 신체적 활동이 아닌 운동이 무엇인지 정확하게 알아야 한다. 구별하자면 운동은 신체가 피트니스와 건강의 수준에 긍정적인 적응을 위해 신체를 자극하는 목적이라는 것이다. 일반적으로 신체 활동은 피트니스와 건강에 어떤 적용 능력을 만드는 가능성을 이끌어내지만, 불행하게도 건강을 해칠 수 있다. 그래서 알려진 사실에 기반이 된 운동의 정의로서 다음을 따른다.

운동Exercise: 이전의 향상 과정을 약화시키지 않고 피트니스와 건강을 향상시키는 긍정적인 생리적 적용 능력을 촉진하는 구체적인 활동

걷기와 달리기부터 체조, 웨이트 트레이닝과 요가까지 무수히 많은 활동들을 일반적으로 운동이라고 생각한다. 그러나 우리가 내린 정의에 따르면 이 활동 중 많은 것들은 운동이라 할 수 없다. 그 활동들은 신체의 피트니스에 도움이 되기 위해 필요한 기계적이고 대사적인 적응을 자극하는 데 비효율적이며 그 활동들을 계속하면 신체 건강의 약화를 가져오기 때문이다.

이러한 이유로 조깅과 달리기 같은 활동은 운동으로 간주해서는 안된다. 이 결정은 누군가, 특히 달리기나 조깅을 하는 사람들을 불쾌하게 할 수도 있다. 그러나 달리기를 운동으로 선택한 사람들이 갖는 확고한 믿음에는 큰 위험성이 있다. 연구에 따르면 평균적으로 일 년에 달리기를 하는 사람의 60%가 다치고 매 100시간의 달리기마다 부상이 발생한다.[1]

달리기로 발생한 손상은 종종 달리기를 한 후 15~20년 후에 드러난다. 성인 초기에 달리기를 시작한 사람이 40이나 50세가 되었을 때, 계단에 오를 때마다 무릎이 아프다는 것을 알게 된다. 또 어깨관절에 형성된 골극 때문에 팔을 머리까지 올리는 데 어려움을 겪는다. 또 만성적인 요통으로 인해 더 이상 허리를 돌리거나 구부릴 수 없다. 이는 즉각적인 것이 아닌 점진적인 것이고, 만성적인 이화작용과 동화작용 상태가 너무 자주 나타나도록 한 부적절한 활동의 결과이다.

비록 '가벼운' 활동이라고 해도 이러한 관점에서는 문제가 될 수 있다. 예를 들어 테니스 라켓의 실제 무게가 얼마 되지 않는다 해도 취미활동으로 테니스를 하며 발생한 수천 번의 어깨와 팔꿈치 관절의 회전은 골관절염을 발생시킬 수 있다. 이렇게 매우 반복적인 활동은 관절이 마모되는 결과를 낳고, 결국 신체가 스스로 회복하는 능력을 넘어서게 된다. 만약 이런 유형의 활동을 일주일에 여러 번씩 자주 한다면, 곧 그런 증상이 나타날 것이다.

건강과 피트니스, 어떤 상관관계가 있을까?

논문 데이터베이스를 보면, 피트니스와 건강에 관한 정의의 부족뿐만 아니라 놀랍게도 운동과 건강의 연관관계가 적다는 것을 알 수 있다.

많은 사람들은 운동선수는 체형이 탄탄하기 때문에 건강하다고 생각한다. 그러나 전문적인 수준의 스포츠 수준에서 기록을 보고, 이 운동선수들의 통계 자료와 건강 프로필을 분석해본다면, 그들은 표준 이상의 피트니스 수준을 가졌지만 이러한 피트니스 수준을 성취하기 위해 실제로는 그들의 건강을 약화시켰다는 것을 알게 될 것이다. 세계적인 수준의 운동선수 중 대부분은 그들의 건강을 강화하는 방법으로 세계적인 수준을 달성한 것이 아니다. 그렇게 하는 것은 불가능하다. 이는 인류의 자연적인 진화적 배경의 불필요한 부분으로 신체 활동을 하는 정도의 스포츠인 경우에 특히 그렇다.

고전에서 찾을 수 있는 예시는 그 유명한 그리스 역사가 플루타르크Plutarch(C. A.D. 46~A.D. 120)의 에우키다스Euchidas 이야기다. 그리스가 B.C 479년 페르시아 전쟁에서 승리한 후, 에우키다스는 델포이Delphi까지 달려서 돌아왔다.

> 가능한 빨리 불을 가져오겠다고 약속한 플라타이아(Platæa, 그리스 고대 도시)의 에우키다스는 델포이에 달려갔다. 그곳에서 그는 성수를 뿌려 몸을 정화시키고, 월계수 왕관을 쓰고, 제단에서 불을 훔쳐 플라타이아로 돌아갔다. 그리고 하루에 125마일의 거리를 달려서 해 질 녘에 도착했다. 그는 시민들 품에 안겨 불을 건네준 뒤 쓰러져 얼마 지나지 않아 죽었다.[2]

에우키다스 전설과 동시대의, 그리스 역사학자 헤로도토스Herodotus(C. 484 B.C.~C. 425 B.C.)[3]에 의해 알려져 루시안Lucian(C. A.D. 125~after A.D. 180)[4]과 같은 로마 역사학자들에 의해 전승된 또 한 명의 러너 페이디피데스Pheidippides가 있다. 전설에 따르면 페이디피데스라는 그리스 러너는 대략 24시간 동안 아테네에서 스파르타까지 145마일

이상을 달려 페르시아의 침공 소식을 전했다. 이는 정말 극한 인내의 표본이었다. 그리고 다시 페이디피데스는 마라톤에서 아테네까지 그리스의 승리를 알리려고 26마일을 더 달렸다. 아테네에 도착했을 때 그는 "승리했어!" 또는 "행복해! 우리는 이겼어!"라고 외쳤다. 고대 역사책에 따르면 이 이야기의 마지막은 에우키다스의 이야기와 같다. 페이디피데스도 땅에 쓰러졌고, 죽었다.

운동선수의 건강이 위와 같이 달리는 활동으로 심각하게 손상된다는 것은 놀랄 일이 아니다. 헤로도토스에 따르면, 처음 아테네에서 스파르타까지 달렸을 때 페이디피데스는 200킬로미터 이상을 달리는 울트라마라톤과 같이 달렸다.

상상할 수도 없는 놀라운 사실은 건강의 위험성 때문에 그러한 거리를 달리는 관념을 없애기보다는 오히려 사람들이 페이디피데스의 '마라톤'을 기념하면서 달린다는 것이다. 심지어 아테네에서 스파르타까지의 거리와 동일한 147.2마일을 달리는 국제적인 스파르탄 레이스를 한다. 놀랍지도 않게 피트니스의 영역에서 몇몇 극단주의자들은 위의 그리스인들 또는 짐픽스(달리기의 권위자이자 작가이지만 달리다가 사망했다)로서 너무 이른 끝을 마주하거나 오랜 기간 건강과 생존에 대체할 수 없는 다수의 질병으로 고통받는다. 논문의 데이터베이스에는 장거리 러너는 단거리 러너보다 심혈관계 질병,[4] 심방세동,[5] 암,[6] 간과 담낭의 손상,[7] 근육 손상,[8] 신장기능장애,[9] 혈관계에 심한 미소혈전증,[10] 뇌 손상,[11] 척추 변성,[12] 생식세포 암[13]이 더욱 잘 발생한다고 강하게 입증하는 데이터로 채워져 있다.

이화작용과 동화작용의 관계를 알지 못하고 피트니스를 추구하는 것은 분명히 건강에 부정적인 결과를 가져올 수 있다. 대부분의 사람들은 여전히 피트니스(혹은 운동)와 건강을 연관 짓는다. 건강을 밀접한 과정이지만 반대의 섬세한 균형으로 인식하는 대신, 절대 죽지 않는 광범위한 연속체에 걸쳐 표현되는 무언가로 믿는다. 그들은 질병의 부재로 건강이 생각하는 것과 반대로 '더 나아진 상태', 건강의 증가된 정도가 있다고 추정한다. 현실에서 피트니스와 건강은 외적으로 연결되어 있지 않다. 하나가 상승하면 다른 하나가 필수적으로 같이 상승하지는 않는다.

올바른 방법으로 운동을 하면 건강과 피트니스는 함께, 적어도 한쪽이라도 좋아질 수 있다. 그러나 단순히 신체 활동을 하는 것은 피트니스 수준은 상승하지만 건강수준은 낮아지는 생리적인 상황을 만들 수 있다. 이는 동화와 이화 상태 사이에 불균형을 야기한 피트니스의 구체적인 대사 적응의 수준을 올리려는 시도의 결과이다.

우리는 에너지를 얻기 위해 에너지를 소비하는 유기체로 발달했다. 이는 생존을 위해 음식과 주거지를 얻어온 방식에 근거하여 작용한다. 이는 간헐적인 높은 수준의 근육 운동과 강도를 가진 활동의 최소 단계가 필요하다. 균형은 우리를 지탱하는 데 필요한 운동의 부산물인 동화 상태와 생존에 연관된 활동들을 활발하게 하는 영양소를 얻기 위해 필요한 에너지를 되찾을 수 있는 이화 상태 사이에서 이뤄진다.

현재 상황을 보면, 음식이 부족하기보다 풍부한 상태이고, 노동절약 기술은 음식물을 얻기 위해 많은 에너지를 소비하지 않아도 되도록 한다. 결과적으로, 우리의 건강에 선수들이 지속적으로 직면한 문제와 정확히 반대되는 절충안이 되어왔다. 즉, 지금 인구의 대부분은 이화작용이 더 이상 의미 있는 정도로 발생하지 않는 낮은 강도의 신체적인 활동을 한다. 건강이나 피트니스를 위한 생리적 적응을 이끌어내는 방법은 없다.

신체적인 활동은 건강 강화에 도움이 된다고 추정되어왔다. 그러나 이 가설에는 중요한 결점이 있다. 아마 발생할지도 모르는 그러한 '건강'이 주는 이점은 약간의 향상을 만드는 활동에서 미약하게 증가하는 인류의 DNA 청사진과 비교해 매우 우월한 누군가의 최근의 활동 수준의 결과인 것이다. 누군가의 근육 노력이 거의 고착 상태에서 인류의 DNA에 수천 년간 기록된 것에(오직 과거 40~50년 안에 상당히 변화한) 매우 근접한 수준으로 상승하는 것은 결코 건강에 최적화된 방법이 아니다.

피트니스와 건강 사이에 끊임없는 관계가 있다고 믿는 사람들은 해변에서 수위를 측정하는 사람과 비슷하다. 그는 썰물에 첫 번째 측정을 한다. 밀물이 되면 또 측정을 하고 조류가 20분에 5피트 증가했다고 기록한다. 시간이 흐른 뒤 다시 측정하고 30분 동안 15피트 증가했다는 것을 발견한다. 그리고 2주 안에 전체 대륙이 물에 잠길 것이라고 결론을 내린다.

이는 건강 향상에서 약간의 상한선을 지지하는 증가된 활동 수준을 관찰할 때 우리가 흔히 하는 실수이다. 건강은 향상될 것이다. 그러나 오직 일반적인 생리학적 기본선까지만 상승한다. 마라톤 선수처럼 과도하게 활동적인 그룹에 관한 학술논문을 연구하면서 분명히 알게 된 한 가지가 있다. 그들은 자신의 분야에서 더 높은 단계를 성취하기 위해 신체적인 활동 수준을 한계까지 확장한다. 그들이 오랜 시즌의 혹독함과 결합된 트레이닝에서 전형적으로 선택한 이와 같은 방법들이 그들의 건강에 심각한 위협이 되고 수명을 단축시키는 결과를 낳을 것이라는 지적은 전적으로 맞는 말이다.

좋은 소식은 현재 과학은 인간이 어떻게 적응하고 회복하는지에 대해 더 많이 이해하고 있다는 것이다. 그것과 함께하는 이해는 건강에 위협 없이, 건강을 강화하는 많은 방법으로 피트니스의 높은 수준을 만드는 운동의 한 형태에 참여하는 것이 가능하게 되었다. 이 과학적인 지식은 다양한 양(운동의 양), 강도(증가된 노력과 에너지), 빈도(얼마나 자주 활동을 수행하는가)에 근거한 이성적인 분석, 이해, 적용을 통해 얻었다. 피트니스에서는 자연적인 최대치에 도달하기 위해 건강을 최대화하는 반면, 동시에 운동 프로그램에 적용할 때, 이 발견들은 기능상 높은 수준의 성취를 이룰 수 있다.

장수를 위한 탐구

늙어갈수록 자연적으로 오래 살기를 원한다. 이를 달성하기 위해 삶을 건강과 연관 짓고, 건강을 피트니스와 연관 짓는다. 그래서 운동이 무엇인지, 영양보충제가 무엇인지, 어떤 약이 장수에 도움이 되는지에 대해 궁금해하는 것은 자연스러운 것이다. 여기서 장수는 피트니스처럼 건강과 연관 지을 필요는 없다는 것을 인정해야 한다. 그러나 기억해야 할 중요한 점은 건강이란 궁극적으로 신체가 만드는 자가 복제 분자 DNA와 연결되어 있다는 것이다. 그 DNA의 관점에서 신체의 목적은 단지 미래를 향해 앞으로 나아가는 자동차처럼 작동하는 것이다.

인류가 수렵생활을 했던 시대에, 건강은 생존에 중요한 역할을 했다. 그 시대에 우리를 약하게 한 것은 질병, 포식자, 출산, 외상과 같은 환경적인 요인이었다. 이러한 것들은 누군가의 피트니스 수준과 관계없이 발생하는 사건들이었다. 이제는 인간의 지능과 기술의 적용을 통해 장수가 이슈가 되었고 건강을 추구할 기회를 갖게 되었다.

점점 오래 살기 시작하면서 진화 생물학에 따르지 않는 환경에 있게 되었기 때문에 새로운 문제가 발생했다. 한 가지 문제는 높아지는 인구밀도로 인해 도시에서 많은 사람들이 함께 살면서 전염병이 더욱 쉽게 퍼지게 됐다. 이때 하수도의 발명은 인류의 수명을 크게 증가시켰는데 쓰레기 관리와 질병의 문제를 직접적으로 다루기 때문이었다. 지하철과 다른 교통수단의 발명은 사람들의 분산 거주를 가능하게 하면서 전염의 위험은 줄이고 수명은 증가시켰다. 그러므로 20세기가 되면서 인류의 평균수명이 향상된 주요한 원인은 의학적인 진보가 아니다. 그것은 환경을 형성하는 기술적인 진보였고, 진화적인 과거와 조화를 이루었다.

즉, 인류의 사망률을 낮춘 것은 '청춘의 샘'이나 약, 운동, 보충제가 아니다. 그 비법은 우리와 전염병 사이에 거리를 두게 했으며, 이는 노동력 절감 기술과 다른 진보적인 기술이 결합되어, 평균수명이 지난 세기보다 급증할 수 있게 했다. 어느 정도까지는 의학적으로 진보된 발전을 해왔지만, 기술적인 진보와 비교하면 평균수명에 관해서 의학적인 진보는 미약하다. 이러한 기술적 진보는 의학적인 발전이 평균수명을 향상시킨 것보다 평균수명을 향상시켰다. 결국 마라톤을 하거나 '극한을 즐기는 사람'이 되려는 시도는 장수에 대한 해답이 될 수 없을 것이다.

과거를 보는 것

사람들은 흔히 자신들이 더욱 활동적이고 피트니스와 건강이 최고의 수준이었던 18세 때와 같은 과거를 생각한다. 그리고 이 향상된 피트니스와 건강, 웰빙의 수준을 '특정한 무언가'라고 믿곤 한다. 하지만 건강의 원인으로 인지하는 것들은 사실 전혀 그렇지 않다. 신체 성장 과정의 자연적인 결과로 대략 25세까지 매년 건강해졌다는 것을 잊은 것뿐이다.

그리 멀지 않은 미래에, 단지 70세나 80세까지 사는 사람들이 아닌 120세나 150세까지 사는 사람들에게 기능적 능력이 적용될 것인가 하는 것을 쟁점으로 여기는 상황이 닥칠지도 모른다! 만약 그렇다면, 지금보다 오랜 기간 피트니스와 건강을 즐기고 싶을 것이다. 그러므로 보편적 관점에서 손상을 입을 수 있는 운동이 아닌 바람직한 운동을 제대로 배우지 않는다면, 피트니스와 건강을 즐길 수 있는 삶은 다가오지 않을 것이다. 궁극적으로, 피트니스와 건강을 구별하는 방법을 알기 위해 많은 노력을 해야 한다. 얼마나 많은 운동을 견딜 수 있는가가 아닌 긍정적인 결과를 위해 정확하게 필요로 하는 최소한의 운동에 관심을 두어야 한다. 그렇게 함으로써 더욱 건강한 신체와 장수를 위한 인류의 변화에 한걸음 다가갈 수 있다.

참고문헌

1. W. C. Byrnes, P. McCullagh, A. Dickinson, and J. Noble, "Incidence and Severity of Injury Following Aerobic Training Programs Emphasizing Running, Racewalking, or Step Aerobics," *Medicine and Science in Sports and Exercise* 25, no. 5 (1993): S81.
2. Plutarch, *Lives, vol. II, translated from the Greek, with Notes* and *A Life of Plutarch*, by Aubrey Steward and George Long (London: George Bell and Sons, 1899), 46–47.
3. Herodotus, *The History of Herodotus*, 3rd edition, translated by G. C. Macaulay (London: MacMillan and Co., Limited, 1914), 96, 105–6.
4. Lucian, "Pro Lapsu inter Salutandum," in *The Works of Lucian of Samosata (Vol. III)*, translated by H. W. Fowler and F. G. Fowler (Oxford: The Clarendon Press, 1905), 36.
5. G. Whyte, "Is Exercise-Induced Myocardial Injury Self-Abating?" *Medicine and Science in Sports and Exercise* 33, no. 5 (May 2001): 850–51, "Echocardiographic Studies report cardiac dysfunction following ultra-endurance exercise in trained individuals. Ironman and half-Ironman competition resulted in reversible abnormalities in resting left ventricular diastolic and systolic function. Results suggest that myocardial damage may be, in part, responsible for cardiac dysfunction, although the mechanisms responsible for this cardiac damage remain to be fully elucidated"; W. L. Knez et al., "Ultra-Endurance Exercise and Oxidative Damage: Implications for Cardiovascular Health," *Sports Medicine* 36, no. 5 (2006): 429–41; J. E. Sherman et al., "Endurance Exercise, Plasma Oxidation and Cardiovascular Risk," *Acta Cardiologica* 59, no. 6 (December 2004): 636–42; and R. Shern-Brewer et al., "Exercise and Cardiovascular Disease: A New Perspective," *Arteriosclerosis, Thrombosis, and Vascular Biology* 18, no. 7 (July 1998): 1181–87.
6. D. R. Swanson, "Atrial Fibrillation in Athletes: Implicit Literature-Based Connection Suggests That Overtraining and Subsequent Inflammation May Be a Contributing Mechanism." *Medical Hypotheses* 66, no. 6 (2006): 1085–92.

7. M. Deichmannet, A. Benner, N. Kuner, J. Wacker, V. Waldmann, and H. Naher, "Are Responses to Therapy of Metastasized Malignant Melanoma Reflected by Decreasing Serum Values of S100β or Melanoma Inhibitory Activity (MIA)?" *Melanoma Research* 11, no. 3 (June 2001): 291–96, "In metastatic melanoma S100β [a marker of cancer] as well as melanoma inhibitory activity (MIA) are elevated in the serum in the majority of patients. Elevation has been found to correlate with shorter survival, and changes in these parameters in the serum during therapy were recently reported to predict therapeutic outcome in advanced disease"; and R. V. T. Santos, R. A. Bassit, E. C. Caperuto, and L. F. B. P. Costa Rosa, "The Effect of Creatine Supplementation upon Inflammatory and Muscle Soreness Markers After a 30km Race," *Life Science* 75, no. 16 (September 15, 2004): 1917–24, "After the test (a 30km run), athletes from the control group presented an increase in plasma CK (4.4-fold), LDH (43%), PGE2 6.6-fold) and TNF-alpha [another marker of cancer] (2.34-fold) concentrations, indicating a high level of cell injury and inflammation."

8. H. J. Wu, K. T. Chen, B. W. Shee, H. C. Chang, Y. J. Huang, and R. S. Yang, "Effects of 24 H Ultra-Marathon on Biochemical and Hematological Parameters," *World Journal of Gastroenterology* 10, no. 18 (September 15, 2004): 2711–14, "Results: Total bilirubin (BIL-T), direct bilirubin (BIL-D), alkaline phosphatase (ALP), aspartate aminotransferase (AST), alanine aminotransferase (ALT) and lactate dehydrogenase (LDH) increased statistically significantly ($P<0.05$) the race. Significant declines ($P<0.05$) in red blood cell (RBC), hemoglobin (Hb) and hematocrit (Hct) were detected two days and nine days after the race. 2 days after the race, total protein (TP), concentration of albumin and globulin decreased significantly. While BIL, BIL-D and ALP recovered to their original levels, high-density lipoprotein cholesterol (HDL-C) remained unchanged immediately after the race, but it was significantly decreased on the second and ninth days after the race. Conclusion: Ultra-marathon running is associated with a wide range of significant changes in hematological parameters, several of which are injury related. To provide appropriate health care and intervention, the man who receives athletes on high frequent training program high intensity training programs must monitor their liver and gallbladder function." [Note: HDL is lowered, LDL is increased, red blood cell counts and white blood cell counts fall. The liver is damaged and gall bladder function is decreased. Testosterone decreases.]

9. M. J. Warhol, A. J. Siegel, W. J. Evans, and L. M. Silverman, "Skeletal Muscle Injury and Repair in Marathon Runners After Competition," *American Journal of Pathology* 118, no. 2 (February 1985): 331–39, "Muscle from runners showed post-race ultrastructural changes of focal fiber injury and repair: intra and extracellular edema with endothelial injury; myofibrillar lysis, dilation and disruption of the T-tubule system, and focal mitochondrial degeneration without inflammatory infiltrate (1–3 days). The mitochondrial and myofibrillar damage showed progressive repair by 3–4 weeks. Late biopsies showed central nuclei and satellite cells characteristic of the regenerative response (8–12 weeks). Muscle from veteran runners showed intercellular collagen deposition suggestive of a fibrotic response to repetitive injury. Control tissue from non-runners showed none of these findings."

10. J. A. Neviackas and J. H. Bauer, "Renal Function Abnormalities Induced by Marathon Running," *Southern Medical Journal* 74, no.12 (December 1981): 1457–60, "All post race urinalyses were grossly abnormal. . . . We conclude that renal function abnormalities occur in marathon runners and that the severity of the abnormality is temperature-dependent."

11. M. K. Fagerhol, H. G. Neilsen, A. Vetlesen, K. Sandvik, and T. Lybert, "Increase in Plasma CalProtectin During Long-Distance Running," *Scandinavian Journal of Clinical and Laboratory Investigation* 65, no. 3 (2005): 211–20, "Running leads to biochemical and hematological changes consistent with an inflammatory reaction to tissue injury. . . . During the marathon, half-marathon, the 30-km run, the ranger-training course and the VO_2 max exercise, calprotectin levels increased 96.3-fold, 13.3-fold, 20.1-fold, 7.5 fold and 3.4-fold, respectively. These changes may reflect damage to the tissues or vascular endothelium, causing microthrombi with subsequent activation of neutrophils."

12. S100β is a protein that reflects central nervous system injury. N. Marchi, P. Rasmussen, M. Kapural, V. Fazio, K. Kight, A. Kanner, B. Ayumar, B. Albensi, M. Cavaglia, and D. Janigro, "Peripheral Markers

of Brain Damage and Blood-Brain Barrier Dysfunction," *Restorative Neurology and Neuroscience* 21, no. 3–4 (2003): 109–21, "S100β in serum is an early marker of BBB openings that may precede neuronal damage and may influence therapeutic strategies. Secondary, massive elevations in S100β are indicators of prior brain damage and bear clinical significance as predictors of poor outcome or diagnostic means to differentiate extensive damage from minor, transient impairment." [Note: This damage resembles acute brain trauma, indicating elevated levels of S100β, which is a marker of brain damage and blood brain barrier dysfunction]; A. J. Saenz, E. Lee-Lewandrowski, M. J. Wood, T. G. Neilan, A. J. Siegel, J. L. Januzzi, and K. B. Lewandrowski, "Measurement of a Plasma Stroke Biomarker Panel and Cardiac Troponin T in Marathon Runners Before and After the 2005 Boston Marathon," *American Journal of Clinical Pathology* 126, no. 2 (2006): 185–89, "We also report results of a new plasma biochemical stroke panel in middle-aged nonprofessional athletes before and after the Boston Marathon. The stroke panel consists of 4 biomarkers, S100β, D dimer, BNP, and MMP-9. From the results for various analytes, a software algorithm calculates a stroke index ranging from 1 to 10 with 2 cutoffs: 1.3 or less, low risk; and 5.9 or more, high risk. In terms of individual markers, we observed statistically significant increases in MMP-9 and D dimer levels following competition and no significant change in S100β or BNP levels. The calculated stroke index increased from a mean of 0.97 to 3.5 ($P<.001$), and 2 subjects had index values above the high-risk cutoff value. We have no clinical or radiologic follow-up data to document the presence or absence of stroke in any of these subjects."

13. H. Schmitt, C. Friebe, S. Schneider, and D. Sabo, "Bone Mineral Density and Degenerative Changes of the Lumbar Spine in Formal Elite Athletes," *International Journal of Sports Medicine* 26, no. 6 (July 2005): 457–63, "The aim of this study was to assess bone mineral density (BMD) and degenerative changes in the lumbar spine in male former elite athletes participating in different track and field disciplines and to determine the influence of body composition and degenerative changes on BMD. One hundred and fifty-nine former male elite athletes (40 throwers, 97 jumpers, 22 endurance athletes) were studied. . . . Throwers had a higher body mass index than jumpers and endurance athletes. Throwers and jumpers had higher BMD (T-LWS) than endurance athletes. Bivariate analysis revealed a negative correlation of BMD (T-score) with age and a positive correlation with BMD and Kellgren score ($P<0.05$). Even after multiple adjustment for confounders lumbar spine BMD is significantly higher in throwers, pole vaulters, and long- and triple jumpers than in marathon athletes."

14. A. Srivastava, and N. Kreiger, "Relation of Physical Activity to Risk of Testicular Cancer," *American Journal of Epidemiology* 151, no. 1: 78–87.

CHAPTER 2

전반적인 신진대사의 조절

금요일 오후에 두 남자가 운동을 하고 있다. 한 명은 도로 가장자리를 따라 조깅을 한다.

그는 자동차들이 지나가며 내는 소리와 함께 길을 따라 터벅터벅 걸었다. 땀을 흘리고 리드미컬하게 숨을 내쉰다. 목요일에 3마일을 뛰었고, 하루 전에는 5마일을 뛰었다. 화요일엔 3마일을 뛰었고, 월요일엔 도로에서 6마일을 뛰었다. 오늘은 평상시 하는 준비운동인 다양한 스트레칭 동작 후에, 5마일을 뛰어 한 주에 22마일을 끝내려고 한다. 게다가 월요일, 수요일과 마찬가지로 오늘은 조깅을 마치고 1시간 정도 근력훈련을 하려 한다. 지난번 빠른 속도로 조깅한 뒤 정강이 통증이 조금 있었고 피로했으므로 오늘은 속도를 조금 늦추려고 한다. 5마일을 뛰는 동안 시간이 약간 늘어날 수도 있을 것이다. 또한 운동 후, 10분간 걷기와 스트레칭으로 마무리 운동을 해야 한다.

그는 나중에 3시간을 더 해야 하는 것에 대해 약간 스트레스를 받았다. 여전히 샤워를 할 것이고, 가족들을 제시간에 픽업하기 위해 집으로 운전해 갈 것이고, 시내를 가로질러 딸의 댄스발표가 있는 곳으로 갈 것이다. 하지만 이봐, 건강이 제일이야. 그는 아내에게 연락하기로 결심한다. 그녀는 딸을 발표회에 데려다줄 수 있고, 그는 정시에 도착하기 위해 '최선을 다할 것'이다. 정말 딸을 위해 할 수 있는 것을 스스로 말함으로써 괴로운 느낌을 합리화한다. 딸 연주회에 도착할 때 주어진 목표를 달성하게 될 것이다. 운전시간을 포함하지 않고, 가족들과 떨어져서 건강과 피트니스를 추구하느라 소비한 그의 시간은 이번 주 동안 총 12시간이다.

또 다른 남자는 근력운동 시설에 있다. 그곳에서 레그 프레스 세트의 마지막 반복수를 마무리했다. 앞서 다른 두 가지 운동을 했고, 체스트 프레스 머신에 90초를 쓰고 오버 헤드 풀다운 머신에 3분을 쓰고, 레그 프레스 머신도 3분 안에 세트를 끝낼 계획이다. 그와 트레이너 둘 다 놀랍게도, 오늘 레그 프레스를 4분 만에 긍정적 고갈에 도달했다. 운동 사이에 휴식을 하지 않았기에, 진짜 운동 시간은 8분 30초이다. 트레이너는 운동 후 함께 차트를 검토한다. 그리고 그의 힘이 풀다운과 체스트 프레스 둘 다 20% 증가하고, 다리 힘은 30% 증가하였으며, 다리 지구력은 45% 증가한 것을 보여준다. "멋진 훈련이었어." 트레이너가 일하러 가는 당신의 뒤통수에 대고 말한다. "7일 뒤에 보자!" 이번 주에 운전시간을 포함하지 않고 가족과 떨어져서 그의 건강과 피트니스에 투자한 시간은 총 8분 30초다.

이 상반되는 일화는 건강이 어떻게 변하는지를 보여준다. 보다 많은 사람이 후자의 접근 방식을 택한다. 이유는 그들이 첫 번째 모델에서 발생할 수 있는 가장 부정적 요소, 대체 불가한 시간 낭비와 같은 모든 부정적인 요소를 제외하고, 건강의 욕구를 추구하고, 그로 인해 오는 모든 이점을 원하기 때문이다. 하지만 일주일에 고작 8분 30초 운동하는 것으로 심혈관계가 개선될 가능성이 없다고 할 것인가? 또는 할 수 있겠는가?

물론, 그럴 수 있다. 사실 일주일에 아마 6분 또는 그보다 덜 운동하는 것으로도 대사의 다른 부분들이 눈에 띄게 향상될 것이다.

맥마스터McMaster 연구

2005년 6월 6일, CNN은 맥마스터대학교 리서치 그룹이 찾은 놀랄 만한 몇 가지 연구 결과에 대해 보도했다. "일주일에 6분 정도 힘든 운동을 하는 것은, 매일 한 시간의 적당한 활동을 하는 것만큼 효과적일 수 있다."[1]

그 연구는 《Journal of Applied Physiology》에 실렸고, 매우 강력한 운동은 골격근과 지구성 능력에 특별한 변화를 가져온다는 사실을 발견했다. 이런 변화들은 매주 운동에 몇 시간이 필요한 것으로 알려졌다. 연구의 '방법Methods' 부분에 따르면,

16명의 건강한 지원자들이 실험에 참여했다. 8명의 피험자(두 여성 포함)는 훈련 집단으로 배정되었고, 운동 전 부하검사를 하고 2주 후에 스프린트 훈련이 추가됐다. 여덟 명의 다른 남자들은 통제 집단 역할을 했고 2주 동안 운동을 하지 않고 운동 부하 검사를 했다. 또한 휴식 중 잠재적인 운동으로 유발된 골격근에 적응 검사로 운동그룹으로부터 바늘생검 샘플을 얻었다. 윤리적인 이유로 통제 집단에는 생검검사를 하지 못했는데, 다른 연구는 통제군에서 훈련 개입 없이, 휴식 중인 근육에 대사물질 농도 또는 미토콘드리아 효소의 활성도에 변화가 없음을 보여줬다. 모든 대상자들은 오락적인 활동으로 일주일에 몇 가지 형태로 두 번에서 세 번 운동(조깅, 사이클링, 에어로빅)에 참여한 맥마스터 대학의 학생들이지만, 누구도 구조화된 훈련프로그램에 참여하진 않았다. 일상적인 의료 심사 후, 대상자는 연구에 사용되는 절차 및 관련 위험성에 대해 통보받았으며, 모두 서면으로 정보에 입각한 동의를 얻었다. 실험 프로토콜은 맥마스터대학교와 해밀턴 보건 과학Hamilton Health Sciences 연구윤리 위원회에 의해 승인됐다.[2]

이 프로그램은 고정식 사이클로 30초의 '올아웃All-out'이 수행될 수 있게 4~7번을 수행하고, 4분의 회복 시간을 가졌는데, 이 운동시간은 총 2분에서 3분 30초 정도가 되었다. 이것은 일주일에 3번씩 2주 동안 수행됐고, 매주 총 6분 또는 10분 30초로 운동했다. 실험 결과, 대상자들을 다시 실험했을 때, '스프린트Sprint' 그룹의 지구력이 거의 100% 증가(평균적으로 26~51분까지)한 데 비해, 통제 그룹(그 기간 조깅, 자전거 타기, 또는 에어로빅 같은 어떠한 방법도 하지 않은 비활동 그룹)은 변화를 보이지 않았다. 또한 고강도 훈련 그룹의 근육은 산소를 사용하는 조직의 힘의 지표인 효소, 구연산 합성효소의 유의한 증가를 보였다.

동일한 문제에 대한 실험 결과가 동반된 저널이 아래와 같은 개요를 제공했다.

활동적인 대학생들은 세션당 오직 2~4분의 운동을 단지 2주간, 6세션을 수행했다. 이 연구에서 주목할 점은 고강도 운동 총량은 강렬한 유산소 운동이 유지되는 시간에 두 배 정도면 충분하였다(즉 26~51분까지). 최대 산소 섭취량이 증가하지 않았지만, 미토콘드리아 효소 구연산 합성이 38% 증가하여 활성 골격근 내에서 유산소성 적응이 발생했다.

이 연구는 문서화된 내용을 포함하고 있기에 중요성을 띠며, 과학계와 사회에 긍정적인 역할을 하기에 더욱 중요하다. 훈련받지 않은 사람들의 강렬한 스프린트 훈련이 유산소성 지구력을 눈에 띄게 증가시킬 수 있음을 증명하는 최초의 과학적 문서이며, 6회 세션, 2주간 총운동량은 불과 15분이라는 점이다. 골격근에 자극, 운동능력 향상과 건강에 긍정적 영향을 주는 운동 강도를 상기시키고 있다. 다시 말해 강렬한 스프린트 인터벌 훈련이 굉장한 시간적 효율성을 지닌다.

버고마스터Burgomaster와 동료들은 밝혀냈다. 유산소 지구성 능력은 오직 유산소 지구성 훈련으로만 강화된다는 개념은 표면적으로 보면 논리적인 것으로 보이지만, 오래 전 근육 생화학뿐만 아니라 운동의 영역에서 틀렸다는 것이 증명되었다.[3]

이 연구가 캐나다 맥마스터대학교에서 이루어졌고, 선진 연구자 중 한 명인, 마틴 기발라Martin Gibala의 인터뷰가 내셔널 캐나다 뉴스 네트워크 CTV에 의해 보도되었다. "매우 놀라운 결과라고 생각합니다." 기발라는 CTV에서 말했다. "그것은 사람들이 필요한 운동의 전체량이 권장하고 있는 양보다 낮음을 시사하고 있기 때문입니다."[4]

두 번째 실험

아직도 피트니스 세계와, 심지어 몇몇 의학계로부터 항의를 받는다. 결국 이러한 결과는 특별히 전문화된 '카디오cardio(심장강화운동)' 훈련을 수행하지 않은 통제 그룹과 대조적으로 얻을 수 있었다. 확실히 전통적인 카디오 그룹의 장점에 대비하여 본다면 일주일에 6분 운동을 수행하는 후자의 그룹보다 떨어질 것이다. 기발라와 동료들은 실제로 연구실에 돌아가서 다른 테스트 및 운동능력 변화(근지구력)뿐만 아니라 높은 강도의 운동(그들은 작은 양의 전력질주 인터벌훈련, 또는 전력질주 인터벌훈련sprint-interval training, SIT 그룹을 간주했다)이나 더 전통적인 지구력 운동(그들은 많은 양의 지구력 훈련, 또는 지구력 훈련endurance training, ET 그룹을 간주했다) 중 하나를 실시한 후에 골격근에서의 분자 및 세포의 적응 실험을 수행했다.

이번에, 그들의 연구는 다시 평균연령 20~22세의 16명을 대상자로 참여시켰다. 모든 대상자는 고정 자전거로 18.6마일을 순환하는 데 얼마나 걸리는지 테스트했다. 대상자들은 그후에 두 그룹으로 나누어서 한쪽은 짧은 양의 높은 강도의 운동을, 많은 양의 낮은 강도의 운동을 시켰고, 이는 그들의 최대유산소 능력(VO_2max)에 따라 결정되었다. 첫 번째 그룹은 고정 자전거로 높은 고강도 자전거 타기(그들의 VO_2max의 250%로)를 30초 수행했고, 이어서 4분을 휴식했다. 그들은 총 2~3분의 힘든 자전거 타기가 완료될 때까지, 이 과정을 3~5회 반복했다. 두 번째 그룹은 90~120분간 적당한 수준에서 자전거 타기(VO_2max의 65%)로 더 전통적인 접근을 했다. 두 그룹은 일주일에 연속적이지 않은 날로 총 3번 '운동'으로 세 가지 사이클(순환)이 이루어졌다. 또는 2주 동안 총 6번의 '운동'이 실시되었다. 이것은 일주일에 총 실제 훈련시간이 6~9분의 높은 강도인 그룹과 4시간 반에서 6시간 동안의 많은 양을 하는 그룹, 또는 같은 2주간 총 12~18분 동안 높은 강도의 운동을 하는 그룹과 총 9~12시간 사이의 운동을 진행하는 전통적인(또는 낮은 강도/많은 양) 그룹으로 나뉘어졌다. 프로그램 실시 2주 후, 두 그룹은 초기 18.6마일 자전거 타기 테스트를 반복 실시했다.

더 많은 전통적인 저항운동 그룹은 97.5% 더 많은 시간을 운동에 종사했음에도, 두 대상 그룹은 비슷한 정도로 개선된 것이 확인됐다. 이 실험에서 97.5%나 더 시간투자를 한 그룹이 투자 대비 그에 상응하는 이득이 없었다는 사실에 주목해야 한다. 사실, 그들은 운동에 종사하며 보낸 모든 여분의 시간으로부터 '제로zero'의 추가 혜택을 받았다. 심지어 지구성 혜택 측면에서, 연구자들은 근육 생체검사를 수행했을 때와 더 나아가 2주 마지막에 대상자 체력 수준 변화를 결정하는 실험을 했을 때, 대상자들 근육의 산소 흡수 비율이 같은 수준으로 향상됐다는 결과가 나타났다. 실험자에 따르면,

> 생체 검사 샘플은 운동 전후에 씨토크롬Cytochrome 산화효소(COX)와 COX서브유닛 II와 IV단백질함량(주 효과 $P \le 0.05$)의 최대 활성에 의해 같은 근육 산화 능력의 유사한 증가를 나타냈다. 하지만 COX II와 IV mRNAs는 변화가 없었다. 또한 운동으로 유도된 근육 버퍼링 능력과 글리코겐 함량은 그룹들 사이에서 비슷하게 증가했다(주 효과 $P \le 0.05$).

이것을 진행한 연구자들의 결론은,

> 훈련양의 큰 차이를 고려하면, 이러한 데이터는 스프린트 인터벌 트레이닝(SIT)이 젊고 활동적인 남성의 지구성 훈련(ET)에 필적하는 골격근 및 운동수행 적응을 신속히 유도하는 효율적인 전략이라는 것을 나타낸다.[5]

즉, 건강의 추구와 운동 향상을 위해 일주일의 시간을 바치는 것에는 추가적인 혜택이 없다. 실제로 일주일에 6~9분 이상의 훈련에서 얻어지는 추가적인 생리적 이점, 지구력 또는 카디오 혜택들을 포함하는 이점이 없다는 것이다. 일반적인 운동, 특히 달리기 같은 활동에서 생기는 상당한 마모 비용을 감안하면, 그런 외상 발생의 위험도가 증가하는 운동은 건강과 피트니스 관점에서는 무의미하다. 이러한 연구는 건강에 시사하는 바가 크며, 일주일에 6~9분간의 운동만으로도 일주일에 4시간 30분~6시간 하는 운동과 똑같은 근육효소(2형 당뇨병 예방에 필수적인)를 만든다는 것을 보여준다.

부적절한 체력수준으로 비추어볼 때 이 연구는 매우 중요하다. 연구 후 기발라 교수는 말했다. "우리는 이점이 있을 거라고 생각은 했지만 이렇게까지 명백할 것이라는 기대는 하지 않았다. 이것은 짧은 고강도 운동이 얼마나 효과가 있는지 보여주고 있다."[6]

기계적 일은 단지 기계적 일일 뿐이다

심장과 폐는 고정식 자전거를 30초 동안 강렬하게 타는지, 레그 프레스를 강도 있게 하는지, 근육을 강하게 쓰는지에 대해 말을 할 수가 없다. 심장과 폐는 단지 어려움에 직면하는 에너지 요구사항에 대해서 알고 있다. 고정식 자전거처럼 독립적으로 하체에서 일어나든지 저항운동처럼 상체와 하체 둘 다에서 일어나든지, 높은 강도의 4분 30초 인터벌 근육활동은 단지 높은 강도의 4분 30초 인터벌 근육의 노력일 뿐이다. 어떤 시나리오에서도, 근육에 의한 기계적 작업은 몸 속 세포 내의 유산소성 및 다른 대사 조직에 핵심이라고 할 수 있다.

이런 획기적인 연구들이 공개된 직후, 마틴 기발라에게 연락하여 운동세션의 자극 유발점에 대해 물었다. 그는 먼저 30초 인터벌 후, 두 번째로, 그리고 기타 등등 동일한 이점이 7일에 한 번과 같이 낮은 빈도로 운동해도 나타날 것인가 하는 의문에 대해 이러한 자극들이 긍정적인 적응을 야기할 것으로 믿었다. 적응을 위한 최소한의 자극은 그의 연구에서 나타난 자극보다 훨씬 적을 것이라고 하였다.

이와 같은 사실에도 많은 사람들은 회의적인 시선을 보낸다. 어떻게 기존 운동의 약 2%밖에 되지 않는 적은 시간으로 동일한 유산소성 효과를 낼 수 있을까? 정답은 정말 단순하다. 바로 고강도 근육 동원이 이루어지기 때문이다.

심혈관계 연속체

심혈관 운동은 종종 '카디오' 또는 '에어로빅Aerobics'이라 한다. 케네스 쿠퍼Kenneth Cooper 박사는 동일한 제목의 그의 책에서 '에어로빅'의 개념을 세계에 소개했고, 『The New Aerobics』라는 제목의 후속편을 썼다. 이 책에서 그는 텍사스에 있는 연구실에서 피트니스 평가를 실시했던 두 사람의 일화를 소개했다. 의뢰인 둘 다 일주일에 5번 2마일 달리기를 수행하라는 그의 처방을 따랐고 쿠퍼는 둘의 상태가 비슷할 것이라고 예상했다. 하지만 서로 상반된 결과가 나타난 사실을 보고 충격을 받았다. "왜 차이가 나는 것일까?"

> 다른 질문을 하기까지 무척이나 당황스러웠다. "얼마나 빨리 2마일을 뛰었습니까?" 첫 번째 남자는 평균 13분 30초에서 14분 사이, 두 번째 남자는 20분을 넘긴 것과 비교해 말했다. 한 명은 달리는 사람이었고, 다른 한 명은 조깅을 하는 사람이었다. 그것은 거리 이외에 '시간'이라는 요인을 고려할 필요가 있었던 것이다.[7]

쿠퍼는 "운동에 더 많은 노력을 할수록 더 큰 효과를 성취한다"고 결론을 내렸다.[8]

그는 14분간 2마일 달리기는 20분간 2마일을 달리는 것보다 좋은 결과를 만든다고 말했다. 이유는 근육과 에너지 시스템의 '훈련강도'는 후자에 비해 전자가 더 어렵기 때문이다. 그러나 더 짧은 시간 동안 더 높은 강도의 운동을 하는 것은 근육에는 힘든 작업일 것이다. 예를 들어 20분간 2마일 달리기는, 30분이 걸리는 2마일 달리기보다 더 좋은 심혈관 자극제인 것을 입증했다. 오직 60~90초간 수행할 수 있는 운동은 더 나은 심혈관 자극을 만들 것이다. 같은 이유로 근육이 열심히 일할수록 에너지 시스템은 더욱 강한 토대를 마련한다.

더 설명하자면, 다리 근섬유 및 에너지 저장소 탈진이 아니고, 단순히 몇 분의 임의의 시간(14분)이 지나서 레그 프레스 운동을 14분 수행하고 멈췄다고 가정하면, 근육뿐 아니라 에어로빅 시스템과 같은 에너지 시스템 역시 실제로 가지고 있는 잠재적 능력과 관련하여 얼마나 낮은 자극이 가해졌는지 떠올릴 수 있다.

운동의 강도가 너무 낮으면, 자극이라고 할 만한 것이 몸에 나타나지 않는다. 반면에, 달리기와 같이 운동 강도가 높아지면 긍정적인 적응에 대한 자극이 증가할 것이다. 하지만 또한 건강을 해치는 손상을 얻을 가능성이 상당히 증가할 것이다. 여기에서 중요한 점은 다음과 같다. 신체적응을 위한 자극을 전하는 것은 적극적인 근섬유 동원과 순간적인 근섬유의 약화이다. 만약 정해진 시간 내에 근섬유를 동원하고 피로, 약화까지 얻을 수 있다면, 다른 모든 근섬유 타입들을 적극적으로 동원하게 될 것이고, 결국 적응을 위한 기계적 그리고 대사적 효과를 얻을 것이다. 만약 근육과 관절기능이 조화롭게 수행되려면, 과도한 힘, 마모 및 손상과 같은 자극 전달에 부정적인 외부 구성요소를 모두 제거하는 과정이 필요하다.

왜 그렇게 많은 사람이 안정상태, 낮은 강도의 활동이 유산소성 적응과 인체 심혈관 시스템에 이득을 줄 수 있다고 믿는지에 대한 이해를 돕기 위해서는 이러한 패러다임이 시작된 과정을 살펴봐야 한다. 이는 최근 늘어나는 관상동맥 질환 문제로 인해 대두된 현상이다.

심장 이해를 위한 탐구

윌리엄 하비William Harvey(1578. 4. 1~1657. 6. 3.)는 몸 전체의 혈액순환의 특성과 동맥과 정맥을 심장으로써 정확하고 정교하게 설명한 최초의 영국인 의사다. 비록 스페인 의사인 마이클 세르베투스Michael Servetus가 하비가 태어나기 약 25년 전에 순환계를 발견했지만, 그의 원고 'Christianismi Restitutio'는 세 부의 사본 외에 모두 파괴되었다. 따라서 순환계의 비밀은 하비가 재발견할 때까지 거의 잊혀져 있었다.

하비는 심장이 동맥과 정맥을 통해 혈액을 순환하는 정확한 방법을 발견했지만 약 300년 후인 1912년까지 심장마비라는 용어는 임상적 실체로 설명되지 않았다. 얼마 후, 의사들은 심장마비라는 존재를 알게 됐다. 20세기 중반 뛰어난 심장전문의 폴 더들리 화이트Paul Dudley htie는 1920년 이전에 심장마비 및 관상동맥 죽상경화의 다른 증상들이 상대적으로 흔하지 않다고 생각했다. 심장질환의 숨길 수 없는 징후를 포착하기 위해 그의 초기 사무실 기록을 검토했지만 어떤 빈도로 발생하는지 인지하지 못했다.

심장과 혈액순환 기전은 비교적 최근에 발견되었으며 심혈관 시스템 강화를 위한 기전 역시도 더 가까운 근래에 발견되었다. 심혈관 시스템이 작동하는 방법에 대한 추측이 아닌 이론적 토대를 계속 갖추어 나아가고 있는 것이다. 1511~1553년까지 살았던 세르베투스는 1213~1288년까지 살았던 이븐 알 나피스Ibn-al-Nafis의 결론을 기반으로 자신의 주장을 더욱더 확고히 하였다. A.D. 129년에 태어난 의사이자 작가인 갈레노스Galen의 이론은 이보다 천년 이상 앞선 것으로 알려졌다. 마찬가지로 사람 몸에 심혈관계 개선을 자극하는 적절한 운동에 관한 지식은 오류도 있지만 계속해서 발달하고 있다.

유산소 시스템에의 적응과 특정 운동에 대한 반응관계를 한정하기 위한 첫 번째 시도는 1960년대 중반에 대중적인 인지도를 얻었고 케네스 쿠퍼에 의해 공식화되었다. 그러나 쿠퍼는 심혈관 건강과 성공적인 건강 척도를 생산할 수 있는 방법에 관한 몇 가지 결론을 도출해 냈음에도 불구하고, 유산소 시스템을 강화하기 위하여 건강의 다른 측면을 심각하게 훼손하는 역효과를 보였다. 결국 미래에 '미국의 심장을 구했다'는 사람으로 알려지는 것보다 '미국의 무릎을 파괴했다'는 사람으로 여겨질 확률이 높다.

쿠퍼는 유산소 대사 시스템이 고립된 운동 형태 만들기를 시도함으로써 '심혈관'과 동의어로서 '에어로빅' 유산소의 개념을 제시했다. 이렇게 하는 것이 건강에 이득을 가져와 심혈관계에 전달된다고 믿었다. 많은 연구들은 그의 전제를 입증하기 위해 이루어졌고, 그 결과, '에어로빅'과 '에어로빅스'와 '심혈관 컨디셔닝'은 같다는 대중적인 믿음이 생겼다. 시간이 지남에 따라 이 믿음은 걷기부터, 조깅, 수영, 사이클까지 유산소성 활동범위로 성장했다. 이와 같은 운동의 정도가 인정적인 상대는 지금 '카디오cardio(심장강화운동)'라고 불린다.

에어로빅스라는 용어는 실제로 그의 창조물이다. 이 용어는 어떤 형식적 정의의 단어가 아니라 쿠퍼가 훈련에 대한 특정 접근방식을 분류하는 데 사용하는 명사이다. 대조적으로 에어로빅은 공식 정의가 있는 단어이다. 특정 대사 경로를 의미하고 형용사이며 문자 그대로 '산소와 함께'를 의미한다. 유산소 대사 과정은 전체적 대사의 한 부분이고 다른 대사들과 어우러져, 운동하는 많은 사람들에게서 유기체 그리고 세포의 건강을 보장하고 유지하기 위해 사용된다. 공교롭게도 쿠퍼는 전체적 대사의 하위분류인 유산소성 대사가 인간의 기능과 건강에 기여하는 전체적 대사보다 더 중요하다는 것을 믿었다. 그렇기에 전체 대사를 사용하는 것이 아닌 하위분류인 대사를 고립하여 훈련해야 한다고 주장했다. 그러나 이러한 믿음은 근거가 부족한 결로 보여진다.

첫 번째 문제는 에어로빅 대사 과정이 전체적 대사에서 고립될 거란 믿음이다. 현실적으로 대사는 서로 나누어지지 않는 하나의 형태로서 묶여 있다는 것이다. 에어로빅 대사는 오직 유산소성 과정을 통해 생산되는 피루베이트Pyruvate에 의해 연료가 공급된다. 심지어 가장 근본적인 단계에서도 전체적 대사들과 상호 연관성을 가지고 있다는 것이다.

'심장강화운동'은 어떻게 작용하는가?

그림 2.1.은 인체 세포를 묘사하고 있다. 세포의 외측 부분은 시토졸Cytosol이라 불리는 액체로 채워져 있다. 세포 내부는 미토콘드리아Mitochondria라 불리는 작은 세포기관이 있다. 그림에 묘사된 과정을 보면, 세포 내에서 발생하는 대사 하나하나의 양상이 심혈관 시스템의 독점적인 영역이 될 수 없다는 것을 알 수 있다. 사실, 모든 세포는 심혈관 시스템에 연결돼 있고, 심혈관 시스템에 긍정적인 영향을 주는 범위에서 대사의 모든 구성요소를 사용한다.

심혈관 시스템이 세포의 대사적 적응을 통해 이점을 갖는 만큼 심혈관 시스템 자체의 직접적인 구조변화에 의해 이점을 얻는 것은 아니다. 다음의 대사적 사실에 대한 연구는 이 과정을 명확히 하는 데 도움을 줄 것이다.

에너지는 처음 포도당의 형태로 세포로 들어가고, 포도당은 음식물의 분해로부터 파생된다(포도당을 생성하기 위해 신체가 선호하는 영양소는 탄수화물이다. 그러나 불충분한 탄수화물이 섭취됐다면 유기물에서 자체로 포도당으로 만들 수 있다). 일단 포도당이 세포로 들어가면, 세포의 무산소성 세포질 부분 안에서 약 20개의 화학 반응을 통해 화학적인 피루베이트라 불릴 때까지 대사 작용을 한다. 이것은 '무산소성' 대사라 불리는 예다. 다음 피루베이트는 미토콘드리아 안에서 이동되고, 미토콘드리아 안에서 복잡한 과정을 통해 대사 작용이 되며, 크렙스 사이클Crebs cycle과 호흡 체인을 이용한다. 이 과정은 피루베이트를 ATP(아데노신 3인산Adenosine 3 phosphate, 신진대사의 통화)의 총 36분자로 전환한다. 이 과정은 '유산소성' 대사라 불린다.

크렙스 사이클/호흡 사슬은 ATP의 형태로 많은 에너지를 생산하는 반면, 이런 대사 경로는 느리게 진행된다. 이에 비해 글루코스Glucose가 세포질에서 대사되어 피루베

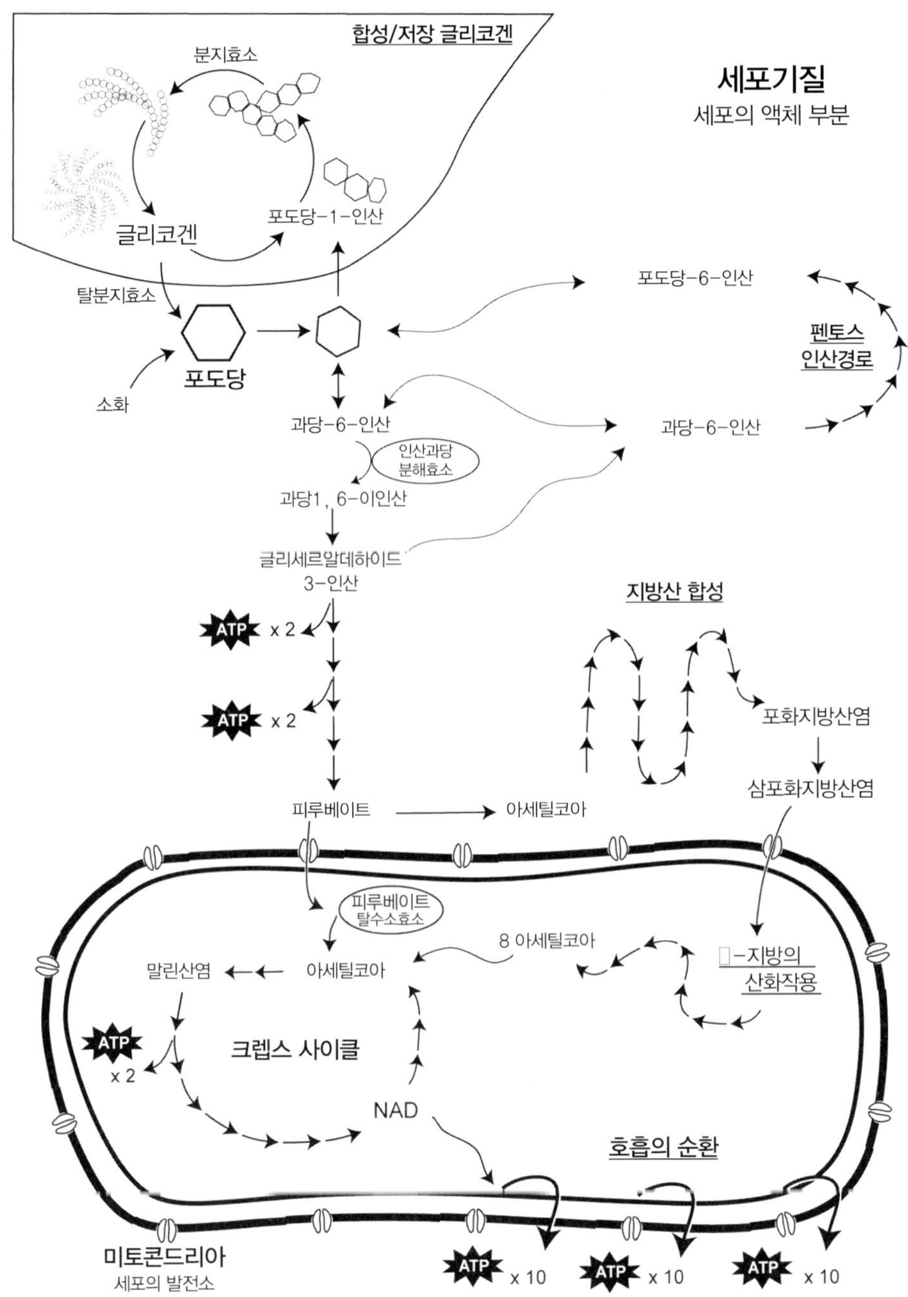

그림 2.1.

세포의 개요는 적절한 운동 성능과 필수적인 역할을 수반하는 심장 혈관 시스템인 대사의 총괄을 보여준다.

이트를 형성하는 과정인 해당작용은 단지 ATP 2개 분자를 생산한다. 그러나 해당작용은 크렙스 사이클/호흡 사슬에 비해 무한히 빠른 속도로 에너지를 생산할 수 있다. 따라서 생사가 걸린 상황 또는 극단적인 노력이 필요한 운동을 하는 동안에 좋은 컨디션을 가지고 있다면 해당작용에서 가속도와 장시간 운동을 해야 하는 근육에 필요한 에너지를 공급할 수 있는 수단이 될 수 있다. 유산소성 사이클에 의해 사용되고 있는 것보다 피루베이트를 빨리 만들 수 있기에, 피루베이트는 계속 쌓일 것이고, 피루베이트와 젖산 사이의 가역변화를 야기하는 젖산탈수소효소에 의해 젖산이라 불리는 물질로 변환된다(만약 이 상황이 계속되면, '젖산 산증' 또는 근육 안에 '젖산 화상'을 만들 수 있다).

유산소성 운동을 통해 가능한 빠른 속도로 해당과정을 진행함으로써 빠르게 크렙스 사이클을 야기하는 피루베이트를 생산할 수 있다. 예를 들어 낮은 최대하강도로 훈련을 수행한다면, 유산소 사이클을 활용하고 싶은 만큼 활용할 수 없을 것이다.

젖산이 쌓이기 시작하는 고강도 근육활동으로부터의 회복은 세포가 젖산을 처리하기 위해 젖산을 미토콘드리아에 넣을 수 있는 화학적 형태인 피루베이트로 전환되어야 한다. 미토콘드리아는 유산소성 대사를 만들어낸다. 고강도 운동으로부터 '회복'되는 동안 실제로 유산소 시스템의 자극이 증가하는 것은 기존의 정상 상태 '유산소 운동'으로부터 얻는 것과 같거나 더 크게 얻는다.

많은 사람들이 젖산 축적이 열악한 유산소성 경로의 징조라는 사실을 받아들이는 반면, 한편으로는 항상 크렙스 사이클을 사용하는 것보다 해당경로Glycolutic pathway에서 빠르게 피루베이트를 만들 수 있다. 피루베이트 탈수소효소Dehydrogenase enzyme(피루베이트를 처리하기 위해 크렙스 사이클을 통해 미토콘드리아로 가져옴)는 율속효소Rate-limiting enzyme 또는 속도제한효소로 나타내기도 하고 반응 속도가 고정되어 있음을 의미한다. 따라서 이 속도를 향상시키도록 훈련받을 수 없으며, 산소를 필요로 하는 체력과 상관없이 다른 대사 단계보다 더 느리게 이용된다. 그래서 만약 의미 있는 근육 쓰임을 한다면 인체는 항상 젖산을 생산할 것이다. 즉, 젖산이 인체가 꼭 피해야 하는 나쁜 요소만은 아니다.

또한 적절한 신체훈련을 받는 경우, 실제로 생성된 젖산을 효율적으로 활용할 수 있다. 유산소성 능력을 향상시킬 목적이 있다면, 젖산 산증으로부터 회복되는 시점에 에어로빅 시스템이 최고 수준으로 활동한다는 것을 이해해야 한다. 고강도 운동 후 인체 대사활동에서 피루베이트 수준이 감소할 때, 인체 대사의 유산소성 하위 시스템을 통해 활동한다. 근육은 에어로빅 시스템에 의해 보완되는 기계적인 시스템이기 때문에 근력이 향상됨에 따라, 에어로빅 시스템을 포함하는 여러 보조 시스템들이 뒷받침되어야 한다. 왜 많은 중년과 어르신들이 사코페니아Sarcopenia로 알려진 근감소증이 생겼을 때, 힘과 지구성 능력, 모든 대사 체계가 크게 줄어들고 건강에 부정적인 영향을 주는지 알 수 있다.

코리 회로(젖산염 회로)

만약 강도 높은 운동이나 긴급 상황 동안 근육이 에너지를 필요로 한다면, ATP는 대부분 해당과정으로부터 파생될 것이다. 이 경우 젖산을 빠르게 축적할 수 있지만 이것이 끝은 아니다. 형성된 젖산은 근육에서 혈류로 확산되고 간으로 옮겨진다. 간에서 젖산은 다시 피루베이트로 전환되어 당신생Gluconeogenesis 과정에 의해 포도당으로 전환된다. 이와 같이 재형성된 포도당은 간 중심부로부터 필요 근육으로 수송되어 다시 이용 가능하게 된다. 만약 운동이 끝나면 포도당은 포도당 분자들의 사슬 또는 중합체인 글리코겐으로 저장될 것이다. 이 과정을 '코리 회로Cori cycle'라고 한다. 이 회로의 효소와 수송체는 적절한 고강도 운동으로 쉽게 훈련 가능하며 인간 생존에 아주 필수적인 역할을 하고 있다. 생존과 이 같은 기능적 능력의 이점은 유산소성 기능적 능력보다 훨씬 크지만 많은 사람들의 주목을 끌지는 못하고 있다는 것이다.

보어 효과(혈액 산소 해리 곡선에 나타나는 이산화탄소의 영향)

덴버Denver와 같이 고지대를 방문한 사람이라면 누구나 고지대에서 낮은 최소한의 활동만으로도 극심한 호흡곤란을 겪을 수 있다. 하지만 며칠 내로 곧 호흡이 한결 편해질 것이다. 대부분의 사람들은 폐에서 산소를 끌어들이는 능력이 향상되어서 호흡이 향상되었다고 생각하지만 사실은 산소를 받아들이는 능력이 오히려 악화되어 더 쉽게 호흡을 하는 것이다. 이유는 산소가 폐에서 혈액으로 확산되어 헤모글로빈Hemoglobin 분자에 의해 흡수되기 때문이다. 헤모글로빈은 산소에 대해 높은 결합 친화적 성향을 띠므로 필요로 하는 조직까지 산소를 운반하는 데 중요한 역할을 한다. 문제는 조직에 도달하면 헤모글로빈이 산소를 포기하는 것을 꺼린다는 것이다. 그러나 우리 몸은 폐에서는 산소 섭취량을 희생(일반적으로 많은 섭취량을 가짐)하더라도 산소에 대한 헤모글로빈의 친화력을 감소시키는 적응을 함으로써 조직에 더 잘 전달할 수 있도록 한다. 이는 보어 효과라고 알려져 있는 과정을 통해 수행된다.

젖산을 생산할 수 있는 충분한 강도의 운동을 수행할 때, 그 결과로 생성된 수소이온이 혈액에서 방출됨으로써 헤모글로빈 분자에 작용하여 산소와의 친화성이 낮아진다. 이로 인해 조직에 산소 공급 능력이 향상이 된다. 충분한 강도로 반복적인 훈련을 한다면 보어 효과와 비슷하지만 장기적으로 2, 3디포스포글리세레이트Diphospho glycerate(2, 3DPG)라고 불리는 화학물질을 합성한다. 2, 3DPG는 높은 고도에서 살고 있는 사람들과 산소 공급에 대한 요구가 순간적으로 전달 능력을 초과하는 고강도 수준에서 반복적 훈련을 하는 선수들에게서 높은 양으로 합성된다. 이는 고강도 훈련만으로 생산하고 생존과 기능적 능력에 무한한 중요성을 보이는 또 다른 인체 대사 적응을 나타낸다.

지방산의 대사

과도한 에너지는 몸의 지방세포Adipocytes 안에 트리아실글리세롤Triacylglycerol의 형태로 저장된다. 극심한 근육활동 또는 위급한 상황들과 같은 스트레스에 노출된 상태에서 에너지가 필요할 때 아드레날린Adrenaline과 글루카곤Glucagon은 호르몬에 민감한 지질가수분해효소(리파아제Lipase)를 활성화시켜 트리아실글리세롤의 동원을 자극한다. 그림 2.2.는 호르몬에 민감한 지질가수분해효소가 어떻게 지방산을 혈액으로 방출하는지를 보여준다. 지방산들은 알부민Albumin이라는 단백질에 결합한다. 알부민은 지방산을 근육으로 운반하여 베타 산화를 통해 35개의 ATP분자로 형성된다. 이 과정의 중간단계인 글리세롤은 간으로 운반되어 포도당으로 전환될 수 있고, 포도당으로 전환되어 놀랍게도 96개의 ATP분자를 생성하는 과정을 거쳐 산화된다. 이는 고강도 훈련에 의해서만 나타나는 인체 대사의 또 다른 측면이며 인간의 생존과 기능적 능력에 있어 결정적인 역할을 수행해왔다. 고강도 운동이 지방을 태우지 않는다는 잘못된 오류는 바로잡아져야 한다.

글리코겐 분해

고강도 운동은 또한 골격근 내에서 에너지로 사용하기 위한 글리코겐 분해Glycogenenolysis를 촉진한다. 이것이 중요한 몇 가지 이유가 있는데, 가장 큰 것은 근육세포에 인슐린 민감도를 복원하는 것이다. 근육세포는 몸에서 가장 큰 글리코겐 저장소다.

남자는 보통 간에 평균 70g의 글리코겐이 저장되어 있고 그의 골격근에는 210~220g이 저장되어 있다(여자는 이보다 약 20% 적게 저장한다). 근육에 저장된 글리코겐은 필요에 의해 바로 에너지원으로 사용하고, 반면에 간에 저장된 글리코겐은 혈류에 포도당 항상성을 유지하는 역할을 한다(그것은 주로 장기적으로 인슐린과 글루카곤 사이의 균형에 의해 변동된다). 수렵 · 채집 생활을 한 과거에는, 대부분의 다른 동물들과 마찬가지로 먹이를 먹는 동안 공격으로부터 위험이 가장 크다. 결과적으로 스스로 인체 대사를 돌리는 기전을 확보해 발전시켰다. 골격근육 내에서 글리코겐 분해과정을 통해 비상시 근육 내에 저장되어 있는 글리코겐이 그 자리에서 분해되어 세포에서 에너지로 빠르게 사용된다.

글리코겐의 저장과 비슷한 과정은 비상시(투쟁이나 도주와 같은 상황) 일반적으로 요구되는 근섬유가 활성화되고 고강도 운동에서 발생하며, 차례로 에피네프린과 노르에피네프린과 같은 스트레스 호르몬의 분비를 자극한다. 이런 상황에서 근세포는 상당량의 글리코겐을 배출하고 인슐린이 세포 표면에 작용하여 포도당이 근육으로 다시 들어가게 된다.

글리코겐 분해 활성 과정은 또한 호르몬 민감성 지질가수분해효소와 에너지 이용을 위한 지방산 동원을 활성화시킨다. 결과적으로 고강도 운동을 하는 동안 포도당과 지방산을 하나의 혈류로 동원시켜 베타 산화를 위해 간으로 옮길 수 있다. 이를 통해 96개의 ATP분자를 생산할 수 있도록 미토콘드리아로 옮겨진다.

종종 사람들이 엄격한 다이어트를 통해 인슐린 기능을 회복시키기 위해 노력하는 것을 본다. 이 과정은 대체로 글루카곤의 인슐린 균형을 통해 조정되며 장기적으로 따라야 한다. 고강도 운동이 대폭적인 대사 변화를 일으키는 중요한 이유는 글리코겐 동원과 호르몬에 민감한 지질효소를 증폭연쇄반응$_{\text{Amplification cascade}}$을 통해 유발하기 때문이다.

증폭연쇄반응

증폭연쇄반응에서, 한 개의 효소를 생산하기 위해 작용하는 하나의 분자(예로 글루카곤 분자 1개가 글리코겐에서 글루코스로 1분자를 야기한다), 그리고 하나의 효소가 다른 효소들을 활성화시킨다. 연쇄반응을 통해 10 또는 100개를 활성화시키고 100가지 효소의 하나하나는 차례대로 연쇄반응의 다음 단계로 활성화시킨다. 따라서 한 번에 한 분자씩 글리코겐 사슬에서 포도당 분자를 떼어내는 대신에 기하급수적으로 증폭되는 효소의 활성을 가질 수 있기에 비상시를 위해 수천 개의 포도당 분자를 동시에 확보할 수 있다. 근육에서 비워지는 글리코겐의 규모는 크게 가속화되며 확장된다.

이 현상에 관한 훌륭한 설명은 『Metabolism at a Glance』[9]에서 찾을 수 있다. 이 책은 거대한 에너지 방출이 글리코겐으로부터 수천 분자의 포도당 분자를 절단하는 역할을 하는 아드레날린 1분자에 의해 어떻게 설정되는지에 대한 요점을 정리한 교과서와 같다. 증폭연쇄반응은 서로를 증폭시키는 일련의 효소를 사용함으로써 비상시 활

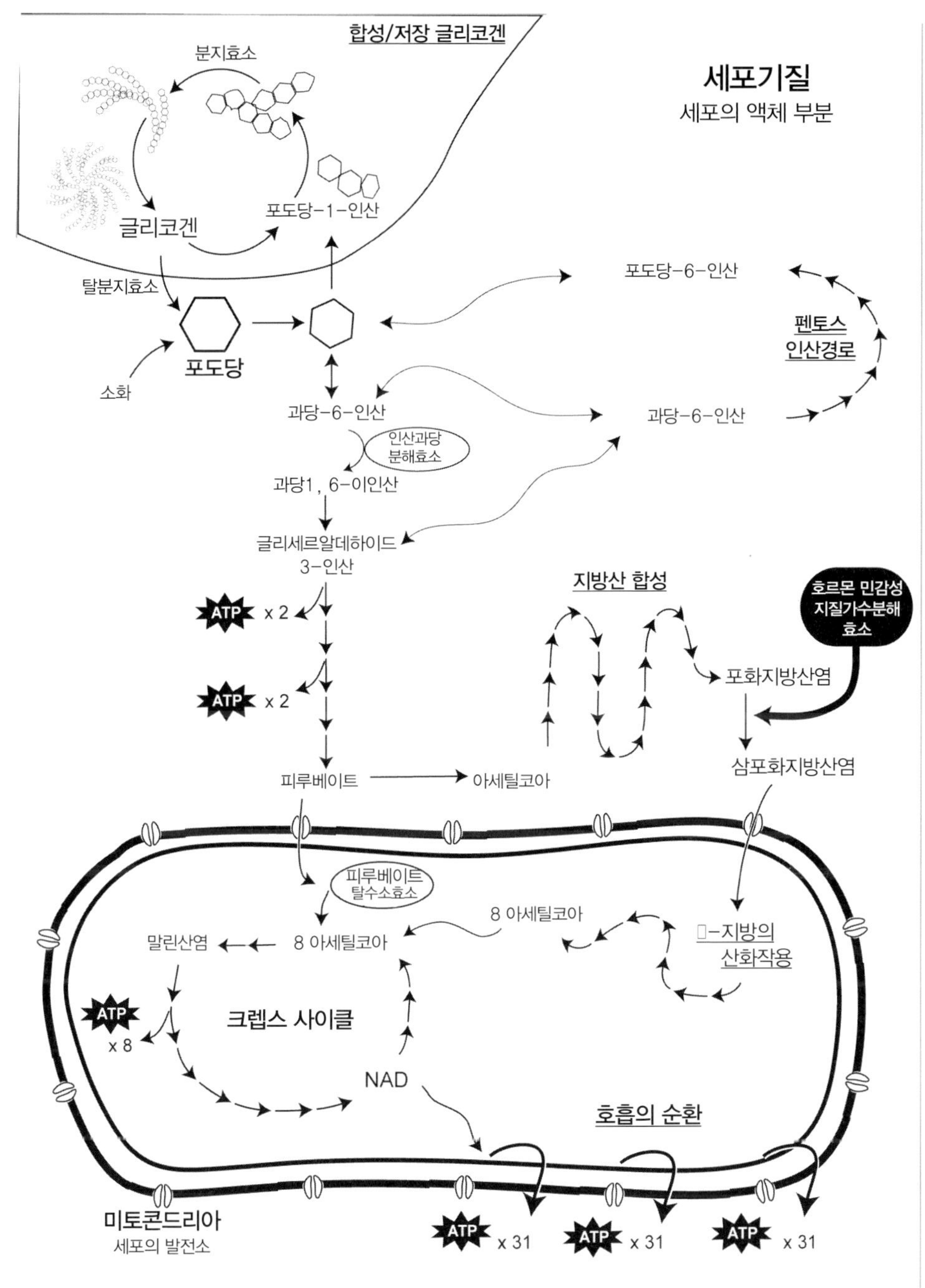

그림 2.2.

강도 높은 운동 중에, 증폭연쇄반응은 글리코겐을 탈지분효소를 통해 분해하고 활성화한다. 해방된 포도당은 에너지를 생산하는 미토콘드리아 안에서 해당작용과 유산소성 신진대사를 거친다. 다른 증폭연쇄반응은 호르몬민감성 지질가수분해효소에 따라 행동한다. 그것은 미토콘드리아 안에서 에너지 생산을 위해 지방을 방출한다.

동하는 근육에 엄청난 양의 에너지를 공급하는 데 매우 효과적이다. 증폭연쇄반응은 글리코겐을 분해하여 사용하는 반면 글리코겐 형성에 관여하는 효소의 합성은 막게 된다. 그 결과 인체는 글리코겐 저장 방향으로 어떤 이동도 없이 글리코겐 분해와 포도당 이용의 방향으로 모든 에너지 시스템을 사용한다.

지속되는 건강상의 이점

고강도 운동은 글리코겐 분해 과정과 증폭연쇄반응을 통해 근육에서 포도당 최대저장을 이끌어내고, 운동 후 기간에 비어 있는 공간에 포도당을 다시 채우고 보충하는 데 이용된다. 결과적으로 근세포 표면에 있는 인슐린 수용체가 부족한 공간을 채우기 위해서 더 민감해지는 양상을 보인다. 보충되는 기간은 보충공간 크기에 따라서 며칠간 지속될 것이다. 인슐린 민감도는 즉각적인 운동 후 민감성 증가와는 대조적으로 고강도 운동에 수반되는 비어 있는 공간 크기에 의해 지속될 것이다. 재보충 과정은 증폭연쇄반응과 비슷한 기전을 포함하지 않는 표준 글리코겐 합성 과정을 통해 발생한다.

인슐린 민감도가 며칠 동안 지속됨으로써 민감도는 근육의 포도당 이용도에 의해 높아진다. 이용되는 포도당의 양이 적지 않기 때문에(예를 들어 낮은 강도로 30분 동안 트레드밀을 하는 경우와 같이) 근육으로 되돌려야 할 많은 양이 있지만 효과는 과장되어 있다. 중요한 것은 인슐린 민감성 문제뿐 아니라 대사 과정의 하부효과이다. 예를 들어 글리코겐 저장소가 완전히 채워져 있다면 당분해는 신체 내 포도당 축적으로 인해 억제되는 상황이 만들어진다(그림 2.3. 참고). 높은 수준의 포도당은 대사 부산물을 과생성하여 포도당 추가사용을 억제하고 글리코겐을 더 합성하기 위해 대사 경로를 되돌리는 상황을 촉발할 것이다.

글리코겐이 완전히 채워지는 시점에서 포도당은 글리코겐 합성 경로에서 부딪친다. 이와 같은 상황에서는 유일하게 지방대사가 운명적 역할을 하게 된다(그림 2.4. 참고).

포도당 수치가 높고 글리코겐 저장소가 완전히 찼을 때, 포도당 내사에 관여하는 인산과당분해효소Phosphofructokinase는 억제된다. 포도당은 해당 사이클에서 과당-6-인산Fructose-6-phosphate의 수준까지만 이동할 수 있고, 그 시점에서 펜토스 인산경로Pentose phosphate pathway로 갈라서 일련의 단계를 거쳐 트리오스 인산염Triose phosphate 또는 G3P라고도 불리는 글리세르알데히드-3-인산염Glyceraldehyde-3-phosphate으로 전환되며 이는 지방의 전구체 역할을 한다. 최종 결과는 지방산 합성을 연료로 사용하는 NADH라는 에너지가 포함된 화학물질의 생산이다. 가득 채워진 글리코겐 저장소는 높은 탄수화물과 결

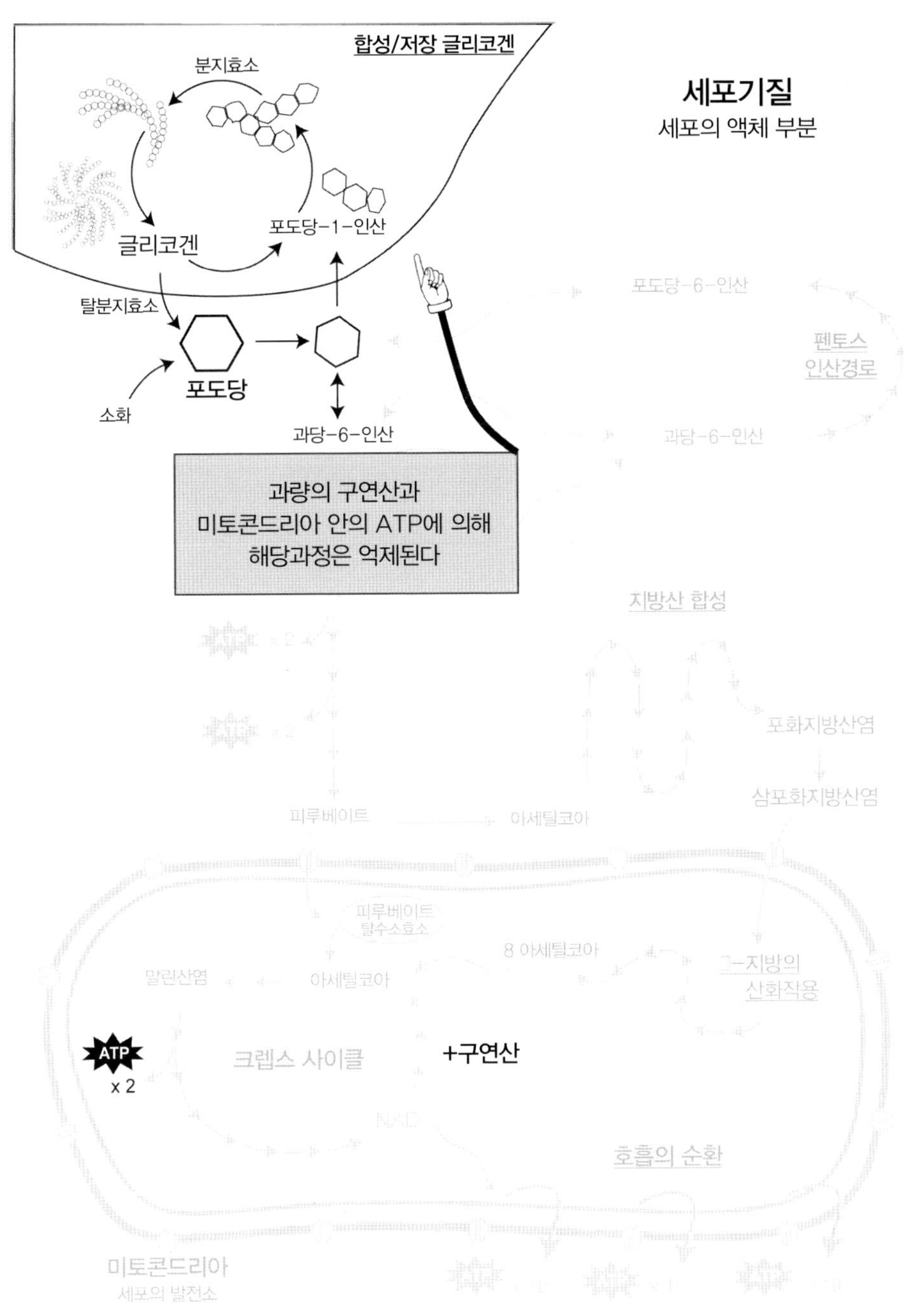

그림 2.3.

높은 포도당 수치는 해당 에너지를 억제하고 글리코겐 합성을 활성화하는 높은 에너지 상태를 나타낸다.

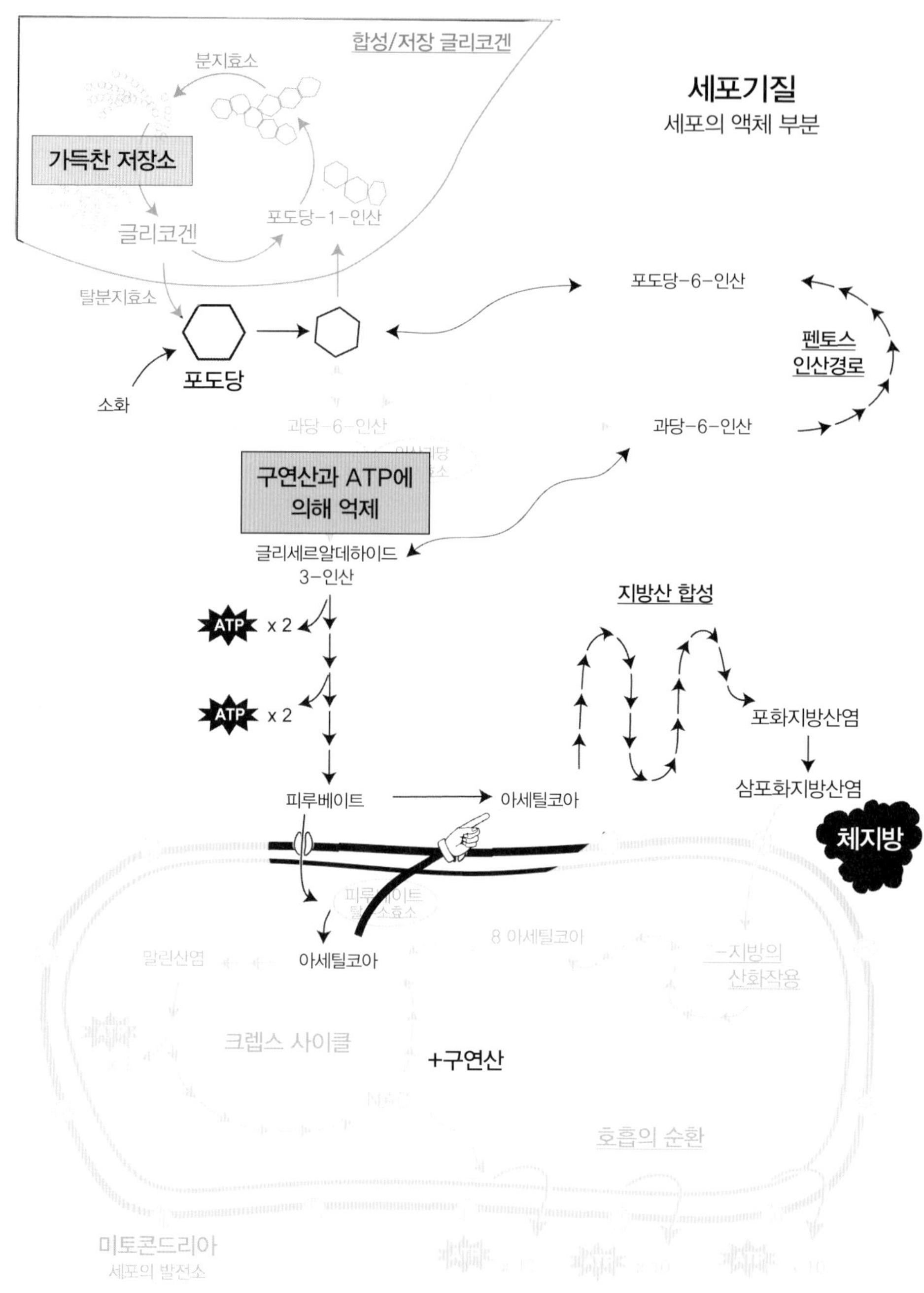

그림 2.4.

글리코겐이 가득 찼을 때, 추가 포도당은 지방합성을 향해 선로를 바꾼다.

합하면서 사실상 지방간의 생성을 자극한다. 특히 포도당에서 지방으로 전환되는 첫 번째 일이기 때문에 간에서는 저밀도 지단백의 양을 증가시킨다. 저밀도 지단백은 심장 위험 인자인 LDL 콜레스테롤로 전환될 것이다.

여기서 알 수 있는 사실은 저강도, 항정상태$_{\text{Steady-state}}$(일반적인 심장강화로 연관되는) 활동이 글리코겐을 가장 많이 보유한 속근섬유를 사용하지 않는다는 것이다. 결과적으로 근육은 의미 있는 수준의 포도당을 방출하지 않으며, 따라서 순환하는 포도당은 체지방을 제외하고는 저장되지 않는다. 또한 근세포 벽은 인슐린에 민감성을 잃고 높아지는 포도당으로 인해 인슐린이 더 생성되며 이로 인해 염증을 일으킨다. 신체는 LDL 콜레스테롤로 인해 염증이 유발된다. 낮은 운동수준을 갖는 사람은 높은 심혈관 건강에 위험이 커진다. 모순되게 들리지만 포도당/글리코겐이 완전히 채워진 세포는 인슐린에 대한 민감도를 감소시켜 포도당이 인체 포도당화를 야기하고 포도당의 이동능력을 떨어뜨린다. 문자 그대로 끈적하고 지저분한 상태가 된다. 과잉 포도당 대사는 염증성이 높은 산화자유라디칼이 생성된다. 또한 인슐린은 LDL 콜레스테롤에 의해 동맥의 벽에 염증을 유발하고 염증을 자극하는 호르몬이다.

근육분해 예방하기

위와 같은 긍정적인 대사 적응을 위해서는 고강도 운동이 필수적이다. 다행스럽게도 고강도 근육부하 수준은 짧은 운동시간으로 충분하다. 운동이 너무 오래 지속되면 글리코겐이 고갈되기 시작하고 근조직의 단백질이 포도당의 항상성을 유지하는 데 사용된다. 근조직은 아미노산으로 분해되어 간에서 당신생 과정을 통해 포도당으로 전환된다. 따라서 운동을 너무 오래 수행한다면, 극단적인 근조직의 손상을 야기할 수 있다.

원하는 대사작용을 얻기에 불충분한 강도의 활동을 수행하는 것은 가능하지만 대량의 조직파괴를 일으키는 충분한 양이 된다. 이런 종류의 활동은 항정상태 또는 전통적인 '에어로빅' 운동이라고 불린다. 인체 대사의 과정에서 많은 것을 생산할 수 없으며, 몸의 가장 생산적이고 방어적인 조직을 파괴한다.

말초 적응

당신과 80세의 노쇠하고 위축돼 보이는 노인이 계단으로 두 층을 오르기로 결심했다고 가정해보자. 정상에 도착했을 때 당신은 괜찮고, 반면 노인은 분명히 숨이 차다. 이런 차이가 나타나는 것은 노인의 심장에 문제가 있어서가 아니다. 혈관이 좋지 않은 상태에 있어서다. 그것은 정말 힘의 문제다.

개별 근육 섬유가 운동단위를 만드는 것을 감안할 때(3장에서 자세히 설명), 당신이 운동단위당 힘 유닛을 2를 가지고 있다고 가정하자. 반면 노인의 근육은 수년간 운동단위당 힘 유닛이 1로 감소하는 수준까지 쇠퇴하고 시들었다. 예를 들어 계단으로 두 층을 오르는 작업에 쓰이는 양이 숫자 200단위의 값이라고 할 때, 이는 누군가를 계단의 정상으로 가게 하기 위해 몸으로부터 기계적 일에 200단위를 소요한다는 의미다. 당신의 운동단위는 각 힘의 2단위를 가지고 있을 때, 몸은 이 일을 완수하기 위해 오로지 100단위을 모집할 것이고, 반면 노인은 운동단위가 단지 힘의 1단위만 가지고 있고, 그래서 그는 같은 일을 완수하기 위해 200단위를 모집한다. 따라서 당신의 심혈관 시스템은 오로지 100운동단위만 모집하는 반면, 그의 심혈관 시스템은 200운동단위의 모집을 지원한다.

진정한 심혈관계 이점은 운동으로부터 오는 강화다. 그래서 당신이 하는 작업의 각 단위는 심장과 혈관 시스템이 특정 작업을 성취하기 위해 하는 운동단위의 작은 수의 모집을 지원할 것이다. 진정한 심혈관계 이점은 운동으로부터, 그다음 중앙 적응이 아니라, 말초 적응의 결과로서 나타난다.

어떻게 에어로빅은 인기를 얻었을까?

에어로빅이 저강도의 신체활동으로 미토콘드리아가 최대하 수준에서 일을 할 수 있다는 것을 알고 있다. 에어로빅 시스템의 단 한 가지 측면의 인체 대사가 강조된다. 수년간 모든 종류의 긍정적인 건강상의 이점이 특정한 대사 적응과 관련이 있다고 밝혀졌다. 에어로빅 컨디셔닝은 심혈관계 컨디셔닝이고 두 가지는 상호교환할 수 있다는 결론에 이르렀다. 심장과 혈관은 세포의 기능 전체를 뒷받침한다는 것을 부정할 수 없다. 인체 대사의 모든 구성요소는 심혈관 시스템에 의해 지원된다.

체력훈련은 실제로 사실 에어로빅이라고 부르는 것과는 다르게 심혈관 시스템을 정확하게 훈련시키는 가장 좋은 방법이다. 체력훈련은 실제로 인체 대사의 모든 구성요소를 포함하고 있고 자극할 수 있기 때문이다. 이것은 시토졸(세포의 액체 부분과 산소가 없는 상태)에서 일어나는 대사와 미토콘드리아 안에서 발생하는 대사를 포함한다(즉, 산소의 존재하에).

낮은 강도(큰 위험)와 높은 강도(작은 위험)의 비교

두 명이 운동을 하고 있는 상황으로 돌아가자. 한 명은 정상 상태 운동을 수행할 것이고, 일주일에 5일을 낮은 강도의 러닝을 한다. 다른 사람은 높은 고강도 훈련을 일주일에 한 번 수행할 것이다. 높은 강도 운동을 수행한 사람은 글리코겐 고갈과 재충전의 이점을 얻을 것이고, 반면 더 자주 정상 상태, 낮은 강도 운동을 수행한 한 명은 심혈관계 질환에 대한 위험이 훨씬 더 크고, 특히 증가된 콜레스테롤 수치 상태를 보였다.

낮은 강도, 정상 활동(그가 믿고, 추구하는, 심혈관계 건강 향상)으로 근육에 글리코겐을 완전히 비울 수 없을 뿐만 아니라, 노력의 수준만큼 근육을 충분히 높게 사용하지 않기 때문에, 실험에서 보여준 것처럼 위축되기 시작할 것이다. 이러한 근육의 글리코겐 저장 능력은 낮은 강도, 항정상태 활동에 종사하는 기간 동안 매주 연속적으로 감소할 것이고, 세포는 포도당이 '꽉 차고', 혈류는 불필요한 포도당을 지방 저장으로 전환을 시작하고, 그로 인해 관상동맥 질환을 초래할 수 있는 과정을 재촉한다. 글리코겐 저장 능력은 또한 감소되며 근육이 완전히 글리코겐으로 채워지게 되어 인슐린 저항성이 생길 수 있다. 만약 그가 근육량의 손실을 경험했다면, 낮은 강도, 정상 활동은 영속될 수 있고 이것은 특히 사실이다.

고려해야 할 다른 요소는 러너는 완전히 앉아 있는 어떤 사람과 비교해서 신체활동의 양상으로부터 몇 가지 이점을 얻을 수 있지만, 그는 어리석음의 천국에 빠져들고 있다. 왜냐하면 심지어 그가 운동으로부터 얻을 수 있는 모든 유산소성 이점을 얻지 못하기 때문이다. 장기간에 걸쳐 글리코겐 저장능력이 감소할 정도로 근육량을 줄여 인슐린 저항을 일으킬 위험이 증가할 수도 있다는 것이다.

또한 그는 주로 유산소성 대사 시스템에 의존하는 활동을 수행하고 있으며, 대사의 주요 형태는 산화이고, 짧고 고강도로 할 때보다 유리기 염증을 더욱 생성할 것이다. 게다가 장시간 달리는 것은 일차적으로 지방 소비가 크기에, 기술적으로 글리코겐 저장소의 혜택을 놓치고 인슐린 민감도에도 부정적인 영향을 나타낼 것이다. 이를 통해 관상동맥 질환의 위험도가 증가할 것이다. 건강을 위해서라고 하면서 저강도와 항정상태 활동에 참여하여 어리석은 결과를 맞고 있는 것이다.

호르몬 민감성 지질가수분해효소

저강도 운동은 지방연소에 필수적이며 고강도 운동보다 더 많은 지방을 태운다는 가설이 있다. 현실은 운동 자체가 많은 체지방을 태우지 않는다는 것이다. 평균체중이

150파운드인 사람은 걷거나 달리거나에 상관없이 1마일당 100칼로리를 소모한다. 체지방 파운드에는 3,500칼로리가 있기에 1파운드의 체지방을 태우려면 35마일을 달리거나 조깅해야 한다. 저강도 및 고강도 신체활동 모두 칼로리를 태우지만 고강도 운동은 지방연소 과정에서 저강도보다 호르몬에 민감한 지질효소를 활성화시킨다.

고강도 운동 중 세포의 밖으로 글리코겐을 동원할 때, 또한 호르몬에 민감한 지질효소를 활성화시킬 수 있고, 체지방의 동원이 허용된다. 만약 인슐린 수치가 높으면 심지어 칼로리 부족에도 불구하고, 호르몬 민감성 지질효소는 억제될 것이고, 지방세포의 밖으로 지방을 동원하는 것은 본질적으로 불가능하게 될 것이다. 이것은 아마도 식단 관리를 하고 걷든지 뛰든지 하는 사람이 대체로 체지방을 많이 줄이는 것이 어렵다는 이유를 설명한다.

하지만 이 어려움을 처리하는 방법이 있는데, 그 방법은 혈청 인슐린 수치를 낮게 유지하는 것처럼 충분히 인슐린 수치를 제어하는 것이다. 이런 방법으로, 호르몬 민감성 지질효소의 활성화는 더 쉽고, 다른 공급원보다 우선적으로 몸에 주 에너지원인 체지방을 동원하는 것을 만든다. 이 상태는 상대적으로 탄수화물을 제한하는 다이어트를 통해 성취될 수 있지만, 만약 더 많은 식이요법의 자유를 가진다면, 탄수화물을 잘 다루는 것과 협력하여, 고강도 운동의 수행에 참여한다. 왜냐하면 고강도 운동에도 불구하고(아드레날린의 자극과 함께), 호르몬 민감성 지질효소는 글리코겐 동원으로 발생하는 것과 비슷한 증폭연쇄반응에 따라 운영된다. 다시 말하면, 이 훌륭한 과정의 개요는 생물학 교과서인 『Metabolism at a Glance』에 나와 있다.[10]

글리코겐 합성이 억제되는 같은 기간에, 지방 합성은 너무 억제됐고 반대로 지방분해가 발생했다. 그래서 배수구를 뽑고 수도꼭지를 끄는 작업을 하고 있다. 글리코겐을 동원하는 동안 글리코겐 합성을 억제하는 것과 같은 방식으로 지방을 동원하면서 지방 합성을 억제한다. 두 가지 상태는 고강도 운동의 경우에 발생하며, 증폭연쇄반응을 통해 아드레날린을 매개로 효과를 확대한다.

'심장 강화'에 대한 재검토

심혈관 시스템은 기억되어야 하고, 항상 바쁘다. 누군가에게 말하기 위해 방 안에 서 있을 때도, 심장은 뛰고, 혈액은 순환하며, 그리고 폐는 공기를 마시고 이산화탄소24-7을 내보낸다. 심혈관계 시스템이 더 힘들게 일할 수 있는 유일한 방법은 근육이 기계적 일을 수행하는 것이다. 근육요구량이 증가하면 심혈관 시스템의 참여도 훨씬 큰 범위로 증가한다. 그래서 무엇을 하거나 또는 아무것도 안 할 때 항상 '유산소를 한다'는 의

미이다.

다양한 대사 과정의 상호 관련성을 감안할 때, 서로 다른 인체 대사 과정을 나눌 수 있다는 개념은 잘못되었다. 항상 동시에 함께 실행하지만, 그래도 그들 중 일부는 다른 것들을 추월할 수 있다. 대사 감각으로부터 운동을 정의하는 것은 기준선보다 초과하는 강도 수준을 올리는 것이다. 그리고 경로를 따로 격리할 수 있더라도 목표가 전체적인 건강과 피트니스인 경우라면 안 된다.

최대산소섭취량과 특이성

특정 VO_2max 연구에서 밝힌 심혈관 개선이 항정상태, 저강도 활동에 참여한다는 것은 사실이다. VO_2max 테스트의 문제점은 유일한 도구가 망치이고, 전 세계는 못이 된다는 것이다. VO_2max 테스트는 유산소 운동의 전제가 옳다는 가정에 기반한다. 어떻게든 대사 작업의 특정 유형은 심혈관계 기능에 연결되어 있다. 마찬가지로, 만약 대사 작업의 다른 유형은 심장 기능과 연결되어 있다고 가정한다면 그것을 위한 다음 테스트는, 또한 우리가 가정을 증명할 수 있다. 예를 들어 만약 젖산을 대사하는 능력을 심장 건강의 지표로 결정하면, 고강도에서 젖산 활용도 측정과 관련된 테스트를 수행할 수 있고, 그다음 심장 건강과 연결한 가정을 수행하고 그로 인해 높은 고강도 훈련은 어떻게 젖산 생산의 우수한 방법인 것인지가 드러나게 된다. 그로 인해 이것이 인체 대사, 심혈관계 건강 개선에 탁월한 방법임을 알 수 있다.

심혈관계 시스템은 당신이 만든 어느 특정한 대사 적응과 관련이 있기 때문에, 결과는 저강도 활동이든지 또는 고강도 활동이든지 대사 적응을 만들려고 하면 묶이게 된다.[11] 우리가 본 것처럼, 특정 대사 적응의 전체 스펙트럼은 높은 고강도 트레이닝으로 만들어질 수 있다. 그렇다면 왜 대사 증강의 한 측면에만 국한시킬 것인가?

또 다른 예로써, 만약 단순히 트레드밀에서 보행이나 조깅을 할 때 누군가의 VO_2max 향상을 원한다면, 이 사람을 트레드밀에서 항정상태 방식으로 훈련시킬 수 있고 트레드밀을 이용해서 VO_2max를 테스트할 수 있다. 그 결과, 현저한 개선을 보여줄 수 있다. 그래도, 만약 지금 이 사람을 트레드밀 대신에 자전거 에르고미터에서 테스트한다면, VO_2max의 향상이 작거나 또는 없는 것을 찾게 될 수 있다.

1976년 13명의 피험자를 모집하고 고정식 자전거로 실험을 했다. 그러나 피험자들은 한 다리만 훈련하고 다른 다리는 훈련을 하지 않았다. 훈련된 다리는 스프린트 및 항정상태 프로토콜을 사용하였다. 피험자들은 4주 동안 4~5회의 운동을 수행했다. 연구자들은 훈련된 다리에서 운동을 반복함으로써 피험자의 VO_2 최대치를 테스트했을

유산소 운동의 제한된 특이성

나는 3년 동안 오하이오에서 지냈다. 그때 체력훈련과 함께 전통적인 에어로빅 운동을 수행했다. 그 당시에는 대부분의 사람들과 마찬가지로 당연히 위의 일반적인 운동을 해야 하는 것으로 받아들였다. 봄과 여름 동안, 야외의 도로에서 뛰었고, 겨울에는 실내의 트레드밀에서 뛰었으며, '내 유산소 체력을 유지'하기 위해 체육관에서 운동했다.

봄이 다가왔을 때, 도로에서 나의 첫 번째 달리기를 하는 동안 죽을 것 같다고 느꼈다. 트레드밀 달리기의 특정한 모터 기술은 지상에서 달리는 것과 완전히 다르기 때문이다. 지상에서 달리면 2 또는 3 부분의 구성요소가 있다. foot strike, push-off, 그리고 다음 recovery stroke, 반면 트레드밀에서는, 땅이 아래에서 회전하고 있기 때문에, 말하자면, foot strike는 있고, push-off는 없으며, 그리고 다음 recovery다. 그래서 한 가지 포복의 전체 구성요소는 트레드밀 달리기에서 누락된다. 역학적인 시야로 바라보면 트레드밀에서의 달리기와 땅에서 달리기 위한 기술은 완전히 다르다.

결과적으로, 어떠한 활동에 대한 일종의 중앙 심혈관계 적응에도 불구하고 대사적 적응은 갑자기 사라진 것처럼 보였다. 왜 다른 활동을 수행할 때 완전히 없어지는 하나의 활동에 대한 특정 스킬 적응을 하고 관계를 만드는 데 오래 걸리는지 알아낼 수 없었다.

제한된 유산소 운동의 특이성의 다른 적절한 예는 내가 오하이오의 공군에 있을 때 발생했다. 공군은 매년 충족해야 하는 최소한의 체력과 힘을 어리석은 공식 고안하여 특정한 길에서 심박수를 기반으로 VO_2max를 산출하기 위해 자전거 에르고미터를 이용했다.

나의 그룹에는 10킬로미터 경쟁에 참여한 사람이 두 사람 정도 있었고 마라톤 러너들은 '오, 나의 심폐 체력은 좋아. 내가 나가신다. 그리고 테스트에 참가할 거야'라고 생각했다. 또한 과체중이며 좋지 않은 컨디션을 가진 영리한 동료 역시 테스트에 참가했다. 시험까지 2주가 남았을 때, 그는 일이 끝나고 매일 짐에 갔고 테스트를 하는 데 사용할 수 있는 정확한 자전거를 사용했다. 그는 사이클링을 시험을 위해 사용할 수 있는 정확한 저항과 시험에 걸리는 시간의 정확한 양으로 연습했다. 그는 누구보다 가장 높은 점수를 얻었다. 반면 경쟁에 참여한 나머지 두 사람은 아마 엄청나게 산소를 필요로 해 테스트에 실패했다.

이런 결과가 나타난 이유는 과체중인 동료는 테스트를 위해 테스트와 비슷한 방법으로 정확히 훈련을 했다는 것이다. 예를 들어 수학시험을 위해 영어를 미리 공부하고 시험에 들어가지는 않는다. 그는 관련성을 만들었다. 결과적으로 비만인 데다 좋지 않은 컨디션을 가진 동료는 단지 테스트 연습을 함으로써 우수한 성적으로 합격했고, 반면에 실제로 이미 높은 심혈관계 적응도를 가지고 당연히 합격할 것 같던 사람들은 실패했다. 그들의 노력을 통해 얻은 것은 특정한 운동기술과 자전거로 바뀌지 않은 러닝을 위한 대사 적응이었다.

— 더그 맥거프

때, VO_2 최대치가 23% 증가한 것으로 나타났다. 저강도의 항정상태 운동은 중심 심혈관 적응을 만들어냈지만 실험자가 훈련받지 않은 다리를 테스트했을 때 VO_2max가 전혀 개선되지 않았음을 증명했다.[12]

이 연구는 VO_2max로 측정하는 테스트는 중앙 심혈관계 향상이라기보다는, 단순히 근육 수준에서 발생하는 특정 대사 적응이라는 것을 입증했다. 또한 만약 운동으로 달리기를 선택했다면, 달리기의 활동에 대한 VO_2max의 개선은 다리로 제한될 것이라는 사실을 말한다. 그것은 중앙 적응을 가지고 있지 않고, 몸통과 팔 근육은 크게 영향을 받지 않을 것처럼, 그리고 효과는 다른 운동 양상으로 옮겨질 수 없다.

결론적으로 다음 세 가지 사항을 고려해보길 바란다.

1. 낮은 강도, 항정상태 활동은 심혈관계 시스템 개선에 반드시 가장 좋은 방법이 아니다.
2. 유산소 시스템으로부터 떨어진 대사의 다른 요소들은 무시하면 안 된다. 그러나 낮은 강도, 항정상태로 운동에 접근할 시에는 예외이다.
3. 본격적인 건강 이점은 저강도에서는 이뤄내기 힘든 대사와 관련이 있기에 고강도 운동으로부터 얻을 수 있다.

운동 자극의 결과로서 신체에 의해 만들어진 어떤 긍정적인 적응은 근육 조직 자체에서 일어나는 인체 대사의 향상이다. 대사의 관점에서, 근육에서 일어나는 일은 신체의 나머지 부분과 분리되어 있다. 어떻게 동물이 인슐린과 글루카곤에 입각하여 간을 통해 대사 과정의 형태로 가질 수 있는지, 그리고 빠르게 에너지 저장형태에서 근육 내에서 분할되는 대사 과정으로 전환함으로써 대량의 에너지를 소비할 수 있는지에 대해 설명한다. 이러한 180도 바뀌는 대사 활동은 오로지 근육 조직 내에서만 일어날 수 있다. 왜냐하면 근육 조직은 에너지 소비를 통한 대사가 존재하는 곳이기 때문이다.

대사 건강의 중심은 심장과 심혈관계 시스템이 아니고 근육 시스템이라 할 수 있다. 근육 시스템은 효소 활성이 일어나는 곳이고, 증폭연쇄반응의 지원도 일어나기 때문에, 원인을 활성화시키면 근육에서 대사가 훨씬 더 높아진다. 운동으로부터 캐낼 수 있는 '금'은 근육 내에 존재한다. 피트니스 세계는 심혈관계 시스템에 맞춘 잘못된 초점을 근육 시스템으로 전환할 필요가 있다. 왜냐하면 긍정적인 적응 변화가 일어나는 모든 곳은 근육이기 때문이다.

참고문헌

1. CNN news story, June 6, 2005, http://edition.cnn.com/2005/health/06/06/sprint.training.
2. K. A. Burgomaster, S. C. Hughes, G. J. F. Heigenhauser, S. N. Bradwell, and M. J. Gibala, "Six Sessions of Sprint Interval Training Increases Muscle Oxidative Potential and Cycle Endurance Capacity in Humans," *Journal of Applied Physiology* 98, no. 6 (June 1, 2005): 1985–90.
3. E. F. Coyle, "Very Intense Exercise-Training Is Extremely Potent and Time Efficient: A Reminder," ibid., 1983–84.
4. Professor Martin (M. J.) Gibala quoted from a CTV interview, ctv.ca/servlet/articlenews/story/ctvnews/1117489599756_13/?hub=health.
5. M. J. Gibala, J. P. Little, M. van Essen, G. P. Wilkin, K. A. Burgomaster, A. Safdar, S. Raha, and M. A. Tarnopolsky, "Short-Term Sprint Interval Versus Traditional Endurance Training: Similar Initial Adaptations in Human Skeletal Muscle and Exercise Performance," *Journal of Physiology* 575 (2006): 901–11.
6. Professor Martin (M. J.) Gibala quoted from a telegraph.co.uk article, telegraph.co.uk/news/main.jhtml?xml=/news/2005/06/05/nfit05.xml.
7. Kenneth Cooper, *The New Aerobics* (New York: Bantam Books, 1970), 17.
8. Ibid., 18.
9. J. G. Salway, *Metabolism at a Glance*, Chapter 26: "Glycogenolysis in Skeletal Muscle," "In the liver glycogenolysis is stimulated by both glucagon and adrenaline, whereas in muscle only adrenaline is effective. In a crisis, when mobilization of glycogen is stimulated by adrenaline, the response must happen immediately. This occurs through the remarkable amplification cascade . . . in which cyclic AMP [adenosine monophosphate] plays an important role. In this way small nanomolar concentrations of adrenaline can rapidly mobilize a vast number of glucose residues for use as respiratory fuel"; Ibid., "Glycogenolysis in muscle is stimulated in muscle via the amplification cascade . . . phosphorylase produces glucose-1-phosphate, which is converted into glucose-6-phosphate. Because muscle lacks glucose-6-phosphate, glucose-6-phosophate is totally committed to glycolysis for ATP production. Also, since muscle hexokinase has a very low KM [or rate of metabolism] for glucose, it has a very high affinity for glucose and will readily phosphorylate to 10% of glucose units liberated from glycogen by the debranching enzyme as free glucose, thus ensuring its use by glycolysis. It should be remembered that adrenaline increases the cyclic AMP concentration, which not only stimulates glycogenolysis, but in muscle also stimulates glycolysis"; Ibid., "The glycogenolysis cascade shows how the original signal provided by a single molecule of adrenaline is amplified during the course of a cascade of reactions, which activate a large number of phosphorylase molecules, ensuring the rapid mobilization of glycogen as follows:

    "1. A molecule of adrenaline stimulates adeno cyclades to form several molecules of cyclic AMP. Each individual ?? of cyclic AMP dissociates an inactive tetrimer to two free catically active units of cyclic AMP dependent protein kinase (also known as protein kinase-A). This gives a relatively modest amplification factor of 2.

    "2. Each active molecule of cyclic AMP dependent protein kinase phosphorylates and activates several molecules of phorylase kinase [so, now we're three steps down]. At this point reciprocal regulation of glycogen synthesis and breakdown occurs. First let us continue with glycogenolysis before concluding with an inactivation of glycogen synthesis. One molecule of phosphorylase kinase phosphorylates several inactive molecules of phosphorylase-B, to give the active form of phosphorylase-A, so glycogen breakdown can now proceed."
10. Ibid., "During exercise periods of stress or starvation the triacylglycerol reserves in adipose tissue are

mobilized as fatty acids for oxidation as a restoratory fuel. This is analogous to the mobilization of glycogen as glucose units. It occurs under similar circumstances and is under similar hormonal control. Fatty acids are a very important energy substrate in muscle and also in liver where they are metabolized to the ketone bodies. Because fatty acids are hydrophobic, they are transported in the blood bound to albumin (a protein that is soluble in liquid). They can serve most cells as a restoratory fuel with the notable exceptions of the brain and red blood cells, which lack the enzymes for fatty acid oxidation. Regulation of the utilization of fatty acids appears to be at four levels:

"1. Glycolysis of triacylglycerol to form free fatty acids.

"2. Reesterification of fatty acids, or alternatively, their mobilization from adipose tissue.

"3. The transport of the Acetyl-CoA esters into the mitochondria.

"4. Availability of FAD and NADH for Beta oxidation.

"Glycolysis & Adipose Tissue"

"Glycolysis and adipose tissue are controlled by hormone-sensitive lipase. Other synonyms for this enzyme are triacylglycerol lipase and mobilizing lipase. This enzyme hydrolyzes triacylglycerol to monoacylglycerol, which is in turn hydrolyzed to monoacylglycerol lipase. For example, tripolitan is converted to three molecules of polytate and glycerol. Glycolysis is stimulated by adrenaline during exercise, by glucagon during fasting, and by adenacoritcotrophic hormone during starvation. The mechanism involves cyclic AMP dependent protein kinase that both stimulates hormone-sensitive lipase and inhibits Acetyl-CoA carboxylase (ACC). Furthermore, as a long term adaptation to prolonged starvation, cortisol stimulates hormone-sensitive lipase as well. Conversely, in the well-fed state, hormone-sensitive lipase is inhibited by insulin."

11. S. B. Stromme, et al., "Assessment of Maximal Aerobic Power in Specifically Trained Athletes," *Journal of Applied Physiology* 42 (Issue 6) (1977), 833–37. This study measured VO_2 max in athletes and found VO_2 max improvements to be expressed only in their specific sports. For example, elite cross-country skiers showed a ski VO_2 max that was significantly higher than VO_2 max measured during running. This argues that VO_2 max is a sport-specific muscle adaptation (economy of effort) as opposed to a central CV adaptation.; J. R. Magel, et al., "Specificity of Swim Training on Maximal Oxygen Uptake," *Journal of Applied Physiology* 38 (Issue 1) (1975), 151–55. In this study, swim-interval training was performed with young male subjects one hour per day, three days per week, for ten weeks. Swim-trained subjects increased their swim VO_2 max significantly, but there was no significant change in run VO_2 max. This is the same conclusion reached in the Stromme study.

12. B. Saltin, et al., "The Nature of the Training Response: Peripheral and Central Adaptations of One-Legged Exercise," *Acta Physiologica Scandinavica* 96, no. 3 (March 1976): 289–305.

CHAPTER 3

운동량과 반응의 관계

1990년대 중반, 나(더그 맥거프)는 의과대학에서 공부하였던 약물학 노트를 다시 검토하며, 약물과 운동의 흥미로운 유사점을 발견했다. 약물과 운동 모두 신체에 대한 자극제 역할뿐 아니라 최적의 농도, '너무 과하지 않은' 적당량, 적절한 투여 빈도를 요구한다는 것이다.

약의 농도는 운동 강도, 약의 투여량은 운동에서 수행된 세트의 양, 그리고 약물 투여 빈도는 운동 자극에 대한 노출 빈도와 유사하다. 또한 약물과 마찬가지로 운동에서도, 운동량 내에서 신체를 자극하여 최적의 긍정적 적응 반응을 일으키는 '협소한 치료 범위Narrow therapeutic window'가 존재한다. 이러한 범위를 넘어서서 과하게 운동한다면 약물과 마찬가지로 유익성보다 오히려 유해성이 증가한다. 이번 장에서 이러한 요인들을 자세하게 다루어보자.

농도(강도)

의학에서 약물의 효능은 약의 농도에 의해 측정된다. 운동에서 자극의 강도나 효능은 운동을 하는 동안에 근섬유들이 얼마나 많이 동원되는지에 따라 결정된다(근섬유들은 운동 강도가 낮을 때는 적게, 강도가 높을 때는 많이 동원된다).

근섬유들을 동원하는 것은 뇌지만, 뇌는 오직 근섬유들의 필요성을 인식할 때만 작용한다. 근섬유 동원은 운동신경을 통해 중추신경계를 거쳐 완수되고, 뇌의 명령과 동일하게 움직이며, 동원 과정에서 비교적 고정된 순서를 따른다. 이 과정은 오직 특정한 힘을 만들어내기 위해 필요한 근섬유를 활성화시킬 수 있는 정확한 양의 전류만을 포함한다.

인체 해부학과 생리학에서 인간은 네 가지의 근섬유가 있다고 분류되었지만, 이렇게 나누는 것은 다소 복잡해질 수 있다. 왜냐하면 하나의 주된 분류 내에(속근섬유) 세 가지 하위 분류가 존재하기 때문이다. 더욱 큰 문제는 근섬유들에 대한 분류 도식이 수년간에 걸쳐 세 가지 이상으로 분류되었다는 것이다. 이러한 세 가지 도식하의 네 개의 근섬유 종류에 대한 분류는 다음과 같다.

네 개의 근섬유 종류에 대한 분류

I	SO(느림, 산화)	S(느림)
IIA	FO(빠름, 산화)	FR(빠름, 피로 내성)
IIAB	FOG(빠름, 산화, 당분해)	FI(빠름, 중간 피로도)
IIB	FG(빠름, 당분해)	FF(빠름, 빠른 피로도)

속근섬유는 여러 면에서 지근섬유와 다르며 특히 지구력에서 눈에 띄게 차이가 난다. 즉 오히려 속력이나 속도의 부분보다 지구력 부분에서 두 근육의 차이는 더욱 명확해진다. FO 섬유Fast-oxidative fibers(IIA형)는 낮은 지구력을 보인다('산화Oxidative')라는 수식어는 오로지 FO 섬유 내의 유산소 체계에 의존한다. FG 섬유Fast-glycolytic fibers(IIB형)는 더 많은 힘을 내지만 지구력 면에서는 떨어진다('해당 작용'이라는 수식어는 FG섬유가 동원되는 무산소 체계를 나타낸다). 세포 구성 내에, 유·무산소 체계를 모두 포함하고 있는 FOG 섬유Fast oxidative glycolytic fibers(IIAB형)는 중간 수준의 속도, 지구력, 힘을 나타낸다. 반면에, SO 근섬유Slow-twitch muscle fibers(I형)는 장거리 운동을 할 때 주로 사용되는 지구력이 강한 섬유이다. SO 근섬유는 산소저장 지구력 복합체Oxygen-storing endurance compound인 많은 수의 유산소 효소, 혈관, 미오글로빈Myglobin을 포함하고 있어 유산소성 능력이 강하다. 그러나 SO 근섬유는 많은 힘을 만들어낼 수 없기 때문에 더 빠르게 교차하는 다른 섬유들의 내재된 잠재력을 가질 수 없다.

개인의 섬유 유형 및 분포는 유전적으로 미리 결정된다. 대부분의 사람들은 모든 종류의 섬유를 비교적 고르게 분배받아 이 세상에 태어난다. 네 가지의 섬유 중 지근섬유는 에너지가 많이 필요하지 않기 때문에 몸에 가장 쉽게 작용한다. 따라서 신체는 주저하지 않고 지근섬유를 활성화한다. FO 섬유를 연결하는 데 약간의 에너지가 필요하며 FOG의 경우 더 많은 에너지가 필요하다. 가장 많은 에너지가 필요한 것은 FG 섬유이다. 언제든지 사용 가능하게 에너지를 보존하려는 우리 종의 성향과 비슷하게, 뇌는 우선적으로 지근섬유만을 동원함으로써 저항에 대해 수축을 시도할 것이다. 하지만 이것만으로는 충분치 않으므로 뇌는 FO 섬유와 곧바로 FOG 섬유를 동원하여 수축 작업을 도울 것이다. 만약 체중이 다소 가볍거나 적당하다면, 이러한 모든 섬유들의 동원이 필요할 것이다. 그러나 체중이 많이 나간다면 찾기 힘든 FG 섬유들을 사용하기 위해서 신호를 보낼 것이다.

이 과정은 생리학계에서 '근육 동원 과정'이라고 알려져 있으며, 뇌가 임의로 근섬유를 동원하는 데 관여하지 않는다고 인정한다. 수축을 목적으로 근섬유를 동원할 때, 뇌는 속도에 대해서는 신경 쓰지 않고, 힘에 대해서만 고려한다. 뇌는 얼마나 빨리 무게를 들어올릴 수 있는지 혹은 얼마나 빨리 달릴 수 있는지에 대해서는 관심이 없다. 다시 말해, 뇌는 임의로 근섬유를 동원할 수 없다.

대신에, 두뇌는 근육이 움직이는 데 필요한 힘의 정확한 양을 확인하여 신체의 에너지 시스템 측면에서 가능한 한 경제적으로 작업을 수행하는 데 필요한 근육 섬유의 정확한 양을 확보한다.[1] (이는 특정한 임계점에 도달했을 때 발생. 이 지점에 도달하면, 증가된 힘은 근육 신경 자극의 속도 증가에 의해 생산된다.)

많은 사람들이 느림, 중간, 빠름의 명칭은 '운동단위'로 알려진 근육 섬유 또는 근육 섬유 그룹의 수축 속도를 의미한다고 잘못 생각한다. 사실 이러한 명칭은 근섬유 각각의 피로 속도를 나타낸다('천천히 지치는', '중간 속도로 지치는', '빠르게 지치는'). 비록 힘의 생산량에 있어 속근섬유가 지근섬유보다 훨씬 뛰어나지만, 분자 단위로 보면 속근섬유의 수축 속도는 지근섬유의 수축 속도보다 느리다는 걸 관찰할 수 있다. 수축 속도뿐 아니라 회복 속도도 속근섬유가 더 느리다. 근섬유에 피로가 천천히 쌓일수록 더 빠르게 회복한다.

다음 문맥을 살펴보자. 지근섬유는 피로가 천천히 쌓이고 회복이 빠르지만, 속근섬유는 빠르게 피로가 쌓이고 회복이 느리다(속근섬유는 지근섬유보다 많은 양의 글리코겐을 태우기 때문에, 힘 생산량은 매우 많다). 반면에 중간 교차섬유의 회복 속도는 지근섬유와 속근섬유의 중간 정도이다.

속근섬유가 왜 더 많은 힘을 생산하는지를 이해하기 위해서는 첫째, 근육이 어떻게 수축하는지에 대해 알아야 한다. 이것을 이해하기 위해서는 앞에서 언급한 운동단위에 대해 알아보자.

운동단위

운동단위는 마치 전선처럼 하나의 신경에서 근육으로 내려와 제공되는 근섬유와 동일한 그룹이다(아주 단순하게 분류하자면 속근섬유, 중간 교차섬유, 지근섬유라 할 수 있다). 이 신경이 근육 전체에 폭넓게 퍼지고, 나무의 가지와 유사한 부속물이 생긴다. 이러한 각각의 가지들은(신경) 비슷한 형태로 수축을 하는 운동단위에서 근섬유를 연결한다.

자, 이러한 과정들이 인체의 지근섬유의 운동단위를 어떻게 활성화시키는지에 대해 알아보자. 먼저 이 특정 운동단위 안에 연결된 가지의 끝부분에 모든 지근섬유의 운동단위가 동일 조직의 근육 전체에 고르게 분포된다. 비록 지근섬유가 서로 분리되거나 근육 전체에 퍼지더라도 한 단위로 여겨지는 이유는 같은 나무의 몸통에서 나온 연결된 가지를(하나의 운동단위) 통해 되돌아오기 때문이다. 지근섬유의 운동단위는 일반적으로 작으며 단위당 약 100개의 근섬유를 가지고 있다.

속근섬유의 운동단위는 신경이 내려오는 나무 줄기(혹은 하나의 운동단위)를 가지고 있고, 신경이 흐르고 퍼져 나가는 가지를 가지고 있다. 이런 점에서 지근섬유의 운동단위와 비슷한 구성요소를 가지고 있다. 하지만 속근섬유의 운동단위는 오직 다른 속근섬유의 운동단위에게만 연결되고, 지근섬유의 운동단위와 마찬가지로 근육 전체에 분배된다. 또한 지근섬유의 운동단위처럼 가지들을 경유하여 줄기나 다른 운동단위 뒤에 붙어 있다. 지근섬유의 운동단위와 비교하자면, 속근섬유의 운동단위는 많은 양의 근섬유를 가지고 있다. 지근섬유의 운동단위가 100개의 근섬유에 연결되어 있는 것에 비해, 속근섬유의 운동단위는 대략 10,000개의 근섬유와 연결되어 있다. 지근이나 속근의 운동단위를 활성화시킬 때, 신경 자극들이 운동 신경으로 내려오고, 특정한 운동단위에서 모든 섬유들을 자극하기 위해 운동 신경의 가지들 사이에 퍼지면서 이러한 모든 섬유들은 그들의 능력을 전부 동원하여 수축할 것이다.

지근섬유의 운동단위가 활성화될 때 100개의 모든 근섬유는 동시에 수축한다(이것은 근육의 생리학으로써 '전부 혹은 전무All or none의 법칙'이라고 일컬어진다). 마찬가지로 속근섬유의 운동단위가 활성화될 때 10,000개의 모든 근섬유가 그들 힘의 전부를 사용하며 동시에 수축한다. 지근섬유의 운동단위가 근육에서 작은 부분을 차지하고 있기 때문에, 근육에 속근섬유의 운동단위보다는 지근섬유의 운동단위를 더 많이 가져야 한다. 이것은 100개의 나뭇가지에 퍼지는 나무줄기가 많아진다는 것을 뜻한다. 결과적으로 지근섬유의 운동단위가 작동되면, 근섬유 중 약 1,000개 정도의 운동단위가 활성화된다. 반대로 속근섬유 각각의 운동단위는 지근섬유보다 훨씬 더 커서(운동단위당 10,000개의 섬유를 보유) 속근섬유를 활성화시킬 때, 오직 50~100개의 운동단위만을 활성화시키는 것이다.

순차적 동원

운동단위는 근육들이 매우 무거운 중량에 대응하여 수축한다. 또는 보통보다는 조금 더한 강도로 연속적인 운동을 수행할 때 혹은 하위 섬유들이 피로해지고 상위 운동단위들의 점진적인 동원으로 대체가 되는 기간이 지속될 때, 운동단위들은 양방향으로 동시에 수축될 수 있다.

예를 들어 일련의 저항운동이 진행되는 동안 순차적인 동원이 이루어지면 더 이상 수축을 완료할 수 없을 때까지 60초에서 90초 사이의 일련의 수축과 확장을 반복 수행하게 된다.

이러한 시나리오에서의 근육은 운동단위 크기 및 종류 순으로 점차 지치게 된다. 지근섬유의 가장 작은 운동단위를 처음으로 동원하고 다음으로 큰, 중간 교차섬유의 운동단위를 동원하게 된다. 그런데 만약 지근섬유와 중간 교차섬유가 모두 지친다면, 마지막으로 속근섬유의 운동단위를 동원한다. 비록 많지 않은 속근섬유의 운동단위를 동원하지만, 속근섬유의 운동단위는 동시에 10,000개의 근섬유를 활성화시킬 수 있다.

시간 또한 동원 과정에서 중요한 요소이다. 지근섬유의 운동단위를 동원하고 피로해졌을 때, 다음으로 큰, 중간 교차섬유의 운동단위를 계속해서 동원할 것이다. 만약 지근섬유, 중간 교차섬유가 너무 빠르게 지쳐서 회복할 시간이 없다면, 다음으로 속근섬유의 운동단위를 동원할 것이다. 순차적으로 동원을 함으로써 사용 가능한 모든 운동단위는 지치게 된다. 이러한 동원은 트레이닝하는 모든 근육과 근육 그룹의 완전한 참여를 야기한다.

주어진 시간 동안 근육 내의 근섬유의 동원 비율을 결정하는 것은, 운동할 때 선택한 중량이다. 만약 아주 가벼운 무게를 이용한다면, 무게는 충분한 의미를 가지지 못할 것이다. 지근섬유의 운동단위가 천천히 지치기 때문에, 중간 교차섬유의 운동단위를 동원할 때까지 지근섬유를 동원할 것이다. 또한 지근섬유의 운동단위 중 일부는 회복을 시작할 것이다. 회복된 후에는 근육 수축 과정에 재사용됨으로써, 상위 근섬유들의 개입으로부터 자유로울 것이다.

반대로 1회나 2회 수행 가능한 무거운 무게를 선택했다면, 사용 가능한 모든 운동단위(지근섬유, 중간 교차섬유, 속근섬유)를 동시에 동원할 것이다. 이 시나리오에서, 2회가 끝나자마자 속근섬유의 운동단위가 세 번째 반복을 위해서 힘을 생산하기 위한 충분한 능력을 가질 수 없다(속근섬유는 가장 빠르게 지치기 때문에). 그러므로 지근섬유와 중간 교차섬유의 운동단위를 완전히 자극하기 전에 운동 세트는 종료될 것이다.

적절한 무게로 운동을 하는 것은 3종류의 운동단위 모두를 빠르게 동원하게 되므로 바람직하다. 하지만 속근섬유만이 대부분의 자극을 유독 빠르게 받는 것이 아니고, 지근섬유와 중간 교차섬유의 운동단위가 천천히 회복하는 것은 아니다. 똑같은 하위 운동단위 반복에 처하게 될 것이다. 이것은 트레이닝한 근육 속의 섬유 대부분을 자극되지 않은 채로 남겨둘 것이다.

근섬유의 회복

근섬유 회복의 두 가지 양상은 구별될 필요가 있다. 하나는 운동단위의 일시적인 회복이고(지근섬유, 중간 교차섬유, 속근섬유), 다른 하나는 운동하는 동안 사용된 에너지와 재원을 회복하는 것이다. 우리가 현재 논의하는 것은, 근섬유가 다시 수축이 가능한 점을 포함한 운동단위의 회복을 포함한다. 신경전달물질이 신경을 타고 내려갈 때와, 근육을 활성화시키기 위해 근육 세포와 신경 사이의 갈라진 틈을 따라 흐를 때, 신경전달물질이 신경을 보완, 재합성하고 동원, 수축하는 것을 반복하게 하기 위해서는 오직 짧은 시간만이 요구된다.

실제 신체에서 어떤 일이 일어나는지 입증하기 위해서, 약 160파운드로 레그 프레스를 한다고 가정해보자. 10회는 할 수 있지만 11회는 하지 못한다. 만약 하체에 있는 속근섬유가 회복하는 데 충분한 시간을 갖기 전에 레그 프레스를 다시 시도한다면(속근섬유의 운동단위가 운동에 동원된다고 가정하면 이 시간 동안 완전한 회복은 발생하지 않을 것이다), 신체는 동일한 속근섬유를 다시 동원하려 할 것이고, 이것은 불가능할 것이다.

이 이유는 속근섬유의 운동단위가 아마도 2초에서 20초 정도 지속되는 수축을 담당하기 때문이다. 보통 사냥과 같은, 상대적으로 드물게 발생하는 실제 위급상황에서만 이 속근섬유를 이용하곤 했다. 이 근섬유의 특성으로 인해, 한번 사용되면 완전히 회복하는 데 4~10일 정도(더 길거나) 걸린다. 따라서 마지막 운동을 한 지 3일이 지난 후에 헬스클럽에 와서 레그 프레스를 실시한다면, 마지막 운동의 반복횟수보다 2~3회 빨리 실패지점에 도달하는 것을 발견할 것이다. 왜냐하면 속근섬유의 운동단위는 3일 휴식한 후에도 동원이 불가능하기 때문이다. 이와는 대조적으로 지근섬유는 운동이 끝나서 90초가 지난 후에도 동원이 가능해진다.

이것은 사람들이 레그 프레스를 1세트, 실패지점까지 운동하자마자 일어설 힘이 없는 것을 느끼는 이유이다. 하지만 30초 내지 1분 정도의 짧은 휴식 후에 다시 일어서서 큰 문제없이 걷거나 운전해서 헬스클럽을 나갈 수 있다. 90초의 짧은 휴식은 하위 섬유가 회복하기에 충분한 시간이다. 하지만 속근섬유는 완전히 회복하기에 시간이 더 걸리고, 시간이 더 지나기 전에는 동원이 불가능하다.

의학적인 유사점과 동일하게 운동은 유기체에 작용하는 강한 자극제이고, 이러한 목적을 달성하기 위해 시간을 투자한다면 적응 반응을 야기할 것이다. 이것을 이해한다면, 지속적인 향상을 보기 위해 신체에 노출시키는 운동의 자극 강도를 높여야만 한다.

지금까지는 운동의 유형으로 저항운동보다는 걷는 것을 선택해왔을 것이다. 이 경우, 신체활동 유형의 자극 강도를 높이기 위해서는, 점진적으로 걷는 것에서 러닝이나 조깅으로 운동을 바꾸어야 한다. 만약 하체의 속근섬유의 운동단위와 모든 근섬유를 자극하는 정도로 자극 강도를 높이기를 원한다면, 결국 조깅에서 전력질주로 바꾸어야 한다. 만약 목표를 이루기 위해 이러한 양상의 운동을 하게 된다면, 신체가 직면하는 힘의 양을 기하급수적으로 증가시켜야 하고, 따라서 인체에 가해지는 위험도 또한 증가한다는 것을 명심해야 한다(단기적으로 장기적으로 모두 다).

우리는 어떠한 형태의 운동을 할 것인지 선택할 수 있기 때문에, 체력을 증진시키기 위한 시도로 건강을 오히려 약화시킬 필요가 없다. 근력운동은 이에 대한 우수한 방법으로 주목받게 되었다. 우선 첫 번째 이유로, 적절한 근력 트레이닝은 근육과 관절의 기능에 적절하고 올바른 움직임을 사용하게 된다. 그러므로 자극(강도)을 증가시키면서도 심각한 부상을 유발하는 관절이나 근육계의 취약한 자세를 예방할 수 있다.

둘째로, 속근섬유, 지근섬유, 중간 교차섬유를 동시 동원(전력질주와 같은 운동)하는 프로토콜 대신, 체계적으로 운동단위를 동원하는 프로토콜을 사용할 것이다. 우선, 차례대로 지근섬유의 운동단위를 동원하고 지치게 되어도 운동하는 동안 운동단위가 충분히 회복되지 않더라도 빠르게 다시 동원한다. 이것은 중간 교차섬유를 동원하고 지치게 되고, 이러한 순차적인 방식과 대조적으로 속근섬유의 운동단위는 동시에 동원한다. 그리고 질서 있는 동원 패턴에 따라 근육들이 운동단위를 동원하고 지치게 되면, 운동단위는 피로로 인해 사용이 불가능해질 것이다.

그 효과는 운동을 실시하는 동안 실제로 더 약해지는 것이다. 따라서 속근 운동단위들을 마지막으로 동원하는, 가장 약한 지점에 있게 된다. 근력운동을 하면서, 속근 운동단위를 동원하게 하는 자극을 사용할 것이다. 그러나 속근 운동단위를 동원할 때는 너무 피로해지기 때문에, 자신에게 유해할 만큼 매우 약해질 것이다.

근력운동은 신체에 긍정적인 변화를 가져오는 강한 자극을 주고, 자극 수준을 증가시킴에 따라, 사실 더 약해지게 된다. 따라서 운동은 작은 힘으로 몸에 영향을 일으키는 유일한 방법이다. 이는 근력운동의 유일무이한 장점 중 하나이다. 우선 처음에는 작은 힘을 가한다. 만약 100파운드의 무게로 시작했다면, 세트를 처음 시작했을 때 무게를 움직이는 데 사용된 힘과 같은 양의 힘을 마지막 세트까지 진행하고, 근섬유의 동원과 피로가 증가되더라도 100파운드를 유지해라.

모든 부상들은 근육 구조나 기계적 구조가 지닌 힘을 초과하여 강도를 높이면서 발생할 수 있음을 명심해야 하며, 이러한 부상은 적절한 근력운동 시에는 발생하지 않는다. 힘은 '질량×가속도'로 정의된다. 가속도는 기하급수적으로 증가될 수 있는 요소로, 매우 위험하다. 속근 운동단위들을 동원하는 방법에는 여러 가지가 있으나, 이를 안전하게 행하는 방법은 매우 적다. 예를 들어 속근 운동단위들은 짧은 거리를 전력질주하거나 박스에서 뛰어내리기와 같은 것을 포함하는 플라이오메트릭plyometrics과 같은 운동방법을 수행함으로써 관여될 수 있다. 이러한 활동들을 수행함으로써 속근 운동단위들을 동원할 때, 지근섬유의 운동단위와 중간 교차섬유의 운동단위들을 동시에 동원할 것이다. 파워 리프팅과 같이, 무거운 무게로 '한 손으로 들기'를 시도할 때, 똑같은 상황이 일어날 것이다.

이런 상황은 두 가지 나쁜 결과를 발생시킬 가능성이 있다. 이 상황은 신체의 구조적 능력을 초과할 수 있는 힘을 근육계로 생산하도록 한다. 만약 이 상황을 충분히 제지하지 않는다면, 가장 빠르게 교차하는 운동단위들이 소진되자마자 운동을 지속할 수 없게 되고 피로해지면서, 하위 운동단위들이 심각하게 지치게 되어서, 운동 생산 능력의 2/3를 잃게 된다. 적합한 근력운동은 정확히 그 반대다. 오히려 모든 근섬유를 동시에 동원하기보다는 순차적으로 동원할 것이고, 모든 하위 근섬유를 다 사용한 후에 질서정연하게 속근 운동단위를 마지막으로 자극할 것이다.

이는 근육계와 신진대사의 더욱 큰 자극을 만든다. 신진대사 경로의 기계적 움직임이 결합하기 때문에 이러한 프로토콜을 사용함으로써, 모든 종류의 근섬유뿐 아니라 유기체의 건강과 관련된 모든 것이 자극된다.

복용양: 실패지점까지 진행한 1세트

필요한 약물의 구성요소를 결정한 후에는, 어떠한 간격으로 그 약물을 복용해야 하는지 결정해야 한다. 많은 운동 관계자들이 특정 운동을 여러 세트 해야만 한다고 주장하는 반면, 과학 문헌에서는 단 한 세트만으로도 요구되는 자극을 충족시키는 데 충분하다고 제안한다.

생리학자들은 1997년에, 아마추어 역도선수들을 훈련시키는 연구를 10주간 실시했고, 다양한 세트 계획들이 실험되었다. 학자들은 2세트나 4세트를 시행할 때만큼 1세트만을 시행할 때도, 근육의 크기와 근력, 그리고 상체 힘을 향상시키는 데 효과적이라고 결론지었다.[2] 또한 생리학자인 카피넬리R.N.Carpinelli와 오토R.M.Otto는 아델피대학Adelphi Universty에서, 저항 트레이닝에서 다중 세트 대 단일 세트와 이에 관해 알려진 모든 문헌들을 조사하는 연구를 했다. 그들은 대체로 다중 세트를 수행하는 것이 단일 세트를 시행하는 것과 비교하여 추가적인 향상을 가져오지 않는다는 것을 발견했다. 문헌들은 단일 세트의 운동을 실시하는 것만으로도 충분하다고 압도적으로 지지하였다. 47개의 연구 중 오직 2개만이 다중 세트를 실시했을 때의 이익(그리고 미미한 향상)을 증명하였다.[3]

다른 연구들도 이러한 결론을 지지하였다. 그 예로, 연구자들이 77명을 대상으로 10주간 각각 1세트, 2세트 또는 3세트의 상체 운동을 트레이닝한 결과, 세 집단 모두 상체 근력에서 비슷한 향상을 보였다.[4] 다른 연구에서도, 38명을 대상으로 14주 동안 1세트 또는 3세트의 하체 운동을 수행시킨 결과, 두 집단 모두 무릎을 굽히고 펴는 힘이 대략 15% 정도 비슷하게 증가하였다.[5]

더 나아가, 《The journal Medicine and Science in Sports and Exercise》에 실린 논문에 따르면, 고강도의 저항 트레이닝을 한 세트만 실시하더라도 3세트를 실시한 것만큼 무릎을 굽히고 펴는 등척성 토크Torque가 증가했을 뿐 아니라, 이전에 트레이닝한 경험이 없는 성인의 경우, 근육의 두께 또한 증가하였다.[6]

핵심은 긍정적인 실패지점으로 이끄는 1세트가 신체 움직임의 힘과 성장의 메커니즘을 촉발시키는 데 충분한 자극이 된다는 것이다. 부가적인 세트는 체육관에서 더 많은 시간을 허비하게 할 뿐 아무것도 만들어내지 못한다.

근육과 관절 기능이 함께 조화를 이루는 운동

이미 알다시피, 운동은 근육과 관절의 기능과 조화를 이루며 수행되어야만 한다. 그렇게 한다면, 신체에 과도한 힘을 가하지 않는 방법으로 근육들을 효과적이고 효율적으로 자극할 수 있다. 이와는 대조적으로, 다양한 '크로스 트레이닝Cross-training' 프로그램은 일반 체육관에서 가장 성행하고 있다. 그곳에서 사람들은 밧줄을 올라타거나, 슬레드Sleds를 끌거나, 메디신볼medicine ball을 던지는 것과 같은 운동을 한다.

이러한 프로그램들은 확실히 높은 수준의 노력을 요구하며, 피로를 유발할 뿐 아니라 근육을 약하게 만들고 인체의 시스템에 대사 효과를 미친다. 또한 이러한 활동들은 대개 근육과 관절의 기능과 조화를 이루며 수행되지 않는다. 결과적으로, 이러한 운동이 피로 물질에 의한 과도한 신진대사 작용을 유발하고 목표 근육의 추후 약화를 동반하기 때문에, 효율적인 근육 부하와 운동단위의 동원을 이루어내지 못할 것이다. 그러므로 이러한 운동들은 특히 긍정적인 적응이나 성장을 위한 강한 자극이 될 수 없다. 게다가 그 운동들을 수행하는 과정에서 관절과 연결 조직들(특히 무릎과 등)에 부상을 유발하는, 많은 양의 힘을 축적할 것이며, 이는 관절염을 야기할 수 있다.

이러한 다방면에 걸친 트레이닝 접근법들의 핵심 문제는 운동으로 인한 트레이닝 효과가 사라진다는 것이다. 우리의 의견을 뒷받침하기 위해, 이를 약물의 희석된 농도에 비유해볼 수 있다. 적응을 위한 잠재적 자극과 관련한 비생산적인 활동들은 결국 스스로 대사 에너지를 과도하게 낭비하게 할 것이다. 신체는 활동을 위해 한 개의 근육군에서 100%의 에너지를 기여하기보다 다섯 가지의 근육군에서 20%의 에너지만 기여하는 경향을 보인다. 그렇게 함으로써 유전자의 에너지 보존성 선호도가 높아질 것이다. 이전의 에너지 소비는 활동이 끝나면서 마무리가 된 반면에, 후자의 에너지 소비를 바라는 적응 반응인 에너지를 이용하고 유기체에 유용한 근육 조직을 생산하도록 요구할 것이다. 따라서 이렇게 오랫동안 소비되는 에너지 비용은 유기체에게 많은 부담이 된다. 인체가, 특히 근육 조직을 더 많이 생산하기 위해 에너지 소비를 자극할 때, 에너지를 쓰는 것을 꺼릴 뿐만 아니라 그러한 소비를 언제든지 회피할 수 있다는 것을 명심해야 한다.

필자의 재능이 고객들에게 신체단련과 건강에 대한 아주 큰 이득을 주는 데 성공한 한 가지 이유는, 실제로 어떤 자극이 필요한지를 알고 그 자극이 단지 신체적 활동만을 의미하지 않는다는 것을 알고 있었기 때문이다. 근섬유의 관여와 피로를 받는 주어진

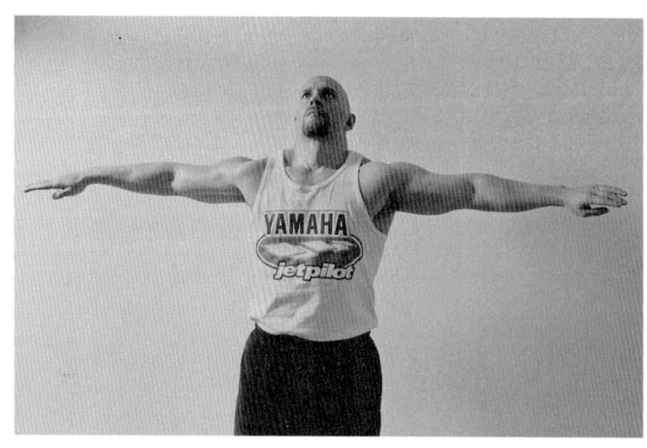

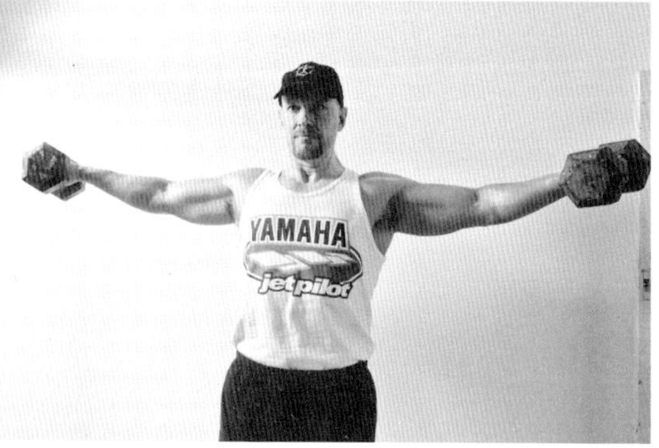

적절한 운동은 근육을 성장시키고 관절의 기능을 완벽하게 한다. 예를 들어 어깨 근육은 팔을 앞뒤로 또는 양옆으로 들어올릴 수 있게 한다. 이러한 근육군의 측면을 위한 적절한 저항운동은 저항(머신, 프리웨이트 등)에 대응하여 근육의 기능을 수행하게 한다.

시간 동안, 한계수준의 강도에서 수행하는 활동에서 순차적으로 사용 가능한 모든 운동단위들을 동원한다는 것을 알고 있다.

더 나아가 자극이 어떤 다인성을 보이는 것으로 알고 있지만, 이러한 요인들은 모두 높은 강도 수준의 자극과 관련이 있다. 만약 강도가 높으면, 운동단위의 세 가지 종류 모두를 이용할 것이며, 높은 수준의 '지속부하' 또는 순간적인 근육의 피로와 약화를 유발할 것이다. 자극을 구성하는 요소들 중 하나인 근육조직에 기계적인 스트레스를 유발하기 위해 충분히 무거운 무게를 사용할 것이다. 움직임에 따라(지근섬유의 운동단위부터 중간 교차섬유의 운동단위까지, 중간 교차섬유의 운동단위부터 속근섬유의 운동단위까지) 신진대사는 무산소 유형으로 변환될 것이며, 그 결과 젖산과 그 이외의 피로 부산물들을 축적하게 만드는 포도당 대사를 야기하게 된다. 또한 이러한 조건은 자극 과정에 유익한 것으로 나타난다.

그렇다. 차를 중립기어로 놓고 마구 밀어버리는 것을 어느 정도 해낼 수 있지만, 근육과 관절에 대한 지식이 있으면 이러한 일들을 더 잘 수행할 수 있다(또한 이런 일을 수행하는 데 이점이 된다). 47세를 넘어서까지(유전자가 죽음을 알리는 나이인) 강하게 만드는 것은, 유능하고 책임감 있는 트레이너의 역할이다. 만약 다른 형태의 운동을 선택한다면, 운동과정 중에 과도한 손상을 입을 것이며, 결국 50세가 될 쯤에는 몸이 남아나질 않게 될 것이다.

시간: 최적의 자극 요소

최적의 운동을 하기 위해선, 가능한 많은 근섬유를 동원해야 하기 때문에 결과적으로 피로해진다. 게다가 이 피로는 빠르게 일어나기 때문에, 운동단위가 회복하고 쉴 시간을 갖지 못한다. 이는 속근 운동단위의 동원을 피하게 할 것이다. 결과적으로 사용하는 프로토콜에 따라, 들어올리는 저항에 따른 리듬에 따라, 피로감을 느끼는 시간은 40초에서 2분 30초 사이가 된다. 궁극적으로 최대 피로수준에 도달하기 위한 시간 형태는 각 운동 세트 사이를 45초에서 90초로 보고 있다. 이는 다른 모든 근섬유들의 순차적인 동원과 글리코겐을 가장 많이 가지고 있는 속근 운동단위 사용을 가능하게 할 것이다.

투여 빈도: 얼마나 자주 운동을 해야 하는가

약물의 적절한 투여량을 결정하는 것과 같이 최적의 운동 빈도를 정해야 한다. 우리가 주목해온 것처럼, 운동 자극은 두 가지 중 하나를 할 수 있는 잠재력이 있다. 긍정적인 변화를 가져오거나, 적응 과정이 완료되기 전에 몸에 자극을 다시 준다면, 적응 과정을 방해할 수 있다(그림 3.1. 참고).

비유하자면, 운동을 하는 매 순간은 에너지 저장고에 구멍을 파거나 지속부하를 만드는 것과 같다. 이 분해와 약화가 되는 이화 상태는 회복과 형성을 위한 동화작용 상태에 의해 균형을 맞추어야만 한다. 만약 운동 자극을 근육에 적용할 때, 구멍을 판다고 말한다면, 그 구멍을 다시 채울 만한 충분한 시간을 주어야만 한다. (회복 과정) 또한 구멍의 입구를 전보다 더 높게 에워싸기 위해서, 부가적인 재료들을 사용하기 위한 충분한 시간을 주어야 한다(과잉보상). 만약 구멍이 채워지기 전에 다시 구멍을 파기 시작한다면, 더 큰 언덕을 만들지 못한다. 대신에 더 깊은 구멍을 파게 될 뿐이다. 구멍을 얼마나 자주 파야 하는지는 운동 빈도와 유사하다(그림 3.2. 참고).

확실한 것은, 이전에 시행한 운동을 회복하고 그에 완전히 적응하기 전에는 운동을 해서는 안 된다. 그러나 평균적으로 운동을 하기 위해 얼마나 기다려야 하는가? 우리는 30여 년간의 트레이닝 경험과 비공식적 연구들, 150,000번이 넘는 지도 경험을 기초로 하여 가장 유익한 평균 기간을 알아냈으며 이를 공유하려고 한다. 아마도 더 중요한 것은, 근육에 적용하는 고강도 운동 자극의 결과로 어떠한 일이 일어나는지, 또한 회복과 과잉보상 과정이 통상적으로 얼마나 걸리는지에 관한 운동생리학 연구결과들을 공유할 수 있다.

의학 문헌에 따르면, 더 강하게 근육을 수축시키는 만큼, 더 많은 손상이나 미세외상이 세포 수준에서 발생난다.[7] 그 결과, 운동 강도를 높일수록 운동에 의해 자극된 조직들의 성장과 회복에 더 많은 시간이 필요하게 된다. 이러한 회복 과정은 근섬유를 더 크고 더욱 강하게 만든다.[8]

운동 자체는 근섬유에 일시적인 손상을 가져오며, 이는 대부분 무게를 들어올릴 때가 아니라 무게를 내릴 때(원심성 수축) 발생한다.[9] 운동 후 24시간 이내에 백혈구(호중구$_{\text{neutrophils}}$)가 증가하면서 부상 입은 부분으로 동원되는 동안, 염증 반응이 시작된다.[10] 운동 후 24시간 동안, 손상조직을 분해하고 대사하는 효소 리소좀$_{\text{Lysosomes}}$이 생성되어 염증 과정에 개입한다.[11] 다음 며칠 동안, 염증에 반응하여 다른 화학물질들의 합성을 돕는 부가적인 세포들(대식세포$_{\text{Macrophages}}$)은 리소좀의 축적을 돕는다. 이들 중 하나는 PGE2이며, 근육 내의 신경들을 더욱 민감하게 한다고 알려져 있다. 이 과정은 보통 운동 후 24~36시간 후, 혹은 일주일이나 그 이후에 통증이 생기는 것을 설명해준다.[12] 이 염증 반응은 근육에 더욱 많은 손상을 가져오며, 운동 후 며칠 동안 지속될 수 있다.[13]

이러한 염증 반응이 완료된 후에 조직 재건 또는 근육 생성의 조짐이 관찰된다.[14] 근섬유들은 운동 이전의 크기로 되돌아가며, 만약 더 많은 시간이 주어진다면, 근섬유

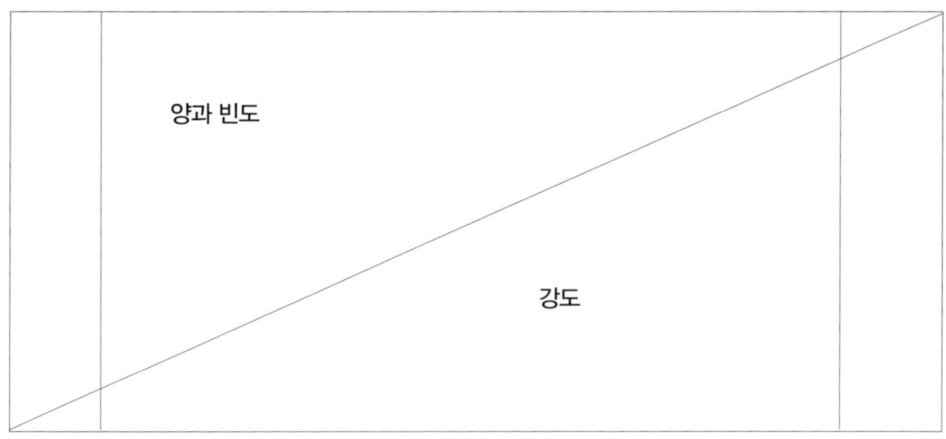

그림 3.1.

시간을 효율적으로 사용하며 운동하기 위해서는 고강도 운동을 해야 한다. 운동 강도가 증가할수록, 운동량, 운동 빈도 모두를 감소시켜야만 한다. 장시간 운동이나 고빈도 운동은 오직 평소에 낮은 강도의 활동을 할 때만 가능하다. 생물학적인 관점에서, 인체는 잘 적응할 수 있는 자극을 원할 것이다.

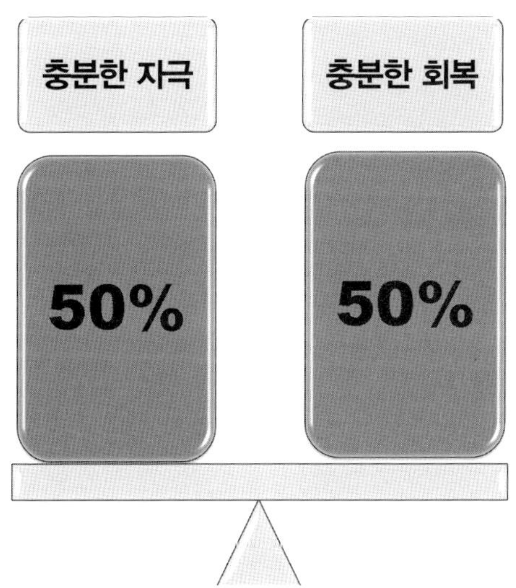

그림 3.2.

인체의 소비된 자원들을 보충할 시간을 반드시 주어야 한다. 만약 신체가 적응 반응을 완료하기 전에 지속부하 자극을 신체에 가한다면, 그 반응을 방해할 것이다. 충분한 강도의 자극을 제공하는 것은 적응 반응 문제의 50%를 차지하며, 충분한 회복은 나머지 50%를 차지한다. 이것이 왜 운동을 반드시 일주일에 한 번으로 제한해야만 하는지에 대한 이유이다.

들은 운동 이전보다 더 커질 것이다. 전체 과정을 스스로 완료하는 데 요구되는 기간은 운동의 자극 강도와 이로 인한 근섬유의 손상에 의해 좌우된다.[15] 일반적으로 5일(빠른 경우)에서 6주까지 걸린다.[16]

선행 요약은 운동의 결과로 무엇이 일어나는지에 대한 미시적 견해를 반영하는 것에 반해, 이전에 언급한 다른 연구들은 다양한 트레이닝 그룹(청년층부터 노년층까지)을 대상으로 일주일에 한 번이나 두 번, 또는 그 이상의 횟수로 운동을 시킨 후에 영향을 조사하는 식으로 트레이닝의 빈도를 거시적으로 살펴보고 있다. 이러한 모든 연구들 또한 일주일에 한 번 운동하더라도 운동 프로그램으로부터 얻을 수 있는 모든 이점을 취할 수 있으며, 그 이상 더 자주 운동할 필요가 없다고 결론지었다.[17] 유타주립대학 Utah State University의 체력 연구소에서는 일주일에 한 번 트레이닝 하는 것에 대한 효과를 좀 더 입증해보이기 위해서 레그 프레스 한 세트를, 일주일에 1번 운동한 그룹과 일주일에 2번 운동한 그룹의 효과를 비교하는 연구를 수행하였다. 연구의 마지막에, 실험자들은 "레그 프레스 1세트를, 일주일에 1번 수행하든, 일주일에 두 번 수행하든, 통계적으로 비슷한 힘의 증가를 보인다"라고 결론 내렸다.[18]

몇몇 사람들은 일주일에 한 번 운동하는 것이 오직 남자들에게만 충분할 것이라고 생각하는 경향이 있다. 남자들은 일반적으로 여자보다 몸집이 크고 강해서, 더 깊은 지속부하 자극을 생산해내고 피로로 인한 부산물을 더 많이 축적한다. 그러나 유타주립대학의 실험은 전부 여성을 대상으로 했으며, 남녀 모두가 일주일에 한 번 운동하는 것이 충분하다는 것을 확고히 했다.

그러나 이 연구에서 밝힌 것처럼, 연구 수행 기간이 오직 8주밖에 되지 않는다는 것을 지적해야만 한다. 경험에 기초해서, 만약 연구가 10주나 12주간 지속했었다면, 연구자들은 주 2회 운동을 수행한 대상자들의 매우 부정적인 효과의 증거를 주목했을 것이라고 믿는다. 사실 대부분의 연구들이 근력운동에 대해서만 수행되었기 때문에, 여태까지 퍼스널트레이너로서 인식해왔던 '불리한 면'을 발견하기 위해서, 충분히 길게 조사되지 못했을 것이라고 생각한다.

이 특정한 연구는 일주일에 1번 또는 2번 트레이닝을 하든, 똑같은 것을 배제할 수 없을 것이며, 이는 또한 8주의 기간에 연구 대상자들 사이에서 사실로 밝혀졌다(그리고 이는 100% 이상으로 운동을 하는 것이 투자한 시간과 노력에 대해 부가적인 어떠한 것도 돌려주지 않는다고 주장한다). 그럼에도 불구하고 가장 좋은 연구에 의한 데이터조차, 만약 일주일에 2번 운동한다면, 2번째로 수행한 운동은 어떠한 긍정적인 역할도 하지 않으며, 시간을 낭비할 뿐이라는 것을 드러낸다.

이러한 현상은 임상적으로 8년에 걸쳐 수행된 한 쌍의 연구에서도 나타난다. 이러한 비교 실험에서, 연구자들은 연구 대상자들을 두 그룹으로 나누어 진행 속도를 조사하였다. 한 그룹은 일주일에 3번 트레이닝을 받았으며, 다른 한 그룹은 일주일에 2번 트레이닝을 받았다. 그런 다음, 실험자들은 트레이닝 빈도를 감소시켜나갔다. 일주일에 3번 트레이닝 받던 그룹은 일주일에 2번으로, 일주일에 2번 트레이닝 받던 그룹은 일주일에 1번 트레이닝을 받게 되었다. 실험자들은 시간 단위에 기초해서 완벽하게 측정했으며, 대상자들의 발전 속도가 현저하게 향상한 것에 주목하였다.[19]

다양한 연령대의 실험 대상자들이 포함된 다른 연구들에서도 비슷한 결과들이 보고되었다. 이러한 연구에서 실험자들은 실험 대상자들의 트레이닝 빈도를 감소시킴에 따라 그들의 운동 수행 능력이 상당히 향상됨을 발견하였다. NYCOM New York College of Osteopathic Medicine의 아카데믹 헬스 케어 센터와 뉴욕 올드 웨스트버리 Old Westbury에 위치한 NYIT New York Institute of Technology의 의료전문학부 물리치료학과가 함께 진행한 노년층을 포함한 연구에서, 일주일에 1번 트레이닝을 받은 노인들과 일주일에 2번 트레이닝을 받은 노인들을 비교하였다. 연구자들은 '일주일에 1번 운동한 그룹과 일주일에 2번 운동한 그룹은 9주 후에 힘의 변화는 차이가 없었다'는 것을 발견하였다. 이에 더하여 그들은 "노년층에서 일주일에 1번 수행된(근육 피로를 일으키는 한 세트의 운동) 운동은 일주일에 2번 운동할 때와 마찬가지로 힘을 향상시켰다."[20]는 것을 발견하였다.

트레이너의 조언

나는 18세 이후로, 사람들을 계속해서 일대일로 트레이닝 해왔다. 또한 운동은 적절한 자극의 조절과 회복에 의존하다고 오랜 시간에 걸쳐 이해해왔다. 이것은 내가 뉴올리언스 New Orleans 대학의 운동생리학 전공으로 있으면서 동시에, 동네에 노틸러스라는 헬스클럽에서 고강도의 운동 방법으로 고객들을 트레이닝 하면서 임상적으로 명확해졌다. 여러 해 동안 고객들을 트레이닝 해오면서, 나는 고객에게서 수집한 데이터를 학교 수업과 프로젝트에 이용하곤 했다. 이 기간 중에 내 목표 중 하나는, 고객의 유전적인 잠재 근력을 최대로 향상시키는 데 대략 얼마만큼의 시간이 걸리는지 밝히는 것이었다. 트레이닝이 진행됨에 따라 자극(S)과 회복(R), 이 두 가지 변인이 적절하게 균형을 이루는 한, 대부분의 대상자들이 2년 안에 한계에 다다랐다.

그러나 기존의 자료를 분석하는 동안, 몇 가지 다른 주제들이 명백해졌다. 만약 자극과 회복이 동일하지 않다면(S≠R), 대상들은 가짜 정체기에 빠진다는 것이다. 이것은 고객의 운동 빈도와(일주일에 1번 혹은 2번까지 다양한) 운동의 형태(1주일당 1회, 일반적인 지구력 트레이닝 형태의 운동을 추가로 실시)에 따라 자료를 도출할 때 결과가 명백하고 대조적이다. 그림 3.3.이 이 현상을 보여준다.

보시다시피, 일주일에 2번 트레이닝 하는 대부분의 고객은, 일주일에 1번 트레이닝 하는 고객에 비해 초기 큰 발전을(근력 향상 측면) 보이는 것이 일반적인 패턴이다. 그러나 일주일에 2번 트레이닝

하는 사람은 더 빠르게 정체기에 빠진다. 반면에 일주일에 1번 트레이닝 하는 사람은 일주일에 2번 트레이닝 하는 사람만큼 초기에 빠른 성장을 얻을 수는 없지만, 성장이 결코 나빠지지 않기 때문에, 향상 속도는 비슷하고 차이점이 뚜렷해진다(일주일에 2번 트레이닝 하는 그룹보다 더 많은 기간을 계속 발전한다).

그림 3.3.의 '적응 선'은 믿을 만한 자료가 못된다. 개인의 유전적 성장 가능성이 올곧거나 직선이라는 것은, 많은 비전문가의 생각을 나타내는 것이고, 실제 성장의 모습은 다소 곡선의 모양이다. 두 가지 대조적인 선을 본 것과는 다르게 실제로는 그렇지 않다. 사실 일주일에 2번 운동하는 고객의 운동 빈도를 일주일에 1번으로 줄였을 때, 근력 증가는 곧바로, 계속해서 일어난다. 내 기억에 의하면, 이것은 기존의 테스트 대상에서 약 97% 발생했다. 대상자 중 아주 드물게, 일주일에 1번 운동하는 걸로 바꿨을 때 근력이 떨어지는 경우가 있었다. 비록 3%가 작다 하더라도, 나는 이 수치를 무시할 수 없었고, 트레이너로서 나의 경력(저항운동에 관한 이러한 개인 간의 차이점을 이해하기 위해 조사하는)을 확실하게 하기 위해 노력을 더 했다. [저자의 메모: 챕터8의 다양한 조사는 라이언 홀Ryan Hall의 운동량과 빈도와 같은 주제에 영향을 미치는 유전적 요소를 밝히기 위한 노력의 결과이다.] 고강도 트레이닝을 실시하는 대부분이, 트레이닝을 받는 고객들과 관련해서 비슷한 경험을 하고 있다는 것을 알고 있다. 거의 대부분의 고객들은 일주일에 1번 운동하는 프로토콜을 따르는 것이 가장 좋다.

— 뉴올리언스의 퍼스널 트레이너 라이언 홀의 저서
『Personal Training and Clinical Exercise, LLC, New Orleans』에서 발췌

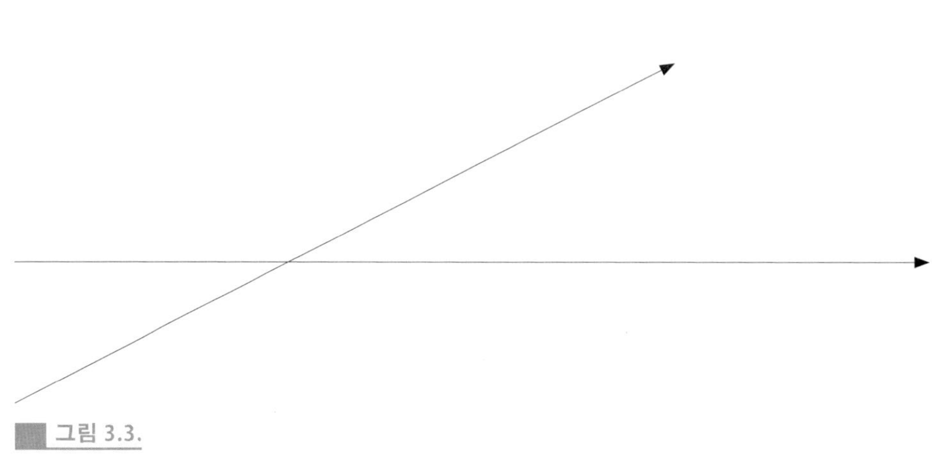

그림 3.3.

일주일에 2번 운동할 때와 1번 운동할 때의 결과

생물학적인 모델

새로운 근육이 성장하는 과정은 화상이나 베인 상처에 새살이 돋는 과정과 유사하다. 상처는 신체 성장과 관련된 자극제이고 손상된 조직을 치유하고 회복하는 수리 기전이다. 다음에 이러한 종류의 손상이 계속된다면, 몸이 새로운 조직을 만들어내는 데 얼마만큼의 시간이 걸리는지 관찰해보라. 일반적으로는 2주 정도의 긴 시간이 필요하다(2주 동안, 신체 조직의 생산을 유도한다고 밝혀진 적절한 트레이닝의 자극보다 더 적게 조직을 생산한다. 약 0.66kg에서 1.1파운드 정도).

만약 더욱 많은 신체 조직 생산을 유도하기 위해서 더욱 강한 자극을 적용해왔다면, 신체에도 더욱 많은 시간이 필요할 것이다. 사실 근육 성장은 화상으로 인한 상처가 회복하는 시간보다 더 오래 걸린다. 화상 상처는 외배엽 계열로부터 치유된다. 상피세포가 빠르게 번식하기에 치료 속도가 상대적으로 빠르다. 예를 들어 각막을 긁으면 일반적으로 8~12시간 내에 치유되는 것과 대조적으로 근육조직은 치유 속도가 일반적으로 상당히 느린 중배엽 계열이다. 확실한 생물학적 자료는(많은 사람들의 트레이닝 경험에서 나오는 모든 감정과 긍정적인 피드백을 제외하고) 대체로 대다수의 수많은 사람들이 행하는 최적의 운동 빈도가, 일주일에 1번을 넘지 않음을 나타내고 있다.

참고문헌

1. H. S. Milner-Brown, R. B. Stein, and R. Yemm, "The Orderly Recruitment of Human Motor Units During Voluntary Isometric Contractions," *Journal of Physiology* 230, no. 2 (April 1973): 359–70; H. S. Milner-Brown, R. B. Stein, and R. Yemm, "Changes in Firing Rate of Human Motor Units During Linearly Changing Voluntary Contractions," *Journal of Physiology* 230, no. 2 (April 1973): 371–90. See also *Journal of Neurophysiology* 55, no. 5 (May 1986): 1017–29, and *Journal of Neurophysiology* 57, no. 1 (January 1987): 311–24.
2. K. J. Ostrowski, G. J. Wilson, R. Weatherby, P. W. Murphy, and A. D. Lyttle, "The Effect of Weight Training Volume on Hormonal Output and Muscular Size and Function," *Journal of Strength and Conditioning Research* 11, no. 3 (August 1997): 148–54.
3. R.N. Carpinelli and R. M. Otto, "Strength Training: Single Versus Multiple Sets," *Sports Medicine* 26, no. 2 (1998): 73–84.
4. W. Wescott, K. Greenberger, and D. Milius, "Strength Training Research: Sets and Repetitions," *Scholastic Coach* 58 (1989): 98–100.
5. D. Starkey, M. Welsch, and M. Pollock, "Equivalent Improvement in Strength Following High Intensity, Low and High Volume Training," (Paper presented at the annual meeting of the American College of Sports Medicine, Indianapolis, IN, June 2, 1994).
6. D. Starkey, M. Pollock, Y. Ishida, M. A. Welsch, W. Brechue, J. E. Graves, and M. S. Feigenbaum, "Effect of Resistance Training Volume on Strength and Muscle Thickness," *Medicine and Science in Sports and Exercise* 28, no. 10 (October 1996): 1311–20.

7. P. M. Clarkson and K. Nosaka, "Muscle Function After Exercise-Induced Muscle Damage and Rapid Adaptation," *Medicine and Science in Sports and Exercise* 24, no. 5 (1992): 512–20; C. L. Golden and G. A. Dudley, "Strength After Bouts of Eccentric or Concentric Actions," *Medicine and Science in Sports and Exercise* 24, no. 8 (1992) 926–33; P. M. Clarkson and I. Tremblay, "Exercise-Induced Muscle Damage, Repair and Adaptation in Humans," *Journal of Applied Physiology* 65, no. 1 (1998): 1–6; J. N. Howell, G. Chleboun, and R. Conaster, "Muscle Stiffness, Strength Loss, Swelling and Soreness Following Exercise-Induced Injury to Humans," *Journal of Physiology* 464 (1993): 183–96; D. K. Mishra, J. Friden et al., "Anti-Inflammatory Medication After Muscle Injury," *Journal of Bone and Joint Surgery* 77-A, no. 10 (August 1995): 1510–19; L. L. Smith, "Acute Inflammation: The Underlying Mechanism in Delayed Onset Muscle Soreness?" *Medicine and Science in Sports and Exercise* 23, no. 5 (1991): 542–51; P. M. Tiidus and D. C. Ianuzzo, "Effects of Intensity and Duration of Muscular Exercise on Delayed Soreness and Serum Enzyme Activities," *Medicine and Science in Sports and Exercise* 15, no. 6 (1983): 461–65.

8. p. m. Clarkson and I. Tremblay, "Exercise-Induced Muscle Damage, Repair and Adaptation in Humans," *Journal of Applied Physiology* 65, no. 1 (1998): 1–6; L. L. Smith, "Acute Inflammation: The Underlying Mechanism in Delayed Onset Muscle Soreness?" *Medicine and Science in Sports and Exercise* 23, no. 5 (1991): 542–51.

9. P. M. Clarkson and K. Nosaka, "Muscle Function After Exercise-Induced Muscle Damage and Rapid Adaptation," *Medicine and Science in Sports and Exercise* 24, no. 5 (1992): 512–20; P. M. Tiidus and D. C. Ianuzzo, "Effects of Intensity and Duration of Muscular Exercise on Delayed Soreness and Serum Enzyme Activities," *Medicine and Science in Sports and Exercise* 15, no. 6 (1983): 461–65.

10. P. M. Clarkson and K. Nosaka, "Muscle Function After Exercise-Induced Muscle Damage and Rapid Adaptation," *Medicine and Science in Sports and Exercise* 24, no. 5 (1992): 512–20; D. A. Jones, J. M. Newham, et al., "Experimental Human Muscle Damage: Morphological Changes in Relation to Other Indices of Damage," *Journal of Physiology* 375 (1986) : 435–48; L. L. Smith, "Acute Inflammation: The Underlying Mechanism in Delayed Onset Muscle Soreness?" *Medicine and Science in Sports and Exercise* 23, no. 5 (1991): 542–51.

11. J. Friden et al., "Myofibrillar Damage Following Intense Eccentric Exercise in Man," *International Journal of Sports Medicine* 24, no. 3 (1983): 170–76; D. A. Jones, J. M. Newham et al., "Experimental Human Muscle Damage: Morphological Changes in Relation to Other Indices of Damage," *Journal of Physiology* 375 (1986): 435–48; D. J. Newman and D. A. Jones, "Repeated High-Force Eccentric Exercise: Effects on Muscle Pain and Damage," *Journal of Applied Physiology* 4, no. 63 (1987): 1381–86; L. L. Smith, "Acute Inflammation: The Underlying Mechanism in Delayed Onset Muscle Soreness?" *Medicine and Science in Sports and Exercise* 23, no. 5 (1991): 542–51; P. M. Tiidus and D. C. Ianuzzo, "Effects of Intensity and Duration of Muscular Exercise on Delayed Soreness and Serum Enzyme Activities," *Medicine and Science in Sports and Exercise* 15, no. 6 (1983): 461–65.

12. J. Friden, et al., "Myofibrillar Damage Following Intense Eccentric Exercise in Man," *International Journal of Sports Medicine* 24, no. 3 (1983): 170–76; D. A. Jones, J. M. Newham, et al., "Experimental Human Muscle Damage: Morphological Changes in Relation to Other Indices of Damage," *Journal of Physiology* 375 (1986): 435–48; P. M. Clarkson and I. Tremblay, "Exercise-Induced Muscle Damage, Repair and Adaptation in Humans," *Journal of Applied Physiology* 65, no.1 (1998): 1–6; C. L. Golden and G. A. Dudley, "Strength After Bouts of Eccentric or Concentric Actions," *Medicine and Science in Sports and Exercise* 24, no. 8 (1992) 926–33; J. N. Howell, G. Chleboun, and R. Conaster, "Muscle Stiffness, Strength Loss, Swelling and Soreness Following Exercise-Induced Injury to Humans," *Journal of Physiology* 464 (1993): 183–96; D. A. Jones, J. M. Newham, et al., "Experimental Human Muscle Damage: Morphological Changes in Relation to Other Indices of Damage," *Journal of Physiology* 375 (1986): 435–48; D. K. Mishra, J. Friden, et al., "Anti-Inflammatory Medication After Muscle Injury," *Journal of Bone and Joint Surgery* 77-A, no. 10 (August 1995): 1510–19; L. L. Smith, "Acute Inflammation: The Underlying Mechanism in Delayed Onset Muscle Soreness?" *Medicine and Science in Sports and Exercise* 23, no. 5 (1991): 542–51; P. M. Tiidus and D. C. Ianuzzo, "Effects of Intensity and

Duration of Muscular Exercise on Delayed Soreness and Serum Enzyme Activities," *Medicine and Science in Sports and Exercise* 15, no. 6 (1983): 461–65.

13. P. M. Clarkson and K. Nosaka, "Muscle Function After Exercise-Induced Muscle Damage and Rapid Adaptation," *Medicine and Science in Sports and Exercise* 24, no. 5 (1992): 512–20; D. A. Jones, J. M. Newham, et al., "Experimental Human Muscle Damage: Morphological Changes in Relation to Other Indices of Damage," *Journal of Physiology* 375 (1986): 435–48; D. K. Mishra, J. Friden, et al., "Anti-Inflammatory Medication After Muscle Injury," *Journal of Bone and Joint Surgery* 77-A, no. 10 (August 1995): 1510–19; L. L. Smith, "Acute Inflammation: The Underlying Mechanism in Delayed Onset Muscle Soreness?" *Medicine and Science in Sports and Exercise* 23, no. 5 (1991): 542–51.

14. C. L. Golden and G. A. Dudley, "Strength After Bouts of Eccentric or Concentric Actions," *Medicine and Science in Sports and Exercise* 24, no. 8 (1992) 926–33; D. K. Mishra, J. Friden, et al., "Anti-Inflammatory Medication After Muscle Injury," *Journal of Bone and Joint Surgery* 77-A, no. 10 (August 1995): 1510–19; L. L. Smith, "Acute Inflammation: The Underlying Mechanism in Delayed Onset Muscle Soreness?" *Medicine and Science in Sports and Exercise* 23, no. 5 (1991): 542–51.

15. P. M. Clarkson and I. Tremblay, "Exercise-Induced Muscle Damage, Repair and Adaptation in Humans," *Journal of Applied Physiology* 65, no. 1 (1998): 1–6; C. L. Golden and G. A. Dudley, "Strength After Bouts of Eccentric or Concentric Actions," *Medicine and Science in Sports and Exercise* 24, no. 8 (1992) 926–33; J. N. Howell, G. Chleboun, and R. Conaster, "Muscle Stiffness, Strength Loss, Swelling and Soreness Following Exercise-Induced Injury to Humans," *Journal of Physiology* 464 (1993): 183–96; P. M. Tiidus and D. C. Ianuzzo, "Effects of Intensity and Duration of Muscular Exercise on Delayed Soreness and Serum Enzyme Activities," *Medicine and Science in Sports and Exercise* 15, no. 6 (1983): 461–65.

16. P. M. Clarkson and K. Nosaka, "Muscle Function After Exercise-Induced Muscle Damage and Rapid Adaptation," *Medicine and Science in Sports and Exercise* 24, no.5 (1992): 512–20; P. M. Clarkson and I. Tremblay, "Exercise-Induced Muscle Damage, Repair and Adaptation in Humans," *Journal of Applied Physiology* 65, no. 1 (1998): 1–6; J. Friden, et al. "Myofibrillar Damage Following Intense Eccentric Exercise in Man," *International Journal of Sports Medicine* 24, no. 3 (1983): 170–76; C. L. Golden and G. A. Dudley, "Strength After Bouts of Eccentric or Concentric Actions," *Medicine and Science in Sports and Exercise* 24, no. 8 (1992): 926–33; J. N. Howell, G. Chleboun, and R. Conaster, "Muscle Stiffness, Strength Loss, Swelling and Soreness Following Exercise-Induced Injury to Humans," *Journal of Physiology* 464 (1993): 183–96; D. A. Jones, J. M. Newham, et al., "Experimental Human Muscle Damage: Morphological Changes in Relation to Other Indices of Damage," *Journal of Physiology* 375 (1986): 435–48; D. K. Mishra, J. Friden, et al., "Anti-Inflammatory Medication After Muscle Injury," *Journal of Bone and Joint Surgery* 77-A, no. 10 (August 1995): 1510–19; D. J. Newman and D. A. Jones, "Repeated High-Force Eccentric Exercise: Effects on Muscle Pain and Damage," *Journal of Applied Physiology* 4, no. 63 (1987): 1381–86; L. L. Smith, "Acute Inflammation: The Underlying Mechanism in Delayed Onset Muscle Soreness?" *Medicine and Science in Sports and Exercise* 23, no. 5 (1991): 542–51; P. M. Tiidus and D. C. Ianuzzo, "Effects of Intensity and Duration of Muscular Exercise on Delayed Soreness and Serum Enzyme Activities," *Medicine and Science in Sports and Exercise* 15, no. 6 (1983): 461–65.

17. D. R. Taafe, C. Duret, S. Wheeler, and R. Marcus, "Once-Weekly Resistance Exercise Improves Muscle Strength and Neuromuscular Performance in Older Adults," *Journal of the American Geriatric Society* 47, no. 10 (October 1999): 1208–14; J. R. McLester, P. Bishop, and M. E. Guilliams, "Comparison of 1 Day and 3 Days per Week of Equal-Volume Resistance Training in Experienced Subjects," *Journal of Strength and Conditioning Research* 14 (2000): 273–81. (In this study subjects who had an average training history of 5.7 years were put on a whole-body training program, consisting of nine exercises performed either one or three times per week. After the study, a post-test conducted on eight out of the nine strength measures indicated that there was no statistical difference between the two groups, which led the researchers to conclude that training once per week delivered the same results as training three times per week.)

18. B. J. Wilson and J. M. Willardson, "A Comparison of Once Versus Twice per Week Training on Leg Press Strength in Women," *Journal of Sports Medicine and Physical Fitness* 47, no.1 (March 2007): 13–17. Conclusion: "These results indicate that performing a single set of leg press once or twice per week results in statistically similar strength gains in untrained women."

19. J. E. Graves, et al., "Effect of Reduced Training Frequency on Muscular Strength," *International Journal of Sports Medicine* 9, no. 5 (1998): 316–19; C. DeRenne, "Effects of Training Frequency on Strength Maintenance in Pubescent Baseball Players," *Journal of Strength and Conditioning Research* 10, no. 1 (1996): 8–14.

20. D. R. Taaffe, R. Dennis, C. Duert, S. Wheeler, and R. Marcus, "Once-Weekly Resistance Training Improves Muscle Strength and Neuromuscular Performance in Older Adults," *Journal of the American Geriatric Society* 47, no. 10 (October 1999): 1208–14.

CHAPTER 4

5대 운동

이번 장의 운동 프로그램은 이상적인 운동 시작 시점뿐만 아니라 종종 다양한 프로토콜을 시행할 때 상황에 맞게 전환할 수 있는 토대를 제공한다. 만약 나중에 이 책 후반부에 제시된 몇몇 프로토콜을 시행하기 위해 이 프로그램을 제외시킨다면, 트레이닝의 성장을 평가하기 위해 이 프로그램을 다시 적용하는 것은 매우 중요하다. 이 운동은 수행능력을 정확하게 측정하는 것을 도와줄 뿐만 아니라 근육을 가장 효과적으로 자극할 수 있는 방법을 제공한다. 그것뿐만 아니라 운동을 통해 최대한의 개선점과 적응을 얻는 데 있어 대다수의 사람들에게 광범위하게 적용할 수 있다.

운동의 뮤츄얼 펀드

이 운동 프로그램은 초기 금융투자와 유사하게 생각할 수 있다. 투자의 세계에서 역사적으로 가장 큰 성과를 낸 투자자들은 뮤츄얼 펀드Mutual fund를 구매한 사람들이었다. 반면 계속적으로 포트폴리오가 변화함에 따라 사고파는 경향이 있는 투자자들은 대개 손실이 증가하였다. 설령 가끔 이상한 사람이 큰 수익을 내더라도, 어떤 특정 전략이 효과가 있었는지 단정하는 것은 어렵고(소개에서 '검은 백조' 요인을 회상하라), 그리고 평균적으로 이러한 유형의 투자자는 견고한 뮤츄얼 펀드를 구매하여 가지고 있는 사람들이 아니다.

많은 뮤츄얼 펀드 중, S&P 500 인덱스 펀드index fund와 같은 전체적인 시장을 이끌고 있는 인덱스 펀드는 대개 다른 뮤츄얼 펀드보다 85~95% 정도 수익이 좋다. 이것은 실제로 인덱스 펀드 내 상위 500개의 주식만 자동으로 구매되기 때문이다. 새로운 주식을 사고파는 것에 있어 거의 변화가 없으며 시장 분석과 펀드 매니저에게 드는 비용이 상대적으로 적다. 더 좋은 예를 들면 '다우 산업Dow industrials'에서 가장 수익률이 좋은 10개의 주식에서 오직 다섯 개의 최고 가치 있는 주식만 구매하는 '다우 파이브Dow Five' 펀드이다. 따라서 만약 투자를 위해 엉뚱한 곳에 낭비하지 않기 위한 첫 번째 안전한 선택의 시작은 유명한 뮤츄얼 펀드에 투자하는 것이다.

시간이 지나도 변하지 않는 좋은 운동 프로그램은 운동의 '인덱스 펀드'로 고려될 수 있다. 여기에 제시된 프로그램은 인구의 85~95%가 해당되는 회복 시스템의 특성을 기반으로 하고 있으며, 추가적으로 과거 11년 동안 일대일 교육을 포함하여 두 필자의 운동시설에서 15,000회 이상의 운동을 감독하며 얻은 데이터를 기반으로 하고 있다.

투자와 마찬가지로, 첫 예금에 대해 파생형 헤지펀드와 같은 상품이 생기고 종목을 갈아타려 고려하는 것은 근력운동을 처음 접하는 사람들도 마찬가지일 것이다. 다시 말하지만 현명한 투자는 S&P 500과 같이 인덱스 펀드를 이끄는 상품을 선택하고 그것을 유지하는 것이다. 세월이 흘러도 가장 정교한 금융 관리자들 역시 일반적이고 기본적인 방법으로 성과를 거두고 있으며, 그것은 운동 프로토콜에서도 적용된다.

우리의 목적은 폭넓은 적용성을 가지고 신진대사에 많은 자극을 주는 운동 프로그램을 제공하는 것이다. 비록 이 운동 프로그램이 좋은 목적을 달성하기 위한 우월한 프로그램이지만, 국가대회에 참가하기 위한 '궁극의 보디빌딩 루틴'으로 설계된 것은 아니다. 심리적으로 그 길을 가고자 하는 사람들은 그들의 훈련 불안을 진정시키기 위해 권장하는 것보다 훨씬 더 자주 체육관에 머물고 싶어 할 것이다. 우리는 그들을 만족시키지 않는 대신, 인간의 건강과 체력을 최적화하는 데 필요한 신진대사를 자극하기 위해 인체가 요구하는 것에 초점을 맞추고 있으며, 되도록 기초적이며 간단한 운동 프로그램으로 실시할 것이다.

장비

운동 시작 전에 장비의 종류를 알아보고 사용하는 방법과 주의사항을 알아보자. 보디빌딩 또는 피트니스 관련 간행물들의 대부분을 소유하는 거대한 프리웨이트Free weights 회사들에 의한 '프리웨이트가 머신Machines보다 좋다'는 캠페인은 1970년대 말부터 시작되어왔으며, 많은 사람들이 머신보다 프리웨이트가 좋다고 믿었다. 이 문제는 실제로 프리웨이트나, 노틸러스 머신Nautilus machine 또는 버켓 락Bucket of rocks 등을 사용해 운동을 했을 때 근육은 적용된 저항에 대해 필요한 만큼의 힘만 만들어낸다는 것이다. 프리웨이트와 머신의 효과에 대한 적절한 측정을 시행한 몇몇 문헌에 따르면 두 장비의 효과는 동일하다고 한다.[1]

근육을 더 크고 강하게 만들기 위해 근육섬유를 자극하는 능력에서 실제로 모든 저항 훈련의 효과는 동일할 뿐만 아니라, 더 이상 힘을 생산하지 못해 저항 훈련을 할 수 없는 시점까지 훈련하는 데 목표를 뒀다면 머신을 사용하기를 권장한다. 아무도 벤치프레스 또는 스쿼트와 같은 프리웨이트 트레이닝에서 근력 고갈 시점까지 바벨 아래에 있는 위험을 원하지 않는다. 머신은 안전하고 근육을 자극하는 데 있어 적어도 프리웨이트만큼 효율적이기 때문에 필요하지 않을 위험을 감수할 필요가 없다.

이용 가능한 운동 장비 중, 훈련 중 근육의 근력 곡선과 동일하게 다양한 저항을 주며, 캠 프로파일cam profiles 특징으로 잘 알려진 노틸러스Nautilus와 메드엑스MedX와 같은 브랜드를 선호한다. 적절한 훈련을 위해 체육관에서는 신체 주요 근육 그룹을 목적으로 할 수 있는 최소한의 5가지 머신은 가지고 있어야 한다.

노틸러스 머신을 선호하는 이유는, 오래 전부터 장인정신과 함께, 근생리학적 지식이 넓은 한 개인에 의해 수십 년간 연구되어 탄생한 장비이기 때문이다. 상당한 시간, 생각, 노력과 돈이 장비 설계에 들어갔고, 장비가 만들어지면서 많은 돈이 연구에 사용되었다. 이러한 노력들은 이 장비로 트레이닝 시 어떤 결과를 기대할 수 있는지 알 수 있게 한다.

노틸러스가 처음 등장했을 때, 유니버셜Universal과 마시Marcy만이 다단식 저항 훈련 장비를 만들고 있었다. 물론 이 제조업체들은 바벨과 덤벨 같은 프리웨이트 장비도 만들었다. 이후에 나온 다른 장비 브랜드는 대부분 '매력적인 신제품을 만들기'보단 이미 시중에 나온 노틸러스의 카피제품이었다. 첫 번째 노틸러스 장비의 프로토타입을 개발하고 테스트하는 데 대략 40년 정도가 걸렸으며, 다른 장비 제조업체들은 동일한 수준의 생각과 시간을 그들의 디자인에 적용하지 못하였다.

아서 존스와 노틸러스

노틸러스 장비를 개발한 아서 존스는 근육은 관절 가동범위마다 각기 다른 근력 수준을 가지고 있다는 사실과 함께 그것을 다루기 위한 효과적인 장비를 고안한 첫 번째 사람이다. 이러한 변화들은 항상 움직이며 변화하는 뼈와 근육 간의 물리적 관계의 기능이다.

이 근력 곡선은 근육의 가동범위 내에서 각 지점마다 정확하게 측정될 수 있다. 바벨 컬Barbell curl을 예로 들면, 팔이 완전히 펴져 있을 때 상완 이두근의 근력 곡선은 10파운드가 될 것이며, 팔을 45도 구부렸을 때 25파운드, 90도 구부렸을 때 39파운드, 그리고 거기서 안쪽으로 45도 움직이게 되면 21파운드의 힘이 발생된다. 마지막으로 손이 어깨에 있을 때 12파운드의 힘이 생산될 것이다. 이 수치가 그래프에 그려지면, 상완 이두근의 근력 곡선은 관절 가동범위의 원호를 따라 근육이 움직이는 동안 힘의 변화를 어떻게 생산하는지 나타낸다.

모든 근육들마다 근력 곡선을 가지고 있으며, 그 근력 곡선은 모두 다르다. 상완 이두근을 예로 들면, 수축할 때 약함-강함-약함의 근력 곡선을 보여주는 반면, 햄스트링은 강함-약함-매우 약함의 근력 곡선을 보여준다. 만약 이 근육을 훈련하는데 케이블 운동이나 특정 브랜드의 기구와 같은 라운드 풀리Round pulley가 사용된다면, 훈련자는 훈련받는 근육 그룹에 관계없이 강한 시작과 약한 마무리를 경험하게 된다. 이 효과는 햄스트링과 같은 근육 그룹을 훈련하는 데 있어서는 좋을 수 있지만, 상완 이두근 또는 대흉근 등과 같은 근육을 훈련하는 데에는 적합하지 않다. 근수축 중에 근육의 힘이 변하기 때문에 적절한 근력훈련은 이러한 점을 고려해야 하며, 따라서 근육 조직의 특성과 맞는 부하가 필요하다.

근육이 수축하는 중에 힘은 변화하기 때문에, 적절한 근력훈련은 반드시 이러한 요소가 고려되어야 하며, 따라서 근육의 부하(그리고 비 부하)를 매칭시킬 필요가 있다. 이러한 경우보다 덜 효과적인 접근법은 프리웨이트를 가지고 하는 것이다. 앞의 예시를 따라 살펴보자면, 35파운드의 바벨을 든다면, 팔을 90도 구부렸을 때 충분히 이 무게를 들어올릴 근력을 가지고 있지만, 바벨 컬 세트를 시작할 때 딱 10파운드의 힘만 생산할 수 있어 이 무게를 들어올릴 수 없을 것이다. 그래서 35파운드를 가지고 움직임을 시작할 수 없기 때문에, 대신 움직일 수 있는 10파운드의 중량을 선택할 것이다. 그러나 10파운드는 45도 또는 90도 굴곡에서 충분한 과부하 효과를 전혀 제공할 수 없으며, 근력 증가를 위한 훈련 자극의 효율성을 떨어뜨린다.

이것이 존스의 오프셋 캠이 과학적 운동을 하는 데 큰 기여를 한 부분이다. 근육의 가동범위에 따라 모멘트 암Moment arm(회전의 축에서 저항까지의 거리)이 변하기 때문에, 35파운드의 부하를 움직이기 위해 근육에 요구되는 힘은 매우 다양하다고 할 수 있다. 예를 들어 모멘트 암이 2인치라면, 인치 파운드는 70이 될 것이다(35파운드×2인치=70파운드). 만약 모멘트 암이 6인치라면, 부하를 움직이기 위해 요구되는 힘은 210파운드로 증가할 것이며, 10인치의 모멘트 암은 350파운드가 요구되고, 0인치의 모멘트 암은 0파운드가 요구될 것이다.

노틸러스 캠의 반경은 산과 계곡을 오를 때 저항이 상황에 따라 바뀌는 것처럼 근육의 근력 곡선에 따라 저항을 변화시킨다. 이러한 존스의 노력에 의해 근육을 더 효과적이고 철저하게 훈련시킬 수 있을 뿐 아니라, 필요 없이 지치거나 손상되는 것을 현저하게 감소시켰다. 노틸러스 캠은 근육이 실제 힘의 발생에 맞춰 균형 있게 모든 관절 가동범위에서 저항에 노출시킨다.

존스는 그의 캠을 특허냈으며, 이는 경쟁 장비 제조 업체가 모방하여 만들 수 없다는 것을 의미했고 다른 것을 생산해야만 했다. 결과적으로 그의 캠은 근력 곡선이 정확했고, 다른 제품들은 대부분 부정확했다. 존스는 일찍이 자신의 장비를 '타협 없는 머

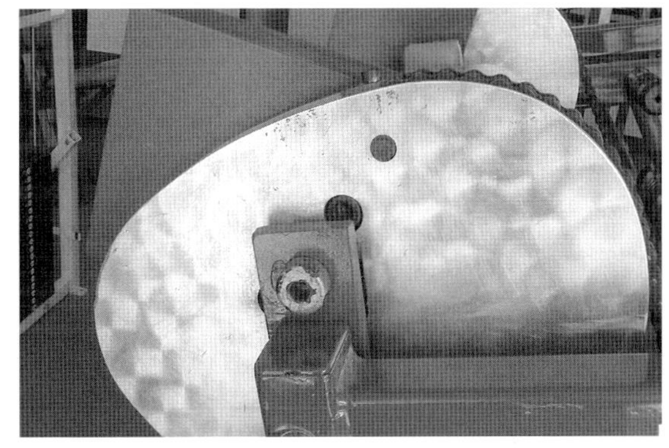

노틸러스 캠의 반지름은 바이셉스 컬의 시작 자세일 때 더 작다.

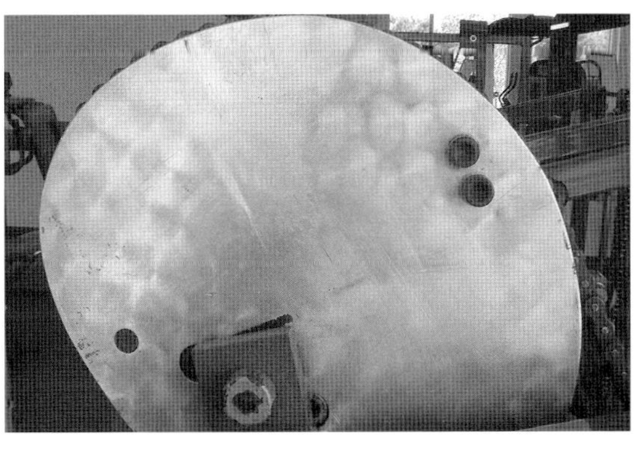

근육이 수축함에 따라 캠의 반지름은 증가하고, 이두근의 근력 증가에 맞춰 머신의 저항이 증가한다.

신'으로 불렸으며, 그의 머신들은 이 주장을 잘 반영하였다. 이러한 이유로 노틸러스 머신, 특히 존스의 설계하에 생산된 머신들은 오래되었다 하더라도 사람들의 선호 장비가 되었다. 마찬가지로 존스가 개발에 참여한 메드엑스사의 머신들도 그의 노력과 연구가 포함되어 있기 때문에 권장하는 머신이다.

장비 기본 사항

우리는 시장에서 최고의 장비로 손꼽히는 노틸러스나 메드엑스사의 장비를 사용하여 운동해야 한다고 설명한다. 앞서 언급했듯이 캠 프로파일의 디자인적 특징은 근육과 관절 기능을 정확하게 재현해내기 때문이다. 가능하다면 이 브랜드의 장비들을 사용하는 것을 강력히 추천한다. 하지만 해머 스트렝스Hammer strength와 사우슨 엑서사이즈Southern Exercise Inc.와 같은 다른 장비 제조업체들도 훌륭한 장비를 제공하는데 이는 대부분 생체역학적으로 정확하게 효과적이고 안정적으로 다리나 상지 근육들을 자극한다.

회원들이 자주 하는 어떤 기구를 가진 시설이 좋은 시설인가라는 물음에 대해서, 우리는 이번 장에서 다루는 풀다운Pulldown, 레그 프레스Leg press, 시티드 로우Seated row, 체스트 프레스Chest press, 그리고 오버헤드 프레스Overhead press 운동을 할 수 있는 장비를 가지고 있는 시설을 권장한다. 더 넓은 의미에서, 우리는 생체역학 및 정렬 기능뿐 아니라 근력 곡선의 변화를 정확하게 처리하도록 설계된 장비를 활용할 수 있기를 바란다. 관절 각도에 따라 변화하는 근육의 힘 발산에 맞춰 운동범위의 특정 지점에서 변화에 맞는 저항을 적용하는 것은 매우 중요한데, 운동의 목표는 정해진 시간 동안 근섬유에 깊은 영향을 미쳐 긍정적 근력 고갈Muscle failure 상태로 도달시키는 것이기 때문이다. 그러므로 운동은 장비의 저항 곡선과 신체 근육들의 근력 곡선들 사이에 기계적 불일치

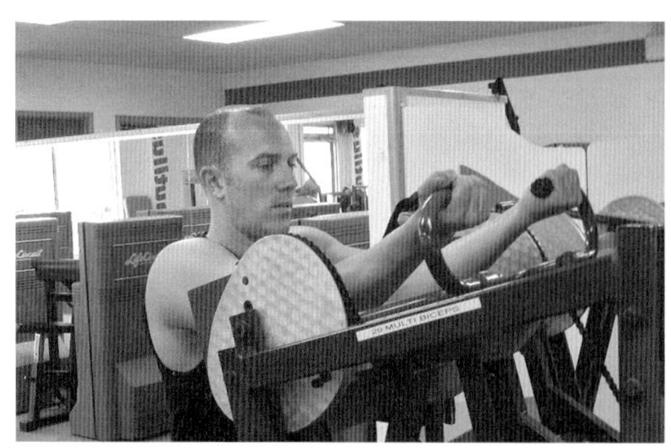

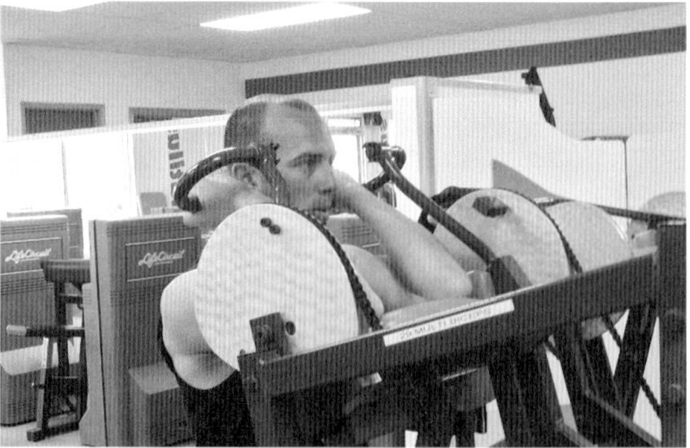

노틸러스 멀티 바이셉스 머신에서 운동할 때 캠의 저항은 훈련자 팔의 각도에 따른 근력에 완벽히 매치된다(약하면 작게, 강하면 크게).

가 발생하지 않고, 가능한 완전한 피로 수준에 도달하여 근력 고갈 상태가 될 수 있도록 해야 한다.

이것은 다른 장비를 가지고 있는 일반적인 체육관에서는 발전적인 운동을 할 수 없다는 것을 의미하는 것이 아니다. 같은 원리들을 적용하여 부하시간Time under load(이 장 후반부에서 설명)을 똑같이 시행하거나, 정확한 자세로 할 수 있는 한 많은 횟수를 수행하면 된다. 이것이 불가능하다면, 파워렉Power rack과 올림픽 바벨 세트Olympic barbell set를 구매해 집에서 트레이닝 하는 것을 고려할 수 있다. 기본적인 장비로 아주 쉽게 5대 운동Big-Five을 할 수 있으며, 파워렉은 근력 고갈 상태에 이를 때 바벨을 랙에 고정시켜 부상을 막을 수 있다는 점에서 안전하게 운동을 할 수 있게 한다.

5대 운동

이 운동 프로그램은 몇몇 관절 축을 중심으로 회전이 포함되어 있는 복합 운동으로만 구성되어 있다. 따라서 각 운동마다 여러 근육이 사용된다. 3대 운동Big three이라 불러지는 운동은 레그 프레스, 풀다운, 그리고 체스트 프레스이다. 이 세 가지 운동들의 '핵심'은 인체 주요 근육 구조물 모두를 동원하는 것이다. 이 세 운동에 오버헤드 프레스와 시티드(또는 컴파운드compound) 로우를 추가해 5대 운동이라 한다. 이 운동들은 엄청나게 효과적이지만, 간단하게 여러 근육군이 자극되는 운동이며, 일반인에게 적용 및 수행하기 쉽다. 복잡한 움직임을 연계하기 위해 신경을 쓰며 집중을 해야 대신에 간단하고 자연스런 움직임을 시행하게 된다. 따라서 단순하게 열심히 수행할 수 있다.

이 장 후반부에는 어떻게 반복을 시행하고, 진행을 기록하는지 설명할 것이다. 이제 각 운동의 세부 사항을 살펴보자.

시티드 로우

첫 번째 운동은 일반적으로 상지를 '당기는' 운동과 관련된 시티드 로우이다. 이 운동은 몸통(뒤쪽)의 후면부에 있는 몸통 근육섬유를 목표로 함으로써, 상지의 굴곡근육을 자극시킨다.

사용되는 근육 시티드 로우는 광배근과 능형근들이 관여한다(견갑골 사이에 위치하고 있으며 견갑골을 모으는 데 쓰인다). 그리고 천골에서 머리 뒤쪽까지 이어지는 척추신전근들이 포함된다. 손목과 팔꿈치 관절을 굴곡시키는 이두근과 상완 요골근 등 팔의 굴곡하게 만드는 모든 근육들을 보조적으로 사용한다.

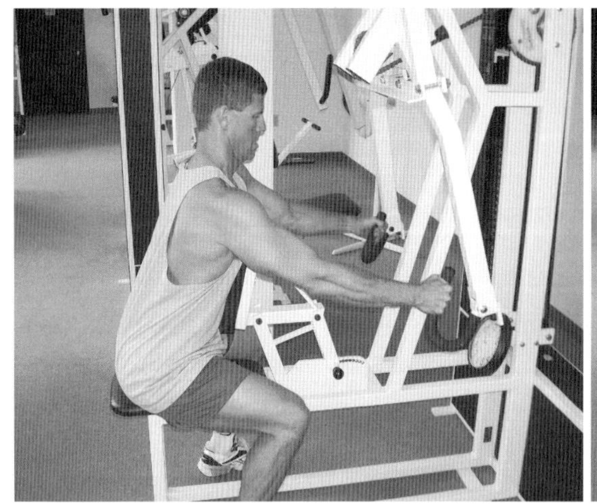
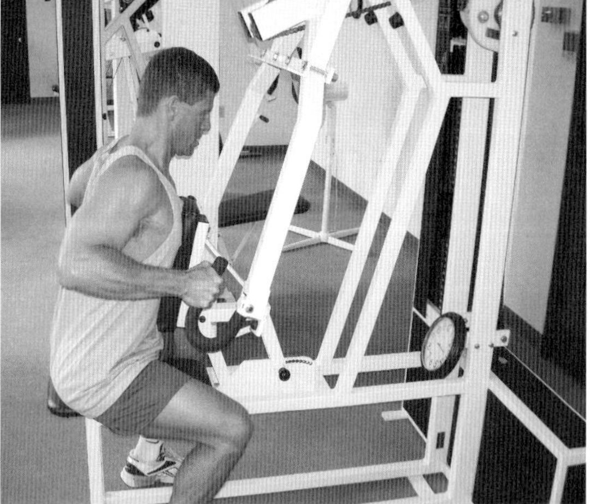

시티드 로우(시작과 끝 자세)

운동 방법 시티드 로우를 시행할 때 팔의 위치는 어깨너비에 맞춰 머신 손잡이에 위치시켜야 한다. 손, 손목 그리고 어깨가 움직이기 쉬운 자세로, 의자에 중립적으로 앉은 후, 팔꿈치를 들어올리거나 바깥으로 빼지 않았을 때 이상적으로 '자연스런' 자세가 될 것이다.

체스트 프레스

시티드 로우 다음 운동은 체스트 프레스다. 체스트 프레스는 '밀기' 동작으로 상체 운동으로 분류되고, 몸통의 전면 근육군이 자극되며 저항으로부터 몸을 밀어내는 운동이다.

사용되는 근육 체스트 프레스는 대흉근과 소흉근 등의 가슴근육군은 이 운동을 수행함으로써 아주 강하게 자극을 받게 되고, 위팔 뒤쪽의 상완 삼두근이 상당 부분 자극되며, 추가적으로 어깨 관절 주변의 삼각근도 자극된다.

운동 방법 체스트 프레스를 시행할 때 팔이 펴진 상태에서 가슴 중심 쪽으로 상완을 당긴 후 몸에서부터 머신의 핸들을 밀게 될 것이다. 겨드랑이의 액와선 앞쪽에서 손바닥을 위치시키고 운동을 시작해라(팔을 너무 뒤로 보내 관절 가동범위가 과도하게 늘어나면 견관절낭과 상완 골두의 상완 이두근에서 불필요한 긴장이 증가하기 때문에 바람직하지 않다). 너무 과도하게 당기거나 미는 것은 바람직하지 않고 시작 시 적절하게 핸들을 잡고 있다면 팔의 각도는 45도로 유지되게 될 것이다.

부드럽게 팔을 앞쪽으로 충분히 밀고 나서 잠깐 멈춘 상태로 근육에 부하를 유지한다. 하지만 팔꿈치를 잠그는 완전히 펴는 자세(뼈 위에 뼈를 올려놓는 자세)는 피해야 된다. 무게를 줄이면, 가슴 앞에 손이 있는 시간이 짧아져야 된다(종종 우리는 팔꿈치가 가슴 뒤쪽에 고정되지 않기 때문에 환자의 상완골을 가슴 뒤까지 가지 않도록 해야 한다). 달리 말하면, 바벨을 들고 누워서 운동할 때도 팔꿈치를 아주 약간만 뒤로 가져가야 된다.

이 운동을 수행할 때는 어깨를 아래로 유지하는 데 집중해야 한다. 이것을 하는 한 가지 확실한 방법은, 가장 먼저 할 수 있는 데까지 어깨를 귀까지 올렸다 최대한 내리고 트레이너에게 팔꿈치 아래에 손을 얹도록 하는 것이다. 이렇게 어깨를 아래로 당기는 행위는 체스트 프레스를 하는 동안 어깨를 바르게 유지시키는 자세이다. 만약 이 자세를 인지하지 못한다면 세트가 진행되는 동안 힘이 약해져 운동 수행이 힘들어질 것이다. 많은 고객들은 피로가 시작되면서 흉근에서 승모근으로 무게를 옮기기 위해 팔을 움츠리고, 어깨를 올리게 될 것이다.

심지어 보디빌더 챔피언들 사이에서도 운동이 점점 힘들어질 때 이런 현상이 보이는 건 드문 일이 아닌데, 이것은 이 운동을 하기 위해 승모근을 동원하는 자연스러운 반응으로서 어깨를 올리는 것이다. 이러한 경향은 몇몇 사람들이 견갑골 사이 등 쪽에 통증이 발생하는 이유 중 하나인데, 수직과 수평의 다양한 방향으로 체스트 프레스를 하게 될 때 견갑골을 모으는 능형근을 활성화하게 되고, 이후 능형근의 힘이 떨어지며 무게를 버티기 위해 승모근을 활성화하며 운동하기 때문이다.

또한 고객이 이미 체스트 프레스를 했다면, 인클라인Incline 또는 디클라인Decline 프레스를 하는 것을 권장하지 않는다. '가슴 상부'를 두껍게 만들고 싶어하는 몇몇 훈련자

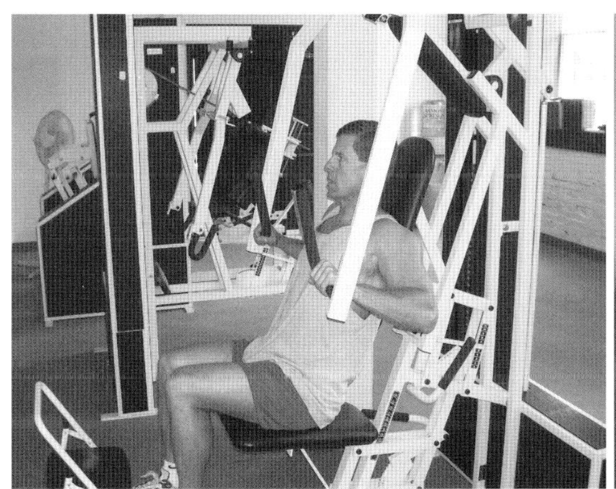
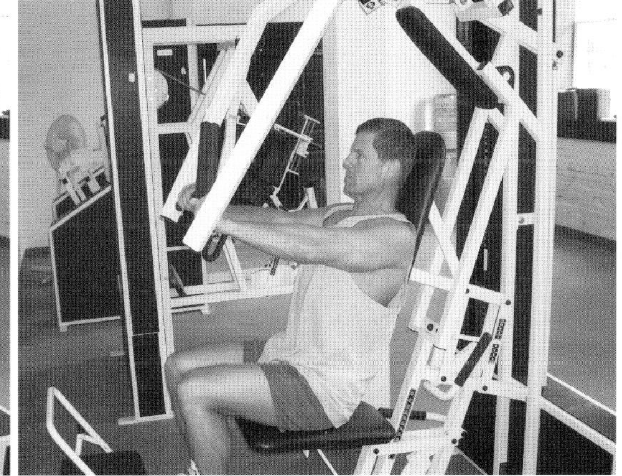

체스트 프레스(시작과 끝 자세)

들은 인클라인 운동이 가슴근육에 자극을 주는 가장 좋은 운동이라 생각한다. 이러한 오류는 흉근 상부와 소흉근을 혼동하기 때문에 발생한다. 많은 훈련자들은 가슴 근육의 윗부분이 '소흉근'이라 생각하지만, 실제로 그들이 말하는 것은 흉부 근육의 쇄골 부분이다. 소흉근은 대흉근 아래에 위치하고 있으며, 몇 개의 갈비뼈부터 상완골 윗부분의 관절와에 부착한다. 이 소흉근은 팔을 편 상태에서 상완골을 내전하게 만든다. 따라서 대흉근, 그리고 소흉근 모두 체스트 프레스를 할 때 이미 강하게 자극받게 된다.

풀다운

다음 운동은 풀다운이다. 팔을 바깥쪽으로 벗어나지 않게 앞쪽에 위치하고 어깨너비보다 손을 조금 좁게 위치한 채 언더핸드 그립Underhand grip을 사용한다. 이 그립은 보통 패러럴 그립Parallel grip으로 머신을 잡을 때보다 조금 더 큰 관절 가동범위를 제공하며, 추가적으로 상완골을 외전이나 외회전시키지 않고 팔을 몸통 앞쪽에 위치시킨다. 상완골이 외전 그리고 외회전되었을 때 견봉하 공간이 좁아져, 견관절의 관절와 부분에 위치하고 있는 회전근개와 같은 구조물들의 충돌이 발생하게 된다. 또한 몸 앞쪽에 팔을 놓는 것은 복근Abdominal muscle을 포함한 앞쪽 몸통에 좋은 영향을 미칠 것이다(그림 4.1. 참고).

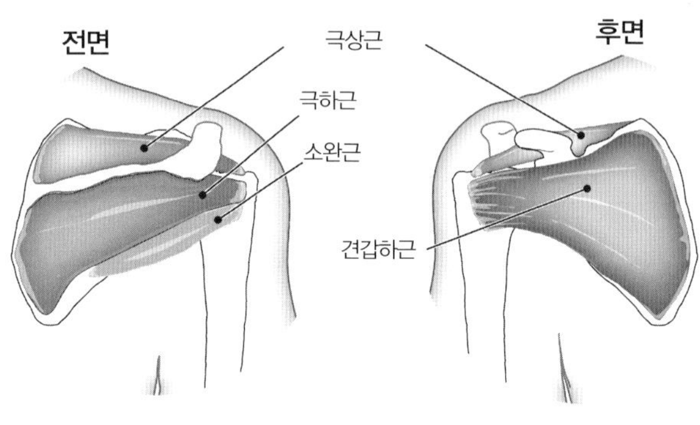

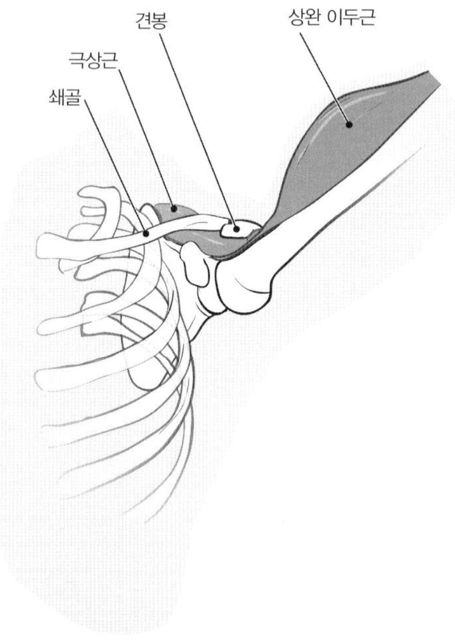

그림 4.1.

회전근개: 위 그림에 보이는 뼈 연결부위의 좁은 공간에 주목해야 한다. 풀다운을 수행하는 중에 팔을 넓게 벌려 잡는 것은 회전근개가 뼈 연결부위의 아래에서 압박될 수 있다.

사용되는 근육 올바른 풀다운 동작은 몸통 앞쪽과 뒤쪽의 근육 대부분을 활성화시킨다. 이 운동은 등 윗부분의 광배근뿐만 아니라 다른 근육군들까지 강하게 자극한다. 가장 주목할 만한 것은 쥐는 근육이나 전완 굴곡근들을 강하게 자극하는 것이다.

추가적으로 이두근이 큰 범위로 작용된다. 대부분, 팔꿈치와 어깨 관절을 교차시키는 바벨컬과 같은 단일 관절 움직임으로 이두근을 훈련시키지만, 이두근은 팔꿈치와 어깨관절을 지나는 근육이기 때문에 팔을 회전시키는 풀다운을 하는 것 또한 이두근이 작용된다. 더 나아가 풀다운은 흉근의 쇄골 부위를 강력하게 자극하며, 이는 상완골이 뻗은 상태에서 수축할 때 초기의 회전동작이 자극하게 된다. 풀다운을 하는 중 초기 15~20도 사이에서는 흉근의 쇄골 부위 근육들에 의해서 시작되는 것이다.

강하게 당기는 동작은 상완골의 중심으로 향한 강한 내전의 움직임으로 흉근을 작용시킬 뿐만 아니라 삼두근이 크게 작용한다. 손이 머리끝에서 아래로 당겨지게 되면, 몸통 쪽으로 상완골을 내리기 위한 회전을 위해 삼두근의 내측두가 활성화되게 된다. 이 운동을 하는 내내, 바를 아래로 당기는 것을 돕는 광배근, 능형근, 그리고 승모근들은 완전히 작용하게 된다. 마지막으로, 복근이 강하게 작용되는데 특히 슬럼핑 모션 Slumping motion이 되었을 때 강하게 작용된다(다음 장에서 설명).

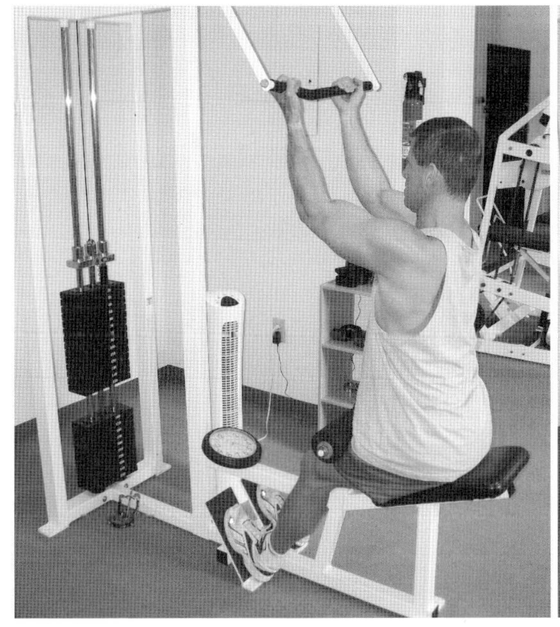
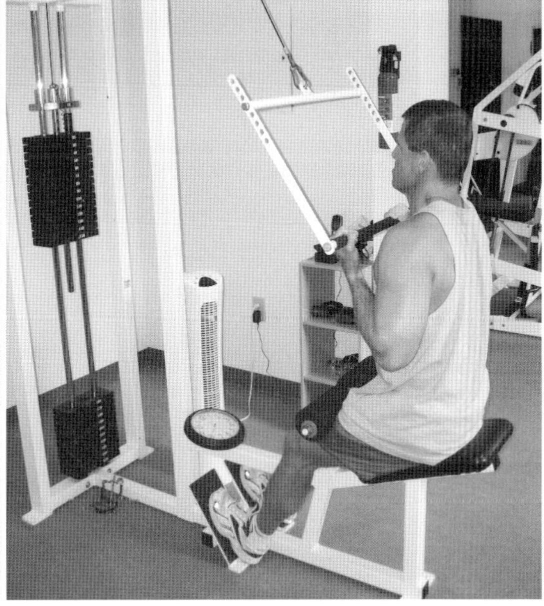

풀다운(시작과 끝 자세)

운동 방법 팔을 머리 위로 완전히 편 자세에서 핸들(바)을 윗 가슴까지 당긴다. 팔을 완전히 똑바로 펴기 전까지 약 3~5초 동안 수축을 유지한다. 우리는 일반적으로 고객을 의자에 똑바로 앉은 채로 유지시키며, 핸들을 가슴 위까지 내려 수축할 때 그들에게 '슬럼프Slump'를 교육한다. 슬럼핑 모션이란 단순히 기울여 당기는 의미가 아닌 버티컬 크런치Vertical crunch와 같이 어깨를 엉덩이 방향으로 일자로 내리는 것을 의미한다. 이 슬럼핑 모션은 복근을 수축시킴으로써 흉골과 치골 사이의 거리를 약간 단축시킨다. 고객들이 슬럼프 포지션에서 완전하게 수축했을 때, 우리는 그들에게 슬럼핑 모션을 이완하기 전까지 약 3~5초간 정적으로 수축을 유지시키며, 점차적으로 핸들을 원래 위치로 돌려놓도록 한다. 핸들이 다시 머리 위쪽으로 돌아갈 때는 고객들에게 수평면에서 손을 바깥쪽으로 민다고 생각하라 말한다. 이는 광배근을 좀 더 효과적으로 자극할 것이다.

오버헤드 프레스

풀다운을 한 후 바로 오버헤드 프레스를 한다. 이 운동을 적절히 시행할 때 체스트 프레스와 비슷하게 상체의 '미는' 움직임과 관련된 근육들이 작용할 것이다.

사용되는 근육 오버헤드 프레스는 위팔 뒤쪽에 위치한 상완 삼두근이 강하게 사용될 뿐만 아니라 삼각근과 흉근도 상당히 쓰인다. 움직임의 면에서 봤을 때 삼각근은 흉근보다 더 적극적으로 사용이 요구되지만, 그럼에도 불구하고 순차적 동원과 근피로 때문에 결국 상당 부분 흉근이 사용될 것이다.

운동 방법 오버헤드 프레스를 시행할 때, 이상적으로 패러럴 그립(손바닥이 마주보는)과 함께 몸의 바깥쪽보다는 앞쪽에서 손과 팔을 머리 위로 움직이는 것이 중요하다. 패러럴 그립은 특히, 위쪽으로 미는 움직임을 할 때 팔을 외전과 외회전시키지 않은 채 몸의 중앙선 쪽으로 위팔을 내전시키는 것을 도와준다.

만약 머신 위에서 팔꿈치를 바깥쪽으로 밀면서 오버헤드 프레스를 하게 될 경우(이러한 동작은 바벨을 사용한 비하인드 넥 자세에서도 흔히 발생한다), 팔은 바깥쪽으로 외전될 것이며, 어깨는 외회전될 것이다. 이 자세는 바람직하지 못한데, 이는 견갑골의 견봉하 공간에서 상완 골두를 회전시켜, 팔을 위아래로 움직일 때 회전근개가 움직이는 유일한 통로를 좁게 만들어 충돌증후군의 위험 요소를 증가시키기 때문이다. 대신 몸통 앞쪽 면에서 손을 마주보고 팔을 움직여 오버헤드 프레스를 하는 경우, 상완 골두와 견봉하 공간은 최대로 넓어져, 회전근개가 충돌 없이 움직일 수 있는 충분한 공간을 가

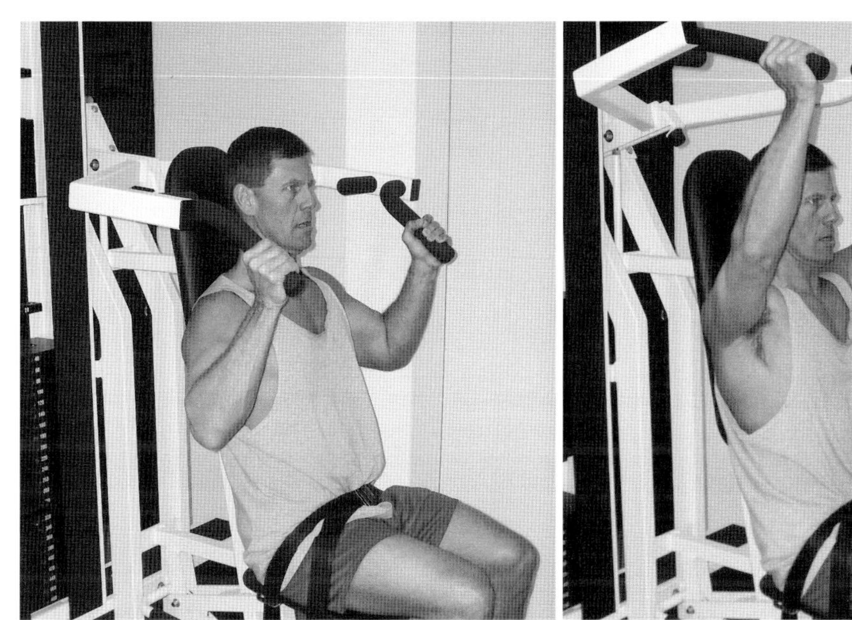

오버헤드 프레스(시작과 끝 자세)

질 것이다.

오버헤드 프레스를 하는 도중 훈련자가 지치면, 머신 뒤 패드에 견갑골을 더 많이 밀어 힘을 얻기 위해 허리 아치를 만들려는 경향이 있다. 만약 우리의 고객이 의자 끝에서 엉덩이를 떼는 움직임을 시도한다면, 오버헤드 프레스를 하는 동안 벨트로 골반을 의자에 고정하고 밀도록 한다. 그렇게 하면 허리가 다치기 쉬운 자세 또는 아치를 만들지 않고 원하는 만큼 효과를 얻을 수 있다.

레그 프레스

마지막 운동은 레그 프레스로 사실상 하지의 모든 근육군을 자극하는 운동이다.

사용되는 근육 레그 프레스는 허리 아래 근육들에 영향을 미치며 특히 엉덩이 근육군을 자극한다. 또한 허벅지 뒤쪽 햄스트링 근육, 그리고 허벅지 앞쪽에 위치한 대퇴 사두근과 몇몇 신전근이 강하게 동원되며, 하지의 비복근 등이 발달되어 발목 주변의 근육에도 도움이 된다. 다양한 종류의 레그 프레스 머신이 있지만 보다 더 많은 각도를 선택할 수 있는 레그 프레스 머신이 선호될 것이다. 어떤 머신이든 적절한 역할을 하겠지만, 머신의 각도가 직선에 가까워질수록 낮은 저항으로 움직일 수 있을 것이다(차를

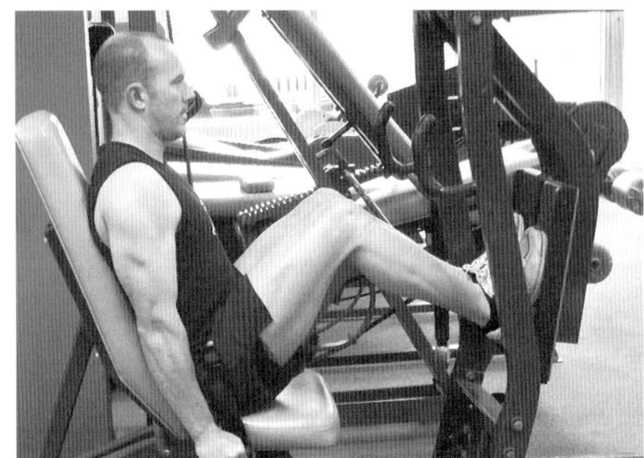
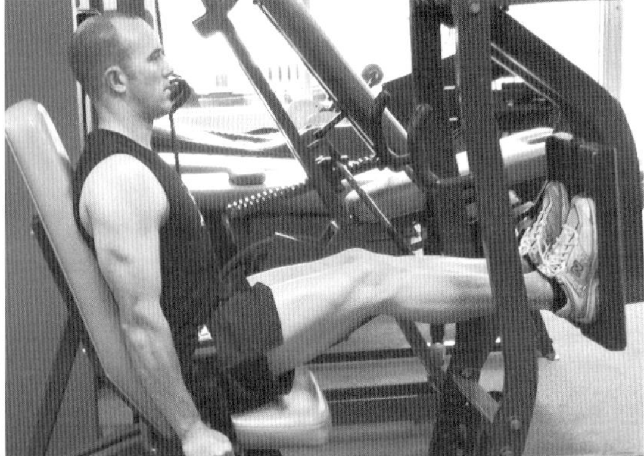

레그 프레스(시작과 끝 자세)

높은 곳으로 미는 것보다 평평한 곳에서 미는 것이 더 쉬운 것처럼). 하지만 이러한 점들은 다양한 각도에서 변화 저항을 주기 위해 오프셋 캠을 사용해 만든 노틸러스와 메드엑스사의 레그 프레스 머신에서는 예외가 될 것이다.

운동 방법 레그 프레스 머신은 무릎을 굴곡 자세로 앉았을 때 허벅지의 앞쪽이 천장을 향해 수직으로 있도록 조절돼야 된다. 엉덩이는 90도보다 약간 더 굴곡시키고, 무릎은 최대한 90도에 가깝게 구부려야 된다.

자세 세팅 후엔 천천히 부드럽게 끝부분 바로 전까지 다리를 밀어낸다. 다리를 완전히 펴는 것은 무릎이 잠김 상태가 되며, 근육의 긴장이 낮아지기 때문에 바람직하지 않다. 이 자세에서, 천천히 다리를 구부려 시작 자세로 돌아온다. 시작 자세에 가까워질 때 무게 추를 가볍게 '탭' 하는 느낌으로 살짝 닿게끔 하고, 다시 다리를 편다. 방향 전환을 포함한 모든 움직임은 유동적으로 부드럽게 둥근 움직임처럼 시행되어야 한다. 레그 프레스 운동은 혈압을 올릴 정도로 손잡이를 너무 세게 잡을 필요는 없지만, 손바닥으로 가볍게 잡고 운동하는 것은 바람직하다.

프리웨이트 5대 운동

모든 사람들이 위에서 언급한 머신들을 사용해 운동하는 것은 아니기 때문에, 이번에는 효과적인 프리웨이트 5대 운동을 소개한다.

벤트 오버 바벨로우 허리를 굽히고 어깨너비 정도로 바벨을 잡는다. 그리고 허리에 너

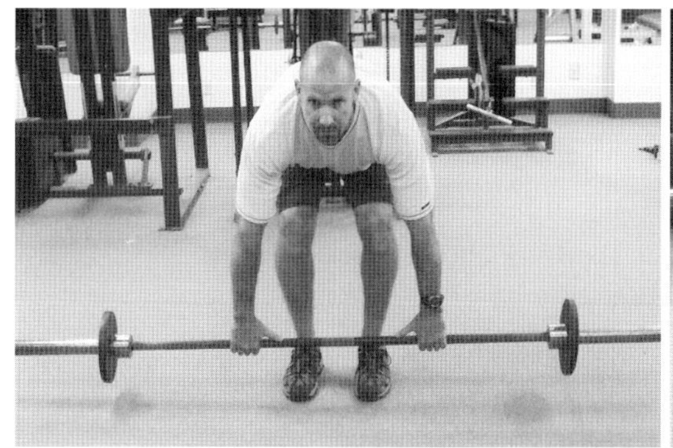
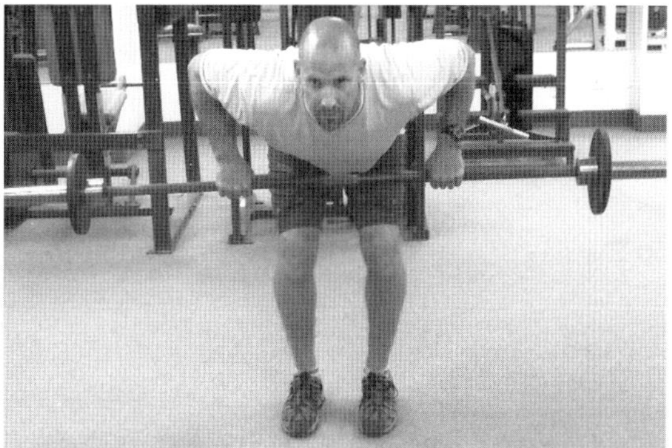

벤트 오버 바벨로우(시작과 끝 자세)

무 무리가 가지 않게 하기 위해 무릎을 약간 구부린 채로 유지한다. 천천히 상복부에 바가 닿을 때까지 팔을 위로 당기며 완전히 수축했을 때 잠시 멈추고, 다시 처음 자세까지 천천히 바벨을 내린다. 운동은 부하시간까지 지속한다(부하시간[TUL Time Under Load]은 반복 속도에 따라 반복 횟수를 더하는 시간을 나타낸다).

스탠딩 오버헤드 프레스 오버핸드 그립으로 바벨을 어깨너비에 맞춰 잡는다. 허리를 곧게 유지한 상태에서 머리위로 천천히 바벨을 들어올린다. 바벨로우와는 달리 이 운동을 할 때는 팔이 완전히 펴져서 관절이 잠기게 되면 관절에 무리가 오므로 완전히

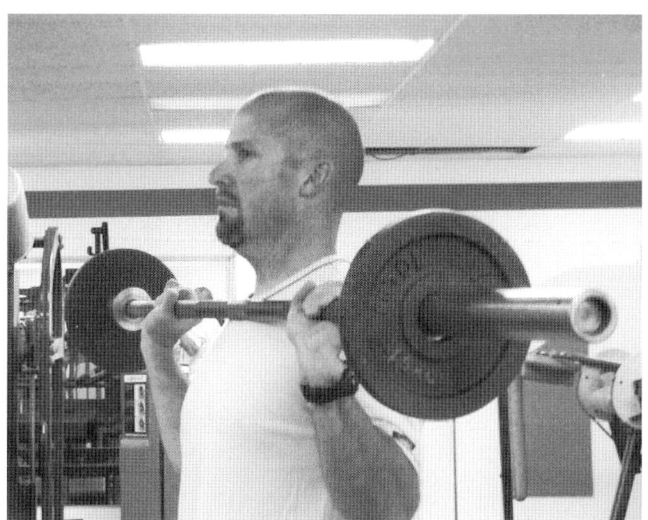
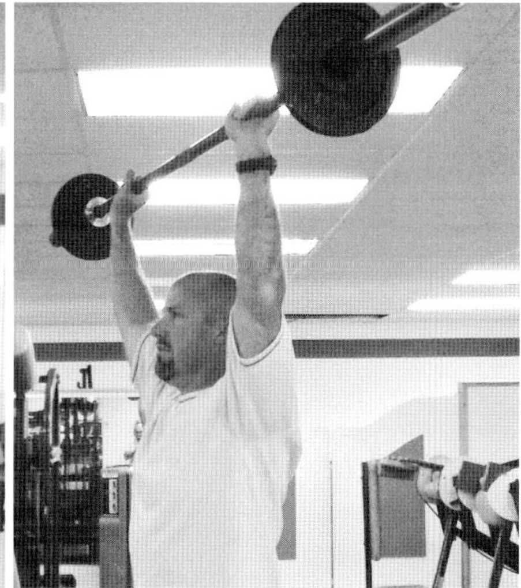

스탠딩 오버헤드 프레스(시작과 끝 자세)

수축한 위치에서 잠깐 멈추지 않는다. 천천히 바벨을 아래로 내린다. 부하시간까지 반복한다.

데드리프트 허리는 곧게 펴고, 의자에 앉아 있는 것처럼 다리를 구부린다. 운동하는 내내 팔은 곧게 편 상태를 유지하며 바벨을 어깨너비만큼 잡는다. 바벨은 손이 정강이를 보거나 반대 방향으로 보는 언더/오버 핸드 두 가지를 사용해 잡을 수 있다. 다리를 완전히 펴고 천천히 몸이 완전히 수직이 될 때까지 일자로 일어선다. 이 자세에서 쉬지 않고 바가 처음 자세로 돌아갈 때까지 허리를 펴고, 머리를 든 채 천천히 내려간다. 운동은 부하시간까지 지속한다.

벤치 프레스 이 운동을 이상적으로 하기 위해서는 안전바가 있는 플랫벤치 또는 파워렉이 필요하다. 파워렉을 사용하는 이유는 운동 중 근육에 힘이 풀렸을 때 바벨이 몸을 눌러 다치는 부상을 방지해줄 수 있다. 등을 대고 벤치에 누워서 팔을 잠그고 가슴 위로 바벨을 밀어서 들어올리며, 이 자세에서 멈추지 않는다. 만약 정지할 경우 고정되어 있는 팔에 오버헤드 프레스가 발생하여 관절을 상하게 할 것이다. 바벨을 천천히 파워렉의 안전바까지 내리고 다시 천천히 고정된 자세에서 들어올린다. 부하시간까지 반복

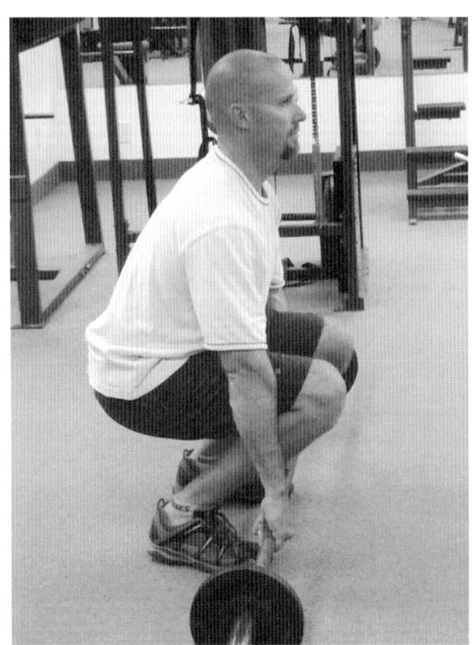

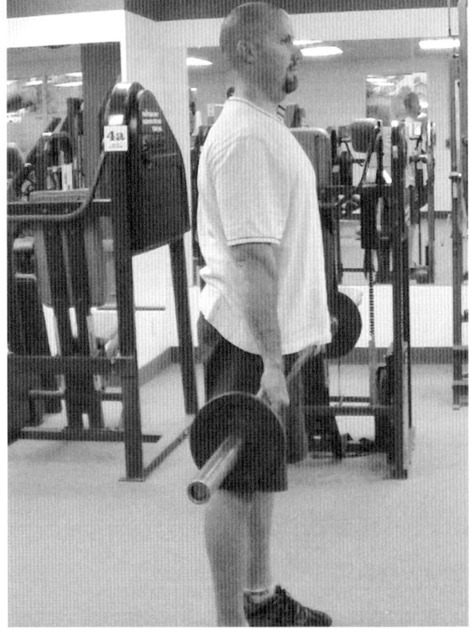

데드리프트(시작과 끝 자세)

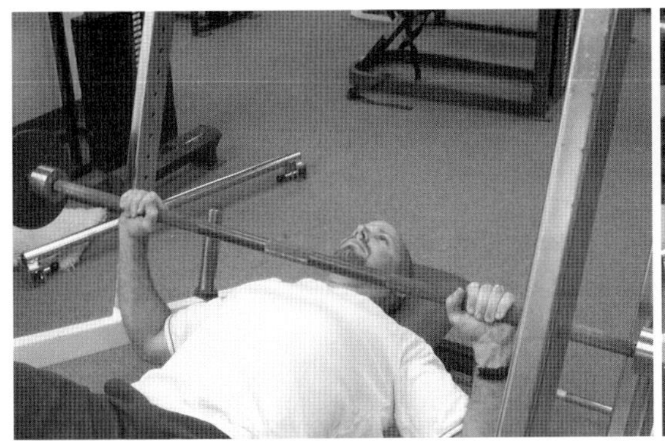
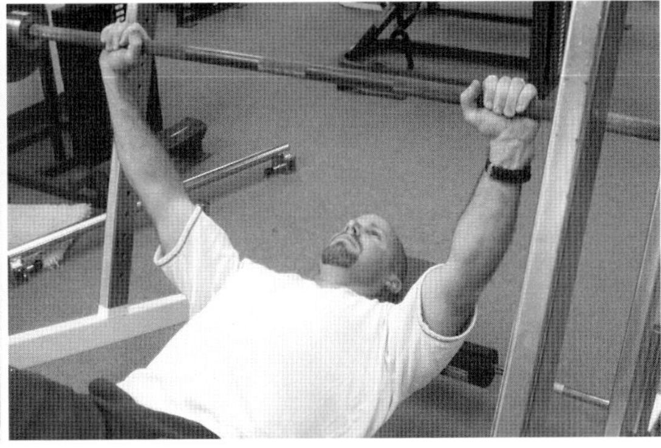

벤치 프레스(시작과 끝 자세)

한다.

스쿼트 바벨 스쿼트는 뛰어난 하체운동이지만 바가 목의 뒤쪽에 위치하므로 목을 압박하여 심각한 문제를 일으킬 수 있다. 또한 파워렉이나 스미스머신이 없으면 근력 고갈 시점을 뛰어넘기에는 어려운 것이 사실이며, 부상의 위험이 있다.

이 운동을 수행하려면 무릎이 구부렸을 때 90도 정도 되는 지점, 움직임의 하단 쪽에 안전바를 설치한다. 바벨은 목의 바로 위가 아닌 승모근 위에 올려놓아야 한다. 그대로 바벨을 유지하고 파워렉 상단의 안전바에서 들어올려 뒤로 걸어 나온다. 다리의 간격을 어깨너비로 벌리고 등을 똑바로 펴고 선다. 어깨에 올려놓은 바벨이 무릎을 구부렸을 때 90도 정도까지 설정한 안전바에 살짝 닿을 때까지 허리를 곱게 유지하고 구부린다. 빠르게 내려가지 않고 컨트롤하며 내려간다. 내려가자마자 구부렸던 다리를 다시 펴서 시작의 자세로 천천히 돌아온다. 부하시간만큼 반복한다.

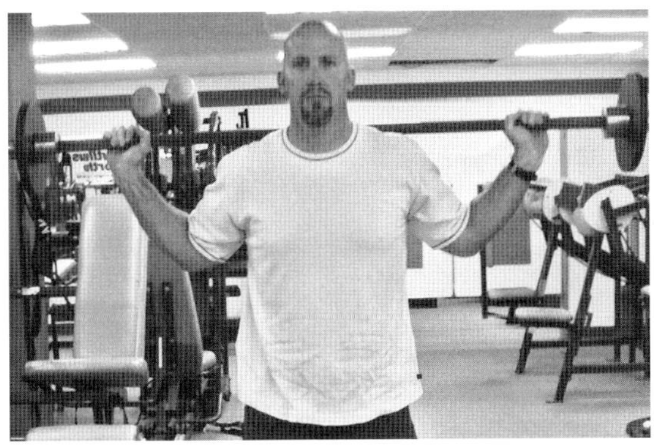
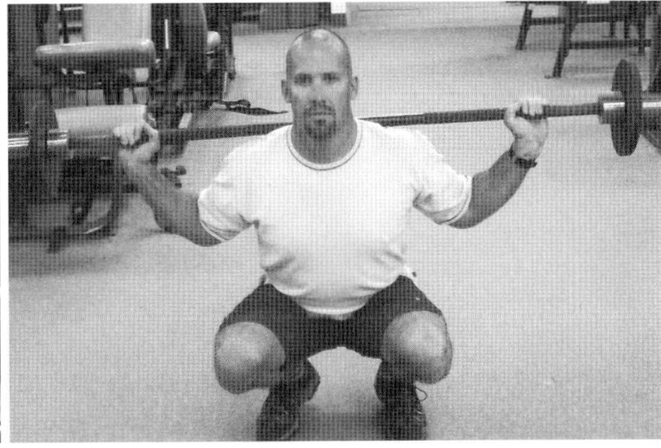

스쿼트(시작과 끝 자세)

반복속도

우리는 이 운동들을 천천히 반복하는 것을 권장한다. 상당히 많은 과학 문헌으로부터 축적된 데이터는 빠르게 움직이게 되면 근력의 효과적인 증가를 감소시킨다고 제시한다.[2] 이러한 이유는 빠른 움직임과 동작들은 근섬유를 자극한다기보다는 무게를 움직이는 데 기여하기 때문이다.[3] YMCA 근력훈련 감독관인 생리학자 웨인 웨스코트Wayne Wescott의 연구에서, 25~82세 사이의 남녀 피험자들을 두 그룹으로 나누었는데, 한 그룹은 느린 방식으로 훈련하였고, 다른 한 그룹은 좀 더 일반적인 빠른 방식으로 훈련하였다. 10주 후, 느리게 수축한 한 그룹의 피험자들은 전체적인 근력이 59% 증가한 반면, 빠르게 수축한 그룹은 39%의 증가를 보여주었다.[4]

운동의 목표는 단순히 무게를 A에서 B로 옮기는 것이 아니라 근육에 자극을 줄 수 있도록 효과적으로 영향을 주는 것이다. 추가적으로 더 많은 근력을 만들 때는, 잘 조절된 리듬으로 훈련하는 것이 부상의 위험을 상당히 감소시킨다.[5] 따라서 긍정적 적응을 위한 효율과 더 많은 자극을 전달하는 면에서 운동을 느리게 반복하는 것이 더 좋다.

그럼 얼마나 느리게 들어올리고 가볍게 들어야 할까? 우리는 시작과 정지를 반복하지 않으며, 할 수 있는 한 천천히 움직이라고 조언한다. 리듬이 얼마나 느릴지는 사용하는 장비의 근력 곡선 정확도에 달려 있으며, 장비의 마모 정도와 자연적, 신경학적 효율성 등을 고려해야 된다. 몇몇 훈련자들은 15초 올리고, 15초 내려도 괜찮을 정도로 완전히 부드럽게 반복하는 것을 볼 수 있다. 반면, 다른 훈련자들은 반복도 없이 불규칙하게 5초 이하로 들고, 5초 이하로 내리는 것조차 할 수 없는 경우도 있었다.

반복 리듬을 위한 우리의 가장 중요한 규칙은 흔들림 없이 할 수 있는 한 느리게 움직일 수 있는 리듬이어야 하며, 이렇게 멈추고-그리고-시작하는 흐름이어야 한다는 것이다. 세트를 진행하는 중에 리듬의 변화를 발견할 수도 있다. 예를 들어 어려운 시작과 쉬운 종료 자세를 가지고 있는 장비로 운동을 하고 있다면, 힘든 시작점은 큰 장애물이나 극복해야 할 지점을 나타낼 것이다. 따라서 만약에 완전히 부드럽게 8초 동안의 리듬 동안 운동을 했더라도, 어려운 시작점으로 인한 약간의 걸림돌과 몸부림으로 인해 부드럽게 진행되는 흐름은 오직 5~6초만 유지될 수 있다. 다시 말하지만 횟수에 연연하지 말고 할 수 있는 한 느리게 저항을 느끼며 수축해야 한다.

부하시간(TULTime under load)

운동 중에 전통적으로 기록의 보존을 위해 운동을 측정하고 개선을 평가하는 것은 훈련자에게 주어진 무게로 그들이 얼마나 많은 횟수를 반복하는 데 초점이 맞춰져 있었다. 반면 우리가 주장하는 것은 움직임을 근육의 부전상태에 도달할 때까지 세트를 지속하는 시간이다. 우리는 이 측정을 '부하시간'라 부른다. 다른 사람들은 이것을 '수축실패시점' 또는 '긴장시간'이라 불러왔다. 뭐라고 부르던 간에 이 방법을 사용하면 운동 수행에서 미세 조정 다이얼을 배치하게 된다.

예를 들어 평균 10초 들고 10초 내리게 되면, 주어진 반복 내에 근육이 자극을 20초 받게 된다. 만약 첫 번째 운동에서 6회를 반복하고, 다음 운동에도 6회에서 근부전상태에 도달했다고 하자. 하지만 첫 번째 운동에서의 작업불가 시간은 1분에 30초, 그리고 다음 운동에서는 1분에 40초가 됐다. 이는 단지 개수를 세는 것으로 근력을 보여주는 것이라면 증가된 10초를 잃게 될 것이다. 부하시간은 훈련자에게 놓칠 수도 있는 작은 개선까지 보여주고, 점증적인 무게의 진행을 좀 더 세밀하게 조정할 수 있다.

호흡

운동을 수행하는 동안 호흡은 자연스럽게 입을 통해 계속해야 된다. 운동이 더 힘들어지고, 근육에 젖산이 쌓이게 되면 근육이 '타는' 듯한 감각이 나타나게 되고, 일부러 호흡을 빠르게 하거나 과호흡을 하게 된다. 이 과정은 호흡하는 것을 방해하고 결국 발살바 메뉴버Valsalva maneuver를 동원하게 된다(운동 중에 호흡을 참게 되면, 일반적으로 성대나 성문이 닫히고 가슴에서 공기를 삼켜지게 될 것이다. 그리고 그것을 강하게 밀듯이 숨을 참는다). 우리는 몇몇 이유 때문에 이 방법의 사용을 권하지 않는다.

1. 불필요하게 혈압을 상승시킨다.
2. 정맥 순환에서 혈관 내 압력을 상승시킨다.
3. 심장으로의 정맥 반환을 저하시키는 흉강 내 압력을 증가시킨다.
4. 근육에서 발살바 메뉴버는 기계적인 도움을 준다. 역도선수들이 기록을 위해 무리해가며 숨을 참는 것을 보면 알 수 있다. 그러나 우리의 목표는 피로를 줄이고 근육에 자극을 주는 것임으로 그 방법은 아주 작은 부분만 차지하면 된다. 따라서 그것을 하는 것은 위험할 뿐만 아니라, 우리가 달성하고자 하는 지속부하Inroading 과정을 할 수 없다.

역경 극복하기(지속부하 과정의 이해)

긍정적 변화를 위한 자극에는 여러 가지가 있다. 분명히, 근육의 기계적 기능을 담당하는 심폐계 시스템으로서 심폐계 구성요소는 중요하다. 따라서 보다 높은 강도의 근육 운동은 심혈관계나 호흡계를 자극하는 수준이 더 높다. 또한 인체에서 젖산과 같은 대사 폐기물은 제거되는 양보다 더 빠르게 축적됨으로써 피로가 더 쌓이게 된다. 이와 같은 효과는 특정 성장 호르몬들을 분비하고 근육 성장의 첫 번째 단계를 자극하는 특정 환경을 만든다.[6] 부하 또는 무게 또한 이 과정의 일부분이다. 무거운 무게로 운동했을 때 근육의 적응이 시작되고, 각각의 근육과 뼈 밀도의 증가를 자극하기 위해 필요한 미세 세포 손상이 발생한다.[7]

이 모든 요소들은 근육에 지속부하 또는 약화 메커니즘이 적용되었을 때 자극 과정으로 나타나거나 기여한다. 고강도의 근육 수축은 근육 조직을 약하게 만들지만 긍정적 변화를 위한 강력한 자극들이다.[8] 그것을 잘 이해하고 있는 수행자들은 그 목표를 달성하기 위해 노력할 것이며 이것은 매우 중요하다. 이 과정을 설명하기 위해 지속부하의 도표(그림 4.2.)를 사용하는 것은 도움이 된다.

세트를 시작할 때, 힘을 아직 사용하지 않았고 그것을 100유닛의 힘이라고 부르기로 하자. 그러나 근력과는 달리 무게는 75유닛이 주어질 것이다. 지속부하가 발생하기 위해, 근육이 자극받는 저항은 시작 시 근력 수준에 약 75~80% 사이가 되어야 한다. 만약 선택한 저항이 너무 가벼운 경우에는, 근육에 피로가 쌓이기보다는 빠른 속도로 회복해 지속부하가 발생하지 않게 된다. 느린 프로토콜을 사용하여 무게를 들고 내리는 운동을 반복 시행한다(정확한 캠 프로파일이 달린 장비를 가지고, 무게를 올리거나 힘을 주는 데 10초, 내리거나 힘을 빼는 데 10초를 반복한다). 이렇게 무게를 들 때 낮은 속도는 가속도를 제거하고, 안정성을 증가시키며, 세트 중에 근육을 지속부하 상태로 유지한다.

운동을 반복할 때마다 힘이 처음보다 감소해 근력은 감소하고 피로도와 섬유의 동원은 증가한다. 처음 100유닛의 근력 중 일부를 잃어버렸지만, 아직은 근육들이 무게를 올림과 내림에 있어서 75유닛보다는 더 강하다. 더 이상 반복이 어렵다 느끼고 있다면, 인체는 더 본능적으로 더 이상 피곤하고 싶지 않다고 느껴 일반적으로 운동을 그만 하고 싶다는 부정적인 피드백이 시작된다. 그럼에도 불구하고, 근육의 지속부하를 유지하고 근육에 힘이 빠지지 않게 더 집중해야 한다. 난이도가 올라갈수록 근력 고갈에 도달하는 느낌은 예민해진다(이러한 반응은 정상).

이 시점에서는 진짜 힘들기 시작할 것이고, 이때 트레이너는 운동 중에 근육의 힘이 빠지거나 쉬거나, 멈추거나, 스피드가 증가하거나 하지 않게 격려하며 집중력을 유지시켜야 하는데 이 모든 것들은 운동을 통해 성취하고자 하는 것들에 대해 반대되기 때문이다. 만약 감독관이나 코치가 없다면 아마 이 시점에서 그만둘 것이지만, 한 번

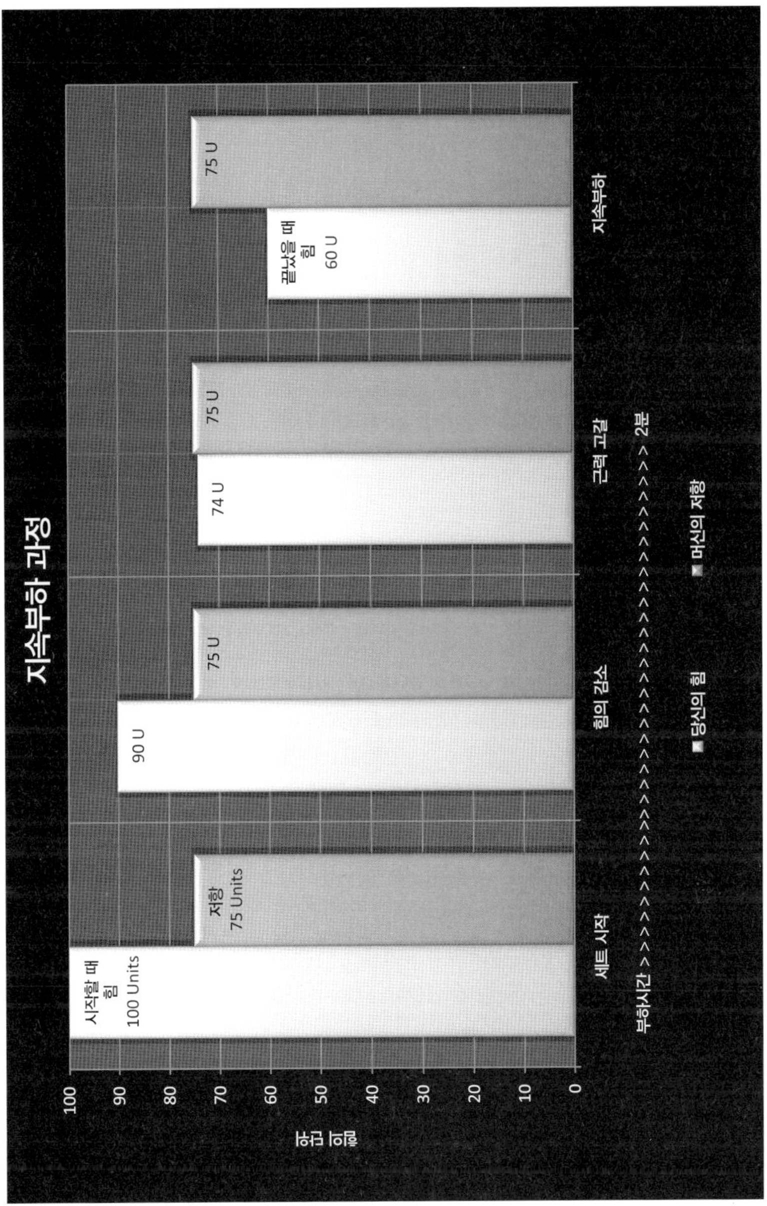

그림 4.2.

이 그래프는 한 세트를 운동했을 때, 근력에 어떤 일이 일어나는지를 보여준다. 시간은 가로방향의 x축이고, 힘의 단위는 세로방향의 y축이다. 회색 막대들은 변동 없이 꾸준하게 75유닛으로 운동기구의 저항(무게)을 보여준다. 각각의 세트를 나타내는 흰색 막대들은 세트 수가 증가함에 따라 근력이 약해지는 정도를 보여준다.

더 반복을 시도하는 것이 좋다. 이 세트의 마지막 반복을 하는 것은 이제 15초, 20초 심지어 30초가 걸릴 정도로 어려워진다. 최대로 수축 후 천천히 반대 방향으로 내리고 이완을 시작하면 저항이 근력을 넘어서기 시작한다. 다시 한 번 저항의 변화를 주지 않고 운동을 실시한다. 이때 트레이너는 10초를 세며 저항에 대해 수축하라고 말한다. 그러면 피로도는 급격히 증가하며, 근력도 저항 수준보다 아래로 계속해서 내려갈 것이다. 트레이너가 10초의 숫자를 끝내면 저항을 내려놓을 수 있다. 세트가 끝나게 되면 근력 수준은 40%의 근력이 지속부하 상태에 있던 결과로, 운동을 시작하기 이전보다 근력이 약 60% 수준으로 감소된다.

이 전체 과정은 약 2분에 걸려 진행됐지만, 이 시간 동안 근육은 40% 약해진다. 이러한 운동은 인체에 심각한 '위험'이다. 왜냐하면, 인체는 지금 체육관에서 단순히 바벨을 들고 내리고 있다는 것을 인지하지 못하기 때문이다. 알고 있는 것은 단지 산에서 생존을 위해 사자와 싸우고 있다는 것이다. 인체에 이것은 아주 엄청난 대사적 경험이며, 이 경험이 끝났을 때는 움직일 수 없을 것이다. 움직임은 생물학적 기능의 지속이다. 만약 움직일 수 없다면, 음식을 얻을 수 없으며, 다른 먹이를 위해 음식이 되는 것을 피할 수 없다. 이 경험은 신체가 반응하는 심오한 자극을 나타내는데, 충분한 시간이 주어지면, 근력의 보유량을 증가시켜, 다음번에 그러한 자극이 발생하더라도 들 수 있는 최소한의 힘을 남겨둘 것이다. 물론 지금 이 과정을 모두 이해했더라도, 다른 대사 적응을 만들어 인체에 자극을 주기 위한 다음 운동에서는 아주 약간의 저항만 증가시킬 수 있다.

이 과정 중에 피로와 힘의 사용에 대해 명심해야 한다. 그러면 힘의 사용과 처음부터 끝까지 사용하고 있는 저항 사이의 관계를 느낄 수 있다. 자신의 아래에 놓인 저항을 들기에는 충분히 강하지 않다는 공포감과 같은 느낌을 본능적으로 알 수 있어야 한다. 그것이 바로 세트의 '성패를 좌우할' 시점이다. 만약 실시하고 있는 운동이 근육 피로의 깊은 단계에 도달할 수 있다고 알고 있으면, 운동에서 벗어나려는 본능을 중단할 수 있다. 이러한 맥락에서 벗어나는 것은 세트를 조기 또는 조급하게 종료하거나 운동에서 빨리 벗어나기 위해 단순히 흔들고 대충 하는 것이다.

우리는 고객들에게 "저항을 꼼짝 않고 들고 있거나, 움직임을 멈추더라도 상관하지 않는다. 그냥 처음 시작한 것과 같은 방법으로 운동하고, 저항에 못 이겨 움직임이 멈추더라도 겁먹거나 당황하지 말고 계속 힘을 주고 운동을 해야 한다. 반복을 완료하는 것만이 중요하지는 않다"라고 조언한다. 본능이 이 피로 수준에 도달하는 것을 반대한다는 것을 인지하고, 피로 수준에 도달하기 위해서 본능을 슬기롭게 극복해야 하는 것은 아주 중요하다. 이것을 습득하기 위해 가장 중요한 것은 이 과정의 본질이다. 신체

활동이 생산적인 변화를 위한 자극이 되는 시점에 올 수 있도록, 세트 중에 조금 불안하거나 공포감을 느끼는 것이 좋다고 이해하는 것은 도움이 된다. 결국 운동의 목표는 단순히 저항을 들었다 내리는 것이 아니라, 더 이상 저항을 움직일 수 없는 단계까지 도달하기 위해 지속된 노력을 하는 것이다. 이 수준을 잘 알고 있다면 몸에서 긍정적인 적응 반응의 생산을 자극하지 못하도록 방어하는 본능을 무시할 수 있다.

근력 고갈

논리적인 질문들이 나올 수 있다. 운동 초보자는 어느 정도의 피로를 목적으로 할 것인가? 다음의 반복횟수를 할 수 없는 지점인가? 아니면 힘들고 불편하지만 몇 회를 더 할 수 있는 지점인가? 많은 경험에 비추어보면 운동 초보자를 포함하여 많은 사람들은 운동은 시작하자마자 긍정적 실패를 경험하고자 한다. 만약 운동 시 사용할 무게를 잘못 선택했거나, 혹은 너무 오랫동안(90초 이상) 운동을 지속했다면, 긍정적 실패를 경험할 때까지 대략 5~10% 정도의 저항을 올려(더 필요할 수 있다), 90초 안에 부하시간으로 끝낼 수 있도록 해야 한다.

틀림없이, 주로 앉아서 오랜 기간 시간을 보내왔던 사람들은 스스로를 힘든 지점까지 밀어붙이는 것에 익숙하지 않다. 근육을 자극한다는 것의 전체적인 의미가 그들에게는 낯선 경험이고 그로 인해 긍정적 실패를 경험할 수 있는 지점에 도달하기 훨씬 전에 운동을 그만두곤 한다. 그러한 상황에서 그들이 스스로 운동에 익숙해지거나 진정한 근력 고갈을 경험하기 위해 겪어야 할 운동 시 불편함을 위한 내성이 생길 때까지, 운동을 하는 동안의 자발적 종료는 긍정적 '실패'의 잠정적인 의미로 사용한다. 그렇지 않고, 만약 회원들의 컨디션 상태가 좋거나 수준이 높다면, 그들을 시작부터 실패지점으로 이끌어간다.

많은 경우 실패지점은 훈련자의 현재 능력이나 힘든 상태를 견딜 수 있는 수준에 의하여 결정된다. 일단 이 상태에 적응하면 우리는 그들이 순간적인 근력 고갈(긍정적 실패)을 경험할 수 있도록 도와준다. 이러한 방법은 절대 스스로 제어할 수 있는 한계점까지만 현재 상태에 따라서 제한시키기 때문에 안전하다고 할 수 있다.

빈도

신체 상태가 좋거나 진정한 실패지점까지 갈 수 있는 훈련자는 매주 1회씩 5대 운동을 진행해야 한다. 하지만 예외는 있다. 첫 운동에서 개인의 운동 강도와 기본적으로 훈련자의 근 비대에 따라 회복 기간이 고려되어야 한다. 체구가 작은 100파운드의 여성의 운동 강도는 그녀가 불편함을 이겨내는 내성에 의해서 결정되며 이 여성은 일주일에

2번 정도 운동을 고려할 수 있고, 과훈련에 있어서는 걱정할 필요가 없다. 상대적으로 170파운드의 체중에 스스로 근력 고갈 지점까지 갈 수 있는 젊은 남성 운동선수는 아마 매주 1회의 운동만이 필요할 수 있다. 앞서 얘기한 여성도 더욱 강해짐에 따라서 충분한 회복을 위해 운동 빈도를 매주 1회 혹은 그보다 아래로 낮출 수 있다

7일간의 휴식은 "무게가 충분한가? 그리고 대사율은 높은가?"와 같은 그 사람이 어떤 운동을 하느냐에 따라 정해질 수 있다. 7일의 휴식이 필요할 만큼의 기계적/대사적 활동이 충분히 이루어지지 않는 사람은, 조금 더 반복적으로 훈련하는 것이 효율적이지만 그렇지 않고 충분이 운동을 할 수 있으면 7일에 하루 휴식이 가장 적합하다.

만약 열심히 운동하고 회복할 수 있을 만한 강도로 운동을 하며 운동 수행능력을 지속적으로 관리한다면, 사용하는 저항의 양을 단계적으로 올리고 운동의 저항강도를 올려주거나 부하시간을 적절하게 조절해야 한다. 이와 같은 경우들이 발생하지 않는다면, 점진적인 향상에 문제가 있는 것이며, 이는 더욱 휴식을 취해야 한다는 징조이다. 이는 충분한 힘을 낼 수 있을 만큼의 회복이 현재 진행되고 있는 운동 빈도 내에서는 어렵다는 것을 증명하기 때문이다.

피트니스 센터를 방문하는 사람들은 대체로 스스로 운동을 하기보다는 프로그램과 함께 혹은 정해진 일정 안에서 운동을 하고 싶어한다. 그리고 그 환경에 익숙해지고 '특정 날짜의 특정 시간을 내가 운동해야 할 시간'이 되면, 오래도록 유지 가능한 규칙으로 확립이 된다. 대부분의 상업적인 피트니스 센터는 대부분 12주 이하로 등록하는 회원들이지만, 우리 센터 회원들은 평균적으로 4~7년 정도 되었으며 그들 중 몇몇은 10년 동안 다닌 분도 있다. 왜냐하면 이러한 정해진 일정이 관리하는 운동의 양과 빈도가 그들의 삶의 방식에 마음 편한 일부가 되기 때문이다.

운동 사이의 휴식 시간

우리는 회원들에게 한 운동에서 다른 운동으로 넘어갈 때 빨리 움직이라고 권장한다. 30초에서 1분이 다음 운동으로 넘어가거나 혹은 다음 운동 시 필요한 장비를 착용하는 데 필요한 일반적인 시간이다. 빨리 움직이므로 신진대사적인 측면에서도 이득을 얻을 수 있다. 피로 부산물이 쌓여갈수록 사용하는 저항이 줄어들게 되며, 운동을 통해서 점진적으로 성취하고자 하는 상대적 지속부하가 증가할 수 있다.

이상적으로는 운동과 운동 사이에 빠르게 움직이며 그로 인해서 숨이 차고 동시에 트레이너 혹은 운동 파트너와는 이야기를 삼가는 것이다. 속도는 신진대사의 강도에 따라서 정해져야 하지만 만약 약한 두통이 있거나 혹은 속이 거북하다면 너무 빠르게 움직이기보다는 보다 천천히 움직이는 것이 좋다. 반대의 극단적인 상황을 말하자면,

운동 사이에 너무나 많은 휴식을 취하여 매 운동이 새로운 상태에서 운동을 하는 것처럼 느껴질 정도로 휴식을 취하면 안 된다.

기록 저장

운동기록지는 표준화해야 한다. 운동 날짜, 운동 시간, 운동 종류, 사용한 저항 혹은 무게, 앉은 자세(적용이 가능하다면), 실시된 속도, 부하시간을 기록할 수 있어야 한다. 운동 프로그램 내 운동 시작 시간부터 마지막 운동의 실패지점에 이르기까지의 경과시간을 기록하는 것도 좋은 생각이다.

부하시간을 잘 관리하고 추적하면, 운동의 총시간과 경과시간의 차이를 파악하므로 휴식 시간을 조절하여 일관적인 휴식 시간을 유지하는 데 도움이 된다. 이는 운동의 부하시간을 파악함으로써 가능하며 총시간으로부터 운동에 필요한 총시간을 가하거나 감할 수 있다. 특정 운동에 요구되는 움직임을 위한 부하시간들을 제하고 나면 나머지는 쉬는 시간이 되며, 이 시간은 크게 향상되지 않아야 한다. 예를 들어 운동 기록이 수행능력에 있어 많은 향상을 가져왔지만 특정 강도 안에서 진행되는 운동 중의 총 부하시간이 줄어들었다면 휴식 시간이 길게 잡아 5분 정도 증가했다는 사실을 발견하게 될 것이고 이는 수행능력이 생각하는 만큼 증가하지 않은 것을 의미한다.

언제 프로그램이 변경되는가?

향상되는 수준에 따라서 4~12주 동안은 프로그램 유지하는 것을 권장한다. 진전속도가 느리다고 판단이 되면 운동 프로그램을 상체 당기는 운동과 미는 운동 그리고 레그 프레스로 구성하는 것을 추천한다. 3대 운동(풀다운, 체스트 프레스, 레그 프레스 혹은 프리 웨이트의 벤트 오버 바벨로우, 벤치 프레스, 스쿼트) 중 한 가지를 선택하여 운동을 실시하면 된다.

이와 같은 운동들은 회복에 큰 영향을 미치지 않는 작은 회전형 운동이다. 즉, 3대 운동과 두 가지의 작은 독립적 운동이 되는 것이다. 다시 말해서 정신적으로 3대 운동만을 한다는 것에 대한 불안감이 없다면, 5대 운동 중에서 밀고 당기는 동작과 레그 프레스, 이 3대 운동만 해도 충분하다.

위의 운동들은 신체 내 큰 근육 구조의 모든 부분을 자극시킬 수 있으며, 굳이 많은 시간이 소요되는 여러 운동들을 진행할 필요가 없다. 신체 전반적으로 근력과 기능 향상을 위한 최적의 운동으로만 집중해서 실시하는 것이다. 효율적인 시간과 생산적인 운동을 위해선, 위와 같이 운동하는 것이 우리가 발견한 가장 최적화된 운동 프로그램이며, 이와 같은 방법으로 우리는 고객들로부터 드라마틱하고 의미 있는 결과를 만들어냈다.

참고문헌

1. B. T. Boyer, "A Comparison of the Effects of Three Strength Training Programs on Women," *Journal of Applied Sports Science Research* 4, Issue 5 (1990): 88–94; M. T. Sanders, "A Comparison of Two Methods of Training on the Development of Muscular Strength and Endurance," *Journal of Orthopaedic and Sports Physical Therapy* 1 (1980): 210–13; L. J. Silvester, C. Stiggins, C. McGown, and G. R. Bryce, "The Effect of Variable Resistance and Free-Weight Training Programs on Strength and Vertical Jump," *NSCA Journal* 3, no. 6 (1982): 30–33.

2. K. Jones, P. Bishop, G. Hunter, and G. Fleisig, "The Effects of Varying Resistance Training Loads on Intermediate and High Velocity Specific Adaptations," *Journal of Strength Conditioning Research* 15 (2001): 349–56.

3. J. G. Hay, J. G. Andrews, and C. L. Vaughan, "Effects of Lifting Rate on Elbow Torques Exerted During Arm Curl Exercises," *Medicine and Science in Sports and Exercise* 15, no. 1 (1983): 63–71.

4. W. L. Wescott, et al., "Effects of Regular and Slow Speed Resistance Training on Muscle Strength," *Journal of Sports Medicine and Physical Fitness* 41, no. 2 (2001): 154–58.

5. D. H. Kuland, *The Injured Athlete* (Philadelphia: J. B. Lippincott, 1982); S. Hall, "Effect of Lifting Speed on Forces and Torque Exerted on the Lumbar Spine," *Medicine and Science in Sports and Exercise* 17, no. 4 (1985): 440–44; P. T. Kotani, N. Ichikawa, W. Wakabayaski, T. Yoshii, and M. Koshimuni, "Studies of Spondylolysis Found Among Weightlifters," *British Journal of Sports Medicine* 6 (1971): 4–8; and M. Duda, "Elite Lifters at Risk of Spondylolysis," *Physician and Sports Medine* 5, no. 9 (1977): 61–67.

6. R. Cooke, "The Inhibition of Rabbit Skeletal Muscle Contraction by Hydrogen Ions and Phosphate," *Journal of Physiology* 395 (1988): 77–97; D. G. Stephenson, G. D. Lamb, and G. M. Stephenson, "Events of the Excitation-Contraction-Relaxation Cycle in Fast- and Slow-Twitch Mammalian Muscle Fibres Relevant to Muscle Fatigue," *Acta Physiologica Scandinavica* 162 (1998): 229–45; D. J. Chasiotis, "ATP Utilization and Force During Intermittent and Continuous Muscle Contractions," *Journal of Applied Physiology* 63 (1987): 167–74; M. C. Hogan, "Contraction Duration Affects Metabolic Energy Cost and Fatigue in Skeletal Muscle," *American Journal of Physiology—Endocrinology and Metabolism* 274 (1998): E397–E402; L. Spriet, "ATP Utilization and Provision in Fast-Twitch Skeletal Muscle During Tetanic Contractions," *American Journal of Physiology—Endocrinology and Metabolism* 257 (1989): E595–E605; and H. Barcrof, "The Blood Flow Through Muscle During Sustained Contraction," *Journal of Physiology* 97 (1939): 17–31.

7. G. E. Plopper, "Convergence of Integrin and Growth Factor Receptor Signaling Pathways Within the Focal Adhesion Complex," *Molecular Biology of the Cell* 6 (1995): 1349–65; H. Sackin, "Mechanosensitive Channels," *Annual Review of Physiology* 57 (1995): 333–53; T. A. Hornberger, "Mechanical Stimuli Regulate Rapamycin-Sensitive Signaling by a Phosphoinositide 3-Kinase-, Protein Kinase B- and Growth Factor-Independent Mechanism," *Biochemistry Journal* 380 (2004): 795–804; and J. S. Kim et al., "Impact of Resistance Loading on Myostatin Expression and Cell Cycle Regulation in Young and Older Men and Women," *American Journal of Physiology—Endocrinology and Metabolism* 288, no. 6 (June 2005): E1110–E1119.

8. K. Hakkinen and A. Pakarinen, "Acute Hormonal Responses to Two Different Fatiguing Heavy-Resistance Protocols in Male Athletes," *Journal of Applied Physiology* 74, no. 2 (February 1993): 882–87. (This study compared a series of single-rep max lifts—twenty sets at 1 rep max (RM) versus 70 percent 1 RM performed until fatigue. Only the 70 percent protocol with inroad/fatigue produced increases in

free testosterone and GH and correlated with accumulation of blood lactate in the 70 percent fatiguing protocol. This article also supports accumulated by-products of fatigue) J. L. Rivero et al., "Contribution of Exercise Intensity and Duration to Training-Linked Myosin Transitions in Thoroughbreds," *Equine Veterinary Journal Supplements* 36 (August 2006): 311–15, "The short-term training-induced up-regulation of HMC IIA and down-regulation of MHC IIX in thoroughbreds are more dependent on intensity than duration of exercise." This article correlates intensity by lactate levels and thus can also support accumulated by-products of fatigue; J. L. Rivero, et al. "Effects of Intensity and Duration of Exercise on Muscular Responses to Training of Thoroughbred Racehorses," *Journal of Applied Physiology* 102, no. 5 (May 2007): 1871–82. Same study as preceding. (Note: Doug McGuff's literature police strike again. Editorial/peer review is supposed to make certain that authors don't double-dip on their publishing and that submitted articles represent new knowledge not presented elsewhere. The *Journal of Applied Physiology* is a big-name journal that should not have let this slip under the radar.); and M. Izguierdo, J. Ibañez, et al., "Differential Effects of Strength Training Leading to Failure Versus Not to Failure on Hormonal Responses, Strength, and Muscle Power Gains," *Journal of Applied Physiology* 100, no. 5 (May 2006): 1647–56. This study showed similar strength increases but greater cortisol and less testosterone in failure training than not-to-failure training. However, volume and frequency were not adjusted to compensate for the higher intensity of failure training. Nevertheless, the advantages of inroad (or positive failure) training can be seen—same strength, less time.

CHAPTER 5

5대 운동의 효과

이제 우리는 효과적인 운동 프로그램을 알게 되었다. 이 프로그램을 실천함으로써 얻을 수 있는 것은 정확히 어떤 것들이 있을까? 정답은 매우 간단하다. 저항 훈련을 적절하게 한다면, 근육이 생길 것이고, 궁극적으로는 신체에 필요한 '모든 것'을 얻게 된다.

증가한 근육조직을 지탱하는 신진대사의 하위체계는 그것을 이용하는 근육의 사이즈에 따라 그 기능적 용량이 증가한다. 즉, 근육의 잠재력을 느끼는 수준에 가까워질수록 신진대사나 '지원 체계'의 잠재력을 최대한 끌어올릴 수 있는 것이다. 근육조직이 책임지고 있는 '건강'의 영역은 가히 경이롭다. 그것은 노폐물을 배출하는 과정과 혈액에 산소 공급, 인슐린 수치 조절, 골밀도 최적화, 신진대사율 향상, 체지방 수준 감소, 유산소 능력 최적화, 유연성 향상 그리고 부상의 위험을 눈에 띄게 줄이는 것들을 포함하는 동시에 매일 일을 할 때도 신체상 힘을 덜 들이고, 땀도 덜 흘리고 스트레스도 훨씬 덜 받게 할 수 있다. 이런 모든 건강상의 효과는 근육을 만들고 강하게 단련하는 것에서부터 시작된다.

근육량을 증가시키는 것은 개인의 유전적 잠재력에 따라 건강한 모습으로 변화하게 만들어준다. 유전적 잠재력의 모습에 최대한 가까워질수록, 더 많은 '건강'의 이익

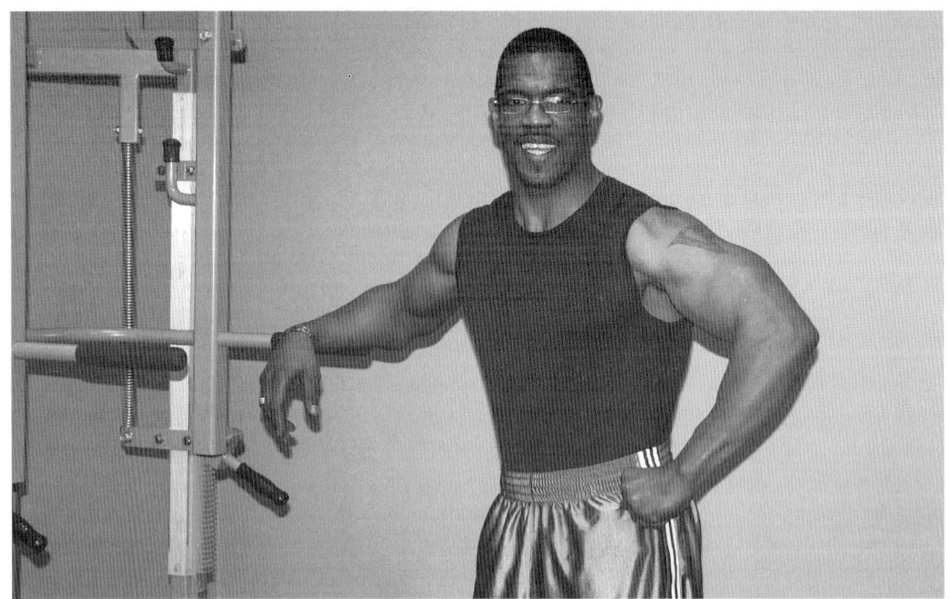

비 퍼거슨(Vee Ferguson, 43세). 트레이너 보 레일리(Bo Railey)에게 고강도 훈련을 받고 있는 고객. 일주일에 하루씩 4~5가지 운동을 3년 넘게 꾸준히 한 결과, 그는 70파운드 이상의 체지방을 감량하고 인생 최고의 몸매를 갖게 되었다.

을 즐길 수 있다. 그러나 건강은 현재 근육 잠재력 기준치에서 낮거나, 같거나, 약간 높은 정도까지만 개선이 가능하다. 다시 말해서 '특출난 건강'이란 없으며, 본래 가진 근육의 잠재력보다 훨씬 높은 수준의 신체나 건강을 갖게 될 수 없고 그 반대의 경우도 마찬가지다. 하지만 근육의 상태가 기준치보다 낮은 상태라면 근육의 잠재력(예컨대, '일반적인' 건강 기준치보다 약간 높은 수준)에 가까워지는 노력을 통해 좌절과 고통, 만성 불안에 시달리던 우울한 삶이 기쁨과 선택, 더 적은 스트레스와 고통이 없는 삶으로 변해가는 것을 맛볼 수 있게 된다. 적절한 운동은 그 잠재력에 가까워지도록 도와주는 지름길과 같은 것이다.

적절한 운동이 유연성이나 심혈관의 기능, 그리고 힘을 길러준다는 말은, 말 그대로 해당 부분에 대하여 인체가 가진 기능적 능력의 최대 잠재력에 가까워지게 한다는 뜻이며, 그로 인해 인체 근육의 다양한 지원체계의 기능을 최적화시킨다는 뜻이기도 하다. 이 책을 통해 말하고자 하는 바가 바로 이것이다. 이 점에 유념하며, 이번 장에서는 적절한 운동이 어떻게 건강하고 단단한 인체의 구성요소를 강화하고 최적화하는지에 대해 알아보자.

근육의 증가가 생명을 건질 수 있다

의학보고서에서는 근육량의 증가가 생명을 위협받는 상황에 있는 사람에게 절대적으로 유익한 역할을 해낸다고 강조하고 있다. 근력운동은 근육량을 증가시키고, 이와 함께 체내 다른 장기들도 그 기능적 능력을 증가시키는 것으로 인체에 여러 유익한 효과를 가져다준다는 것이다. 예를 들어 심각한 교통사고를 당하여 집중치료실에 들어가게

고강도 훈련을 통해 목숨을 건지다

나의 의사 동기 중에 한 명은 심각한 폐기종을 앓고 있었다. 어느 날 밤, 당직을 서고 있었을 때 그가 응급실로 실려 왔다. 그는 숨을 쉬기 힘든 상태였지만, 인공호흡기를 달려고 하지 않았다. 동료이자 또 친구로서, 나는 그의 옆에 앉아 이렇게 말했다. "자, 들어봐. 지금 인공호흡기를 달지 않으면, 너는 죽게 될 거야. 그것도 오늘 밤에 당장. 인공호흡기를 달고 싶지 않다는 것을 잘 알아. 인공호흡기를 달고 이 유지 장치에 의존하면서 마지막 몇 주 동안 고생만 하다가 결국은 죽게 될 거라고 생각하고 있는 것도 알아. 하지만 이것만 잘 버텨내면, 수년간의 생산적인 삶이 네 앞에 펼쳐질 거야."

그는 마지못해 동의하였고, 나는 그에게 그런 말을 했던 것에 대하여 한동안 마음이 편치 않았다. 왜냐하면, 그가 2주간 인공호흡기를 달았다가 결국 떼어냈을 때도 그는 폐기종 때문에 휠체어에 묶여 있는 신세가 되었기 때문이다. 집 안에서 짧은 거리를 걸을 수는 있었고, 어떤 날에는 우편함까지 걸어가거나 신문지를 받으러 그의 집 차도까지도 걸을 수 있었지만 그의 몸 상태는 점점 더 나빠졌다.

그러던 어느날, 난데없이 그가 나의 훈련장에 오겠다고 했다. 운동을 하고 싶다고 했기에 나는 그에게 풀다운, 체스트 프레스, 그리고 레그 프레스를 반복하는 3대 운동을 하게 했다. 이 루틴은 점차적으로 그를 강화시켰다. 근력이 점점 강해지면서 근육을 어느 정도 움직이기 위해 요구되는 호흡기 지원의 양은 줄어들기 시작했다. 즉, 그는 강해졌다. 일주일에 한 번 운동을 했고, 우리는 그의 힘이 두 배 강화될 때까지 계속 훈련했다. 그 결과, 이전에는 가능한 모든 근육의 운동단위를 끌어올려야 겨우 해내고 곧 지쳐버렸던 강도의 운동을 지금은 절반의 힘으로도 할 수 있게 되었다. 심장과 폐도 이전과 비교하여 절반의 운동단위만 지원해도 되었고, 호흡계 부담도 훨씬 줄어들었다.

내 동기는 응급실에 실려 온 날 밤에 죽지 않고, 그후 6년을 더 살았으며 다시는 휠체어를 타지 않고 건강하게 보행하며 살 수 있었다. 결국에는 와이프와 함께 한 번도 아니고 두 번이나 휠체어 없이 세계 크루즈 여행도 하게 되었다. 불과 몇 개월 전에 거의 죽어가던 그는 강해졌다는 사실만으로 다른 사람들처럼 모든 풍경을 즐기며 모험도 할 수 있었다.

근육은 체내에서 모든 세포 조직에서 산소를 활용하여 에너지원을 만드는 미토콘드리아가 가장 풍부하다. 미토콘드리아는 우리의 신진대사 적응에 가장 중요한 부분이기도 하며, 적절한 근력운동을 통해 근육량을 증가시킬 때 더 많이 생성된다.

— 더그 맥거프

된 상황이라면, 모든 장기가 위축되기 시작하는 '시작점'은 근육량의 정도에 따라 달라진다. 다시 말해서, 전신 시스템과 장기가 오작동하여 죽게 되기까지 걸리는 시간이 근육량의 정도와 직접적인 연관이 있다는 말인데, 그 근거는 체내 다른 장기의 총중량이 근육량에 비례하기 때문이다.

힘

근육을 강화시키는 운동을 하면 힘도 함께 길러지며, 반대의 경우도 마찬가지다. 강해지면 일상생활을 위해 필요로 하는 모든 대사 활동의 결과는 덜 중요해진다. 더 강해지는 것은 일을 더 쉽게 할 수 있도록 도울 뿐 아니라 할 수 있는 일의 범위를 확장시키는 등 모든 종류의 활동에서 이익을 얻게 한다.

대다수 고객들은 외형상으로 나타나는 변화를 보기도 전에 이전에는 할 수 없었던 일들을 지금은 해낼 수 있게 되었다는 것을 먼저 알아챈다. 예를 들어 한 중년의 여성은 이런 일을 겪을 수 있다. "내가 장을 보러 갔다가 무게가 50파운드나 되는 강아지 사료를 한 손으로 들어올려 내 차에 실었어. 그때 머리가 띵했지. 맙소사! 내가 옮겼다고?" 이와 비슷하게, 다른 사람들도 하루하루 정원을 가꿀 때나, 청소할 때, 집안 수리를 할 때, 혹은 계단을 오를 때 등 일상 활동에 대하여 차이를 느낄 것이다. 우리와 함께 훈련하고 있는 한 신사 분은 호숫가에 살면서 보트 타는 것을 즐기는데, 선착장까지는 긴 층계를 내려가야만 했다. 보트에 연료를 채워야 할 때면 그는 무거운 가스통을 두 개나 옮겨야 했으며 매 번 습관적으로 절반쯤 왔을 때 잠시 쉬어갔다. 그러나 우리와 함께 훈련을 시작한 지 얼마 안 되어, 그는 가스통을 옮길 때 한 번도 쉬지 않고 계단을 내려갈 수 있었으며, 숨이 차거나 지치지도 않게 되었다.

위장 체류 시간

위장 체류 시간이 길어지면 대장암이 발병할 위험이 높아질 수 있는데, 근력운동을 3개월 간 한 직후에는 위장 체류 속도가 56%나 증가했다.[1] 다시 말해, 근육량이 많을수록 위장 체류 시간은 빨라지고, 대장암에 걸릴 확률도 낮아진다.

휴식기의 신진대사

근육은 신진대사가 활발한 조직이다. 나이가 들면서 생기는 근육의 감소는 신체가 필수로 소모하는 에너지양이 줄어들게 되고 휴식 시의 신진대사율도 감소한다. 이런 현상을 막아주는 근력운동을 하지 않으면, 휴식 시 대사율은 10년마다 약 2~5% 감소한다.[2] 터프츠대학교Tufts University에서 중년의 남성과 여성 집단을 모아 12주 동안 기초적인 근력운동 프로그램에 따르게 한 연구 결과 피실험자들이 평균적으로 약 3파운드의 근육이 증가하고, 약 4파운드의 체지방이 감소하는 것을 발견했다. 결과적으로 피실험자들의 휴식 시 대사율은 평균 7%가 증가했으며, 그것은 매일 약 108칼로리, 매 주마다 756칼로리를 더 소모한다는 것을 의미한다. 이 연구는 근육이 1파운드 증가할 때마다 신체가 매일 최소 35칼로리를 추가적으로 소모한다는 사실을 밝히고 있다. 새로운 조직이 생성되면 사람이 쉬고 있을 때도 칼로리를 더 소모한다(그 반대로, 지방은 신체를 유지하기 위해 태우는 칼로리가 하루 약 2칼로리밖에 되지 않는다).[3]

포도당대사

포도당을 효과적으로 신진대사시키는 것은 건강에 매우 중요한 능력이다. 당뇨병은 포도당을 신진대사시키는 능력의 저하와 관련이 있는데, 근력운동을 하면 이 능력이 개선되고 약 4개월을 지속하면 포도당 흡수율이 23% 증가한다.[4]

인슐린 민감도

인간의 몸은 주기적으로 높은 근육활동을 해야 한다. 이러한 활동이 없으면 적정 수치 이상의 글리코겐이 근육으로 이동하지 못 한다. 이런 현상은 많은 양의 정제된 탄수화물(단당류)을 사용하였을 때, 포도당은 더 이상 근육에 저장될 수 없게 된다. 이는 근육은 당을 분해하기에는 불충분한 섬유가 대부분을 차지하고 있기 때문이다. 그렇게 되면 포도당은 혈액 내에 계속 쌓이게 되며 체내 인슐린 수치는 높아진다. 포도당이 근육세포 안으로 들어가 저장될 수 없는 상태이기 때문에 세포의 표면에 있는 수용기는 인슐린에 대한 민감도가 떨어지게 된다. 그러면 신체는 오히려 더 많은 인슐린을 생산하고, 체내를 순환하는 포도당과 인슐린의 양이 지나치게 많아진다. 체내에 쌓여 있는 포도당은 인슐린 수치가 높은 간의 표면으로 모이고, 지방산Fatty acids(Triacylglycerol)에 붙게 되며 이후로 섭취되는 모든 탄수화물은 이제 지방으로 저장이 된다.

인슐린에 대한 근육 민감도가 낮아진 후 오랜 시간이 지나면 지방세포Fat cells(Adipocytes)가 인슐린에 민감하게 반응한다. 그 결과, 고강도 운동을 하지 않는 사람의 체내 시스템은 트리아실글리세롤Triacylglycerol 수치가 높게 증가할 것이고, 결국 지방세포로 옮겨져

중성지방(트리글리세리드Triglycerides)으로 전환되고 체지방으로 저장된다.

위의 과정을 뒤바꾸는 가장 중요한 방법 중 하나는 글리코겐을 저장할 공간이 많은 고차원 섬유질을 활용해야 할 만큼 강도가 높은 활발한 신체활동을 하는 것이다. 고강도 활동을 하면 아드레날린Adrenaline 또는 에피네프린Epinephrine이 분비되고, 이들이 증폭연쇄작용을 일으켜서 세포 내 많은 양의 글리코겐을 분해하게 된다. 글리코겐이 근육 내에 저장되는 이유는 신체가 본능적으로 반응하는 어떤 필요한 순간에 에너지로 쓰기 위해서이다. 고강도 훈련은 다른 어떤 신체적 활동으로도 흉내 낼 수 없을 정도로 아드레날린 분비를 촉진시킬 수 있고, 수만 개의 글리코겐 분자가 근육조직이 타오르는 그 순간에 즉시 끌어내어진다. 이러한 과정을 통해 근육 세포 내에는 글리코겐을 저장할 수 있는 추가 공간이 생기는 것이다.

이제는 혈액 내에서 순환하던 포도당이 근육 세포 안에 저장되고, 근육 표면에 있는 인슐린 수용기는 더 예민해진다. 수용기들이 인슐린에 민감하게 반응할수록, 혈액 내 포도당 수치는 감소하고, 인슐린의 수치도 함께 떨어진다.

체내 저장지방의 분해

적절한 근력운동을 통해 훈련자가 얻을 수 있는 또 하나의 효과는 바로 체지방의 감소이다. 저항 훈련 프로그램의 효과는 크게 세 가지로 나타난다. 첫 번째 효과는 근육량의 증가를 통해 체내 신진대사율이 높아져서 하루 동안 더 많은 칼로리를 소모하는 것이다. 두 번째 효과는 근력운동을 하는 시간 동안에 칼로리가 소모되는 것뿐만 아니라, 심지어는 운동 후 에너지를 보충하고 손상된 조직을 회복하는 휴식 시간 동안에도 더 빠른 속도로 칼로리가 소모되는 것이다. 세 번째는, 위에서 언급한 대로 근육 내에 저장된 글리코겐을 밖으로 내보내는 동안 혈관 내 인슐린 농도가 낮아지는 것이다. 이때 간과 혈액 내 트리아실글리세롤도 함께 낮아진다. 인슐린 농도의 저하는 곧 더 적은 체지방으로의 전환을 의미한다.

세 번째 효과는 영양 균형과는 전혀 관계가 없이 양방향으로 이루어진다. 이것이 병리학적으로 비만인 사람들이 저열량 식단을 섭취하면서 고강도 운동을 하지 않는 경우에 섭취한 탄수화물이 인슐린 농도에 영향을 거의 주지 못하는 이유이며, 체지방을 감소하는 것이 불가능하다고 느끼는 이유다.

체지방을 동원하는 역할을 하는 물질인 호르몬감수성 지질가수분해효소(리파아제Lipase)는, 특히 에피네프린과 인슐린에 대하여 민감하게 반응한다. 에피네프린을 만나면 호르몬감수성 지질가수분해효소는 지방산을 지방세포로부터 분리시켜 에너지로 활용하는 역할을 하고, 인슐린을 만나면 호르몬감수성 지질가수분해효소의 활동은 억제된다. 고강도 근력운동을 할 경우 에피네프린은 호르몬감수성 지질가수분해효소의 증폭 연쇄반응을 자극하게 되고, 지방산을 지방세포로부터 분해시키며, 지방의 동원 과정이 시작된다. 이 과정은 영양의 균형과는 상관이 없는 고강도의 운동으로 인한 효과이다.

콜레스테롤(혈중 지방질) 농도

고강도 근력운동은 콜레스테롤 수치에 대해서 긍정적인 효과를 미치고, 단 몇 주 만의 근력운동을 통해서도 혈중 지질 농도를 개선하는 것으로 밝혀졌다.[5] 여기서 인슐린의 역할도 매우 큰데, 인슐린은 전염증성$_{\text{Pro-inflammatory}}$ 호르몬이기 때문에 많은 포도당과 결합할 수 있고 조직에 강한 산화적 손실을 입힌다. 일반적으로 혈관벽에 많은 양의 염증이 생기는 상태가 만들어지고, 이는 반드시 회복되어야 한다. 콜레스테롤은 체내에 아주 흔한 호르몬으로 생물학적 회반죽과 같다고 여길 수 있는데, 어떤 염증이 혈관 벽면에서 일어난 경우에 그 염증은 콜레스테롤을 끌어당겨서 회복된다.

저밀도 지질단백질(LDL$_{\text{Low-Density lipoprotein}}$)과 고밀도 지질단백질(HDL$_{\text{high-Density lipoprotein}}$)은 일반적으로 콜레스테롤을 나르는 단백질의 밀도 상태를 나타내는 말이다. 위의 두 지질단백질이 어떻게 작용하는지를 이해하기 위해서는 혈액의 흐름을 알아야 한다. 혈관 특정 부분의 유동속도는 그 주변 부분보다 빠를 수 있다. 강물 위에 떠 있는 낙엽이 제방의 가장자리로 흘러가는 경향이 있는 것처럼, 저밀도의 대사 물질들은 혈관 내에서 해당 방향으로 흘러가는 경향을 보인다. 결과적으로, 신체가 염증이 발생한 혈관벽을 치유하기 위해 콜레스테롤이 필요할 때, 저밀도 지질단백질은 염증부의 패치로서 작용하게 될 것이다.

반면, 만약 신체가 콜레스테롤을 다시 간으로 복귀시켜야 할 때, 세포 벽면에 붙지 않는 중심 순환을 통하는 것이 가장 좋다. 고밀도 지질단백질은 이런 경우에 사용되며, 혈액 내에서 순환하고 있는 인슐린을 중심 순환에 끌어들여 호르몬 합성과 같은 다른 부분에서 작용하도록 돕는다. 이런 경우에, 신체는 그 주변에 비해 밀도가 높은 고밀도 지질단백질을 활용하여 콜레스테롤을 혈관 중심 순환을 통해 나르도록 한다. 따라서 저밀도 지질단백질 대비 고밀도 지질단백질 비율은 신체의 전반적인 염증 상태를 보여주는 간접적 지표라고 할 수 있다. 인슐린 민감도를 회복하는 것은 인체 전반에 영향을 주는 염증 상태를 순화시키며, 혈관 벽면의 전반적인 염증 상태도 줄어들고, 그 목적을 위해 저밀도 지질단백질 분자가 콜레스테롤을 옮겨야 할 필요성도 감소한다.

이런 부분을 감안할 때, 높은 콜레스테롤 수치는 심혈관 질병이라기보다는 단순한 증상에 가깝다고 볼 수 있다. 이 사실을 이해하지 못하고 많은 사람들은 인위적으로 저밀도 지질단백질 콜레스테롤 수치를 낮추기 위해 약물을 복용한다. 약물을 통해 효소를 조정하려는 시도는 오히려 콜레스테롤을 높이고, 밧줄로 낚시를 하는 것처럼 어리석은 행동일 뿐이다. 실제적으로 유용한 방법은 증가한 콜레스테롤에 대한 세포 감염의 근원을 바로잡아서 저밀도 지질단백질을 생산하는 자극을 낮추고 고밀도 지질단백질을 생산하도록 유도하는 것이다. 이들의 농도는 전반적인 신체 감염 상태를 보여주는 간접적인 지표 혹은 후속 증상을 보여주는 것이며, 곧 체내 순환 포도당과 인슐린의 양과도 큰 영향이 있다.

식단도 물론 굉장히 중요하다. 적절한 식이요법을 행하는 것이 모든 신진대사 활동을 바로잡는 데 중요한 첫걸음이 된다. 수렵인 식단 형태는 상대적으로 탄수화물의 섭취를 제한하고 포도당과 인슐린 농도의 급증을 일으키는 정제 탄수화물은 엄금하며, 이런 모든 물질에 대해 지대한 효과를 보인다. 효과는 인슐린보다는 포도당에서 나타나는데, 글루카곤은 하나의 분자가 서로 다른 분자에게 영향을 끼치는 비증폭구조로 일하기 때문에 식단만 조절해서는 충분한 효과를 얻을 수 없다.

다시 한 번 강조하자면, 진정한 해결책은 고강도 운동이다. 운동만이 인슐린 민감도에 대해 증대한 효과를 보이는 것이며, 증폭연쇄반응을 유도하여 글리코겐을 근육으로부터 분할시켜 활용하고, 인슐린에 대한 민감도를 강화시키는 상황을 이끌어낸다. 당의 분해 작용을 하는 세포들이 글리코겐을 배출할 수준까지 충분히 운동을 해야 한다. 식단조절이나 런닝머신 위를 걷는 것이나 쉬엄쉬엄하는 조깅 등으로는 이런 효과들을 볼 수가 없다.

혈압

고혈압은 많은 중년의 사람들에게 건강상 걱정되는 문제 대상으로 많이 떠오르고 있다. 오래 전부터 사람들은 웨이트 트레이닝과 관련 있는 활동이 고혈압 환자들에게 악영향을 준다고 믿어왔다. 그러나 의학 연구를 통해 적절한 근력운동은 오히려 약간의 고혈압을 가진 성인들이 혈압 증가에 대한 위험 없이 안정혈압을 낮춰준다는 것이 밝혀졌다.[6]

골밀도

의학 연구를 살펴보면, 근력운동을 통해서 골밀도를 크게 높일 수 있다는 정보를 쉽게 찾아볼 수 있다.[7] 근력운동은 몸을 강하게 해줄 뿐 아니라, 넘어졌을 때도 흔히 골다공증 환자들에게서 나타나는 것 같은 여러 형태의 골절이 일어나지 않게 보호해주는 힘을 주기도 한다. 게다가 혹시라도 넘어졌을 때 근육량이 많거나 강한 사람이라면 근육 중 일부가 뼈를 보호하기 위해 충격을 대신 흡수해주는 역할을 할 것이다. 근력운동이 특히나 중년층에게 우수한 운동 방법 중 하나라고 하는 이유가 바로 여기에 있다. 조깅, 걷기, 골프, 런닝머신 같은 운동들은 우리 신체가 보호작용을 하는 근육을 만들기에 충분한 만큼의 운동량을 충족시킬 수 없다. 심지어 경량운동 역시 이런 의미에서는 불충분하다. 어느 한 연구에서, 56명의 피실험자들이 무작위로 선발되어서 중량 혹은 경량의 저항력 운동을 각각 실시하도록 했는데, 중량 운동을 실시한 참가자 그룹의 골밀도가 더 높게 나타났다.[8]

근력운동은 골다공증을 효과적으로 예방할 수 있는 활동이며, 나이가 들면서 생기는 골밀도의 손상은 온전히 호르몬 영향으로 나타나는 매개 특성이자 운동에 의해 영향을 받는 것이 아니라는 사실 또한 설득력이 있다. 만약 영향을 받는 것이 사실이라면, 적절한 방법을 통해 근육을 강화시켰을 때 해당 부위의 골밀도는 거의 0에 가까워진다는 결론이 나온다. 주위에서 지탱하고 있는 근육계가 단단하기만 하면 그 결과 생길 수 있는 골밀도의 손실도 용인될 만하다. 그 근거로, 예일대 의학대학과 홋카이도 의학전문대학(일본)의 공동 연구에서 마노하 파자비$_{\text{Manohar Pahjabi}}$는 이렇게 주장했다.

> 근육이 전혀 없는 척추만으로는 인간이 물리적 하중을 들어올릴 수 없다. 실험상에서 사체의 엉치뼈를 관찰 테이블에 고정시켜놓고 엉치뼈의 가운데 부분에 꼿꼿하게 세워진 흉추 1번부터 엉치뼈까지의 척추마디 구간은 무게 20N 이상부터는 들어올리지 못하고 힘이 풀려 불안정해졌다. 그러므로 근육은 척추를 안정하게 지탱하여 일반적인 물리적 기능들을 수행할 수 있도록 돕는 데 필수적인 역할을 하는 것이 밝혀졌다.[9]

수년간 허리의 근육학과 역학을 연구한 아서 존스는, 20대라도 근육의 지지가 없는 척추는 캔 음료 하나의 무게조차도 견디지 못하고 무너지게 될 것이라고 확언했다. 그러므로 둔부 골절은 대다수의 경우, 뼈를 지탱하는 주변의 근육들이 너무 약해서 충격을 흡수하지 못하고, 골절을 유발하는 그 힘을 소멸시키지 못했기 때문에 발생하는 것이다.

관절염 증상

관절염으로 고통받고 있는 사람들이, 관절염 환자를 대상으로 이루어진 근력운동 연구에서 저항운동이 골관절염과 류머티스성 관절염을 모두 완화시켜준다는 사실을 알게 된다면 기뻐할 것이다.[10] 어느 한 연구에서, 연구자들은 다음과 같이 결론지었다. '고강도의 근력운동은 잘 제어된 류머티스성 관절염을 겪고 있는 환자들에게 안전하고 가능한 운동이며, 질병의 악화 현상이나 관절 통증을 유발하지 않으면서도 힘과 통증, 피로를 개선하는 데 매우 중요한 역할을 한다.'[11]

허리 통증

현재를 살아가면서 가장 흔히 발병하는 질병 중의 하나는 바로 허리 통증이다. 다행히도, 요추 근육을 직접적으로 운동시키는 적절한 저항력 운동 프로그램을 시행하는 것이 허리의 통증이나 불편함을 완화시켜주고 요추 근육을 강화하는 데 도움이 된다는 것은 의학적으로 명확하게 밝혀진 사실이다. 다리의 방사통 혹은 연관된 통증을 겪고 있는 환자들과 관련된 어느 실험에서는 허리 통증만 겪고 있는 환자뿐 아니라 다른 피실험자의 절반 이상이 근력운동이 도움이 된다고 응답하였다. 이 연구에서 흥미로운 부분은 PNBC_{Physicians Neck and Back Clinic}의 평가에 앞서 환자들은 평균 세 명 이상의 의사를 보았고, 카이로프랙틱, 경막외주사, 척추 후관절 주사, 초음파, 견인, 그리고 약물 및 전기치료 등 여섯 가지의 치료 요법을 해봤으나 실패했다는 것이다. PNBC를 수료한 환자들은 수동적인 치료 양식을 받은 제어집단과 비교하여, 이듬해에 의학치료를 다시 받을 확률이 67% 낮았다.[12]

PNBC와 샌디에이고의 캘리포니아대학교의 공동 연구에서는 저항력 훈련만을 사용하였는데, 실험자들은 비슷한 척추환자들에게서 완벽한 결과를 얻었다. 게다가, 건강관리를 다시 받을 확률은 두 곳에서 모두 거의 동일한 수준으로 믿기 어려울 만큼 많이 감소했음이 입증되었다. 근력운동 치료를 완료한 이듬해에 PNBC 환자들의 12%만이 다시 척추 문제로 건강관리를 받아야 했다.[13] 그리고 허리 통증을 겪고 있는 환자가 12주 동안 허리 근육을 위한 특정 근력운동을 시행한 연구 결과에서 피실험자들은 이후 눈에 띄게 허리 통증이 감소한 것을 느꼈다.[14]

유연성

대부분의 경우에 사람들은 유연성이 피트니스 삼각대의 세 번째 기둥이라고 여기며, 다른 두 기둥은 심혈관 자극과 힘을 키우는 것이라고 생각한다. 강화된 유연성은 바람직하지만 그렇다고 유연성을 향상시키기 위해 꾸준히 요가나 스트레칭 수업에 나갈 필요는 별로(혹은 전혀) 없다. 심지어 피트니스 전문가들도 스트레칭과 유연성을 혼동하는 것이 보통이다. 유연성의 향상을 위해 유연성 운동을 할 필요는 없다. 이 목표는 유연성 향상이 아닌 근육이 움직일 수 있는 범위 내에서 안전하게 최대범위로 저항운동을 하는 것이다.

근력운동을 하는 젊은 사람들을 대상으로 한 연구에서, 실험 참가자들은 근력운동을 한 사람들이 하지 않은 사람들에 비해서 움직임 범위가 훨씬 개선되었다고 밝혔다.[15] 다른 한 연구에서는, 48명의 피실험자들이 8주간 다른 스트레칭 없이 '노틸러스' 근력운동을 꾸준히 한 결과 둔부의 유연성을 2.5인치 정도 개선하는 동시에 근육의 힘도 50% 기르게 되었다.[16]

바람직한 저항운동 프로그램을 설정하는 데 있어서 선택된 운동은 근육과 관절의 기능을 추적하여 완전히 구부리고 펴는 데 적용할 수 있어야 한다. 적절한 저항운동 구성은 근육의 안전한 활동범위 내에서 최대치까지 힘을 주는 것이다. 어느 관절에 대해서는 아마 관절의 범위를 개선하거나 증가시키는 것을 의미할 수도 있고, 다른 관절에 대해서는 유연성의 강화가 그 관절이 움직이는 범위를 오히려 줄이는 결과를 불러올 수도 있다. 예를 들어 어깨 관절에서 발생하는 대부분의 문제나 이상은 유연성이 부족해서가 아니라 과도하기 때문이다. 삼각근이나 회전근개 주변 부위가 강화되면 관절을 보호하려는 방법으로 어깨 관절의 범위를 감소시킨다.

그러므로 운동의 최대범위 내에서 적절한 저항운동을 하는 것이 유연성을 강화하기 위해 할 수 있는 모든 것을 하게 되는 것이라는 결론이 나온다. 요가나 스트레칭 운동은 유연성을 강화시키지는 못한다. 그 대신, 근육이 수축할 수 없는 자세를 잡아서 세게 잡아 당겨지는 느낌을 받는 충분한 상태로 유도하거나(장애물 경주 선수의 대퇴사두근 스트레칭처럼) 혹은 관절을 연결 조직으로부터 멀리 잡아당길 수도 있다. 그러나 이것은 건강에 좋은 방법은 아니다.

많은 사람들은 아마 아쉬운 마음으로 과거를 떠올리며, '한쪽으로 완전히 구부리던 때' 그들 스스로가 '더 유연했다'고 믿었던 때를 생각할 수 있다. 그러나 이것은 사실 잘못된 생각이다. 우리는 어렸을 때 할 수 있었던 어려운 동작을 더 이상 할 수 없다. 왜냐하면 고관절의 관절낭이 이제는 성숙했고, 대퇴골(상부 다리 뼈)은 더 커졌기 때문이다. 뼈가 성인에게 적당한 사이즈로 더 커져서 고관절 움직임의 범위는 더 좁아졌다. 스트레칭에 과하게 집착하는 대다수의 무술가들은 나이가 들었을 때도 관절에 취약한 자세를 취하다 결국 고관절이나 무릎을 바꿔야 할지도 모른다. 비슷하게 운동 팀에 속한 아이들 역시 코치들에 의해 항상 스트레칭을 하도록 지도받으며 그 결과로 사타구니 쪽 근육이 많이 약해진다.

자신이 유연성의 손실로 고통받고 있다고 믿는 성인들은 종종 실제로는 기능적인 힘이 부족하여 고통을 받는 경우가 많다. 그들이 최대한으로 (다리를) 찢는다고 해도 그것이 힘을 길러주는 것은 아니며, 이런 스트레칭은 관절이 손상된 만큼 이완되고 지속적인 연습을 통해 그 동작을 수행하는 능력만 개선될 수 있다. 이것은 바람직하지도 않고 유연성을 강화하는 데 필수적인 것도 아니다.

심혈관 자극

적절한 근력운동이 심혈관에 미치는 영향을 조사한 연구의 사실상 대부분이 심혈관에 미치는 영향은 최소한 달리기나 다른 꾸준한 활동 같은 전통적인 접근방법보다 효과적이라고 밝히고 있다.[17] 유산소 체계는 일주일에 한 번씩 에어로빅 수업을 듣거나 달리기를 할 때뿐만 아니라 하루 24시간 내내 작동하기 때문에 설득력이 있다. 이것은 더 힘든 일을 할 때마다 근육이 생성되는 것과 밀접한 관련이 있다.

심혈관 체계의 목표는 근육이 필요로 하는 특정 영양분을 공급하고, 영양분의 소비와 활용으로부터 얻는 부산물을 제거하는 것이다. 심혈관의 건강은 유산소 능력과 많이 혼동되곤 하는데, 후자는 항상 달리기나 사이클 머신을 타는 것 등 특정 활동에 제한되어 있다. 그 반대로, 심혈관의 건강은 심장, 폐, 그리고 근육이 필요로 하는 것들을 공급하는 혈관의 활동과 동일시된다. 수많은 연구들에 따르면 심혈관 체계는 저항운동으로부터 엄청난 자극과 효과를 얻는다.

저항운동: 최고의 훈련방법

최근의 연구들을 보면 저항운동이 심혈관 체계를 단련하는 가장 좋은 방법이라고 말하고 있다. 심장 및 혈관의 체계를 위한 유일한 방법은 결국, 근육이 역학적인 활동을 수행하는 것뿐이다. 더 강도가 높고 질이 우수한 근육 운동일수록, 운동을 할 때 쓰이는 신체 체계에 나타나는 효과는 더 뛰어나다는 것은 말할 것도 없다. 이 점을 감안할 때, 생물학적 빼대를 보면 운동은 신체(또는 유기체)에 강한 자극을 주는 일이나. 만약 자극이나 강도가 충분하고, 유기체가 활용 가능한 자원(휴식이나 영양분)을 갖고 있다면 적응 반응을 보인다. 그러므로 자극/강도를 높이는 것은 곧 확연한 적응 반응을 제대로 이끌어낼 것이다.

그렇다면 저항운동이 심혈관에 강한 효과를 미치는 것을 어떻게 확인할 수 있을까? 잘못된 상식은 바로 근육이 긴장을 많이 하면 주변 혈관의 저항이 증가하고 정맥혈을 가두어 정맥순환을 방해한다는 것이다. 이렇게 추측된 효과는 그렇게 심박출량을 감소시킬 것이지만, 이 이론은 별로 의미가 없다. 정맥 순환은 사실 근육이 혈액이 중심으로 흐르도록 집중하는 것과 연관이 깊다. 근육이 확실히 수축되면 정맥 순환은 억제되는 것이 아니라 오히려 강화될 수 있다. 더욱이 강한 운동을 하는 동안 카테콜라민 호르몬의 분비는 내장혈관의 수축을 유발하고, 근육의 혈관 확장을 자극하는데 이 효과는 말초저항을 감소시키는 것이다. 정맥 순환의 강화와 함께 말초 저항이 줄어들면 심박출량이 증가한다. 게다가, 이완기 혈압이 높아지면 관상동맥관류Coronary altery perfusion를 증가시키고, 관상동맥협착증을 겪고 있는 사람들도 효과적인 운동을 할 수 있게 도와주기도 한다(그림 5.1. 참고).

위 설명과 관련된 증거는 1999년 6월 발행된 《American Journal of Cardiology》의 한 기사에 실려 있다. 해당 저널은 울혈성 심부전 환자들이 고강도의 레그 프레스 운동을 하는 동안 일어나는 혈류역학의 변화를 측정하기 위해 우심도자술Right heart

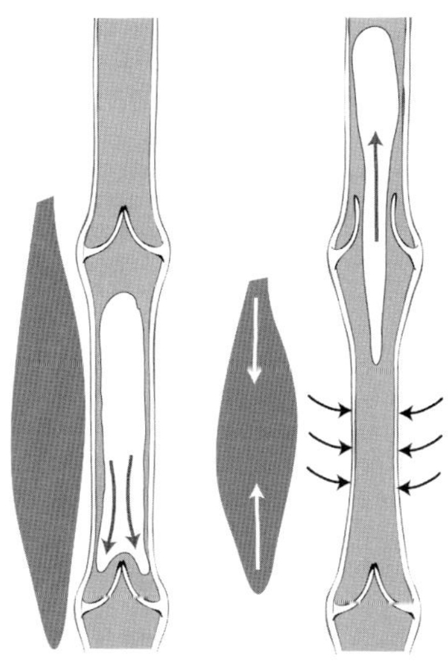

그림 5.1.

근육의 수축은 정맥혈을 짜내어 심장의 우측을 향해 한쪽 방향으로 되돌아가게 한다.

catheterization을 시행했던 연구자 집단이 발표했다. 그 결과는 심박동수와 평균 혈압, 폐동맥 혈압, 그리고 심장 지수에서 모두 유의한 증가치를 보였다. 더욱이 심장의 지수와 좌심실 기능강화를 보이는 지수가 오르고, 말초 혈관저항이 눈에 띄게 감소하면서 좌심실의 기능이 향상되었다.[18]

이 연구를 통해 사람들이 이전에 저항운동을 하면 심장에 위협을 줄 수 있다고 믿었던 것이 잘못되었음이 밝혀졌다. 그간 웨이트 운동을 하는 동안, 전신의 혈관저항이 급격히 증가하며, 그 때문에 심장이 더 큰 저항에 맞서 피를 더 강하게 내보내고 혈액은 사용하는 근육으로 보내진다는 것을 항상 들어왔다. 또한 심장계 순환(심장으로 돌아오는 혈액의 양)이 웨이트 운동을 하면 감소된다고도 들었다.

이번에 밝혀낸 사실은 이들과 완전히 반대되는 것이다. 고강도의 근력운동을 하는 동안에 그 주변에 있는 근육의 혈관이 팽창하고, 따라서 전반적인 혈관저항은 감소하게 된다. 근육수축을 압박하는 것은 사실 심장으로 정맥혈을 되돌려보내는 것이다. 심장의 우심장으로 돌아온 혈액의 양은 좌심장에서 빠져나오는 혈액의 양을 결정하고, 심장이 수축할 때 좌심장에서 나오는 혈액의 양은 이완하는 동안 대동맥 아래 부분으로 역류하는 혈액의 양을 결정한다(다시 말해서, 대동맥 아래 부분에서 기인하여 관상동맥으로 빠르게 흘러 들어가는 혈액의 양을 결정한다. 그림 5.2. 참고). 심장동맥 혈류는 정맥환류(우심장으로 유입되는 혈액의 양)와 직접적으로 비례하고, 그 정맥환류는 좌심장으로부터 빠져나가서, 다시 대동맥 아래 부분으로 흘러가는 혈액의 양을 결정한다(그림 5.3. 참고). 따라서 근력운동은 전반적인 혈관저항을 감소시킴으로써 심장동맥혈류를 강화하는 운동의 한 형태로 정의될 수 있다.

근력운동을 통해 심장이 펌프질해야 하는 저항의 양을 줄이는 동시에 관상동맥혈류를 강화시키는 운동을 할 수 있게 된다. 여기에는 명백한 증거도 있다. 심혈관과 관련된 관점에서 볼 때 근력운동은 가능한 최대로 안전하고 생산적인 운동 형태라는 것이다. 미국심장협회(AHA American Heart Association)는 심지어 근력운동을 심장 재활 프로그램 중 하나로 포함시켰다. 이것을 통해 근력운동의 효과를 지지하는 위 증거가 얼마나 강력한 것인지 알 수 있다. AHA는 이전까지 근육운동에 대해 다룬 적이 없었는데, 2007년 8월 2일 발행된 그들의 저널《Circulation》의 과학적 성명에서 밝힌 것같이, 조심스러운 신체의 처치를 변화시키기 위해서는 상당히 많은 양의 객관적 자료가 필요하다.

주변(말초)의 영향

심장혈관계에서 일어나는 명백한 효과들에 더하여, 저항운동은 말초 적응을 통해 주요 효과들을 나타내는데, 이는 주로 근육의 힘에 대해서이다. 의사는 환자에게 주기적

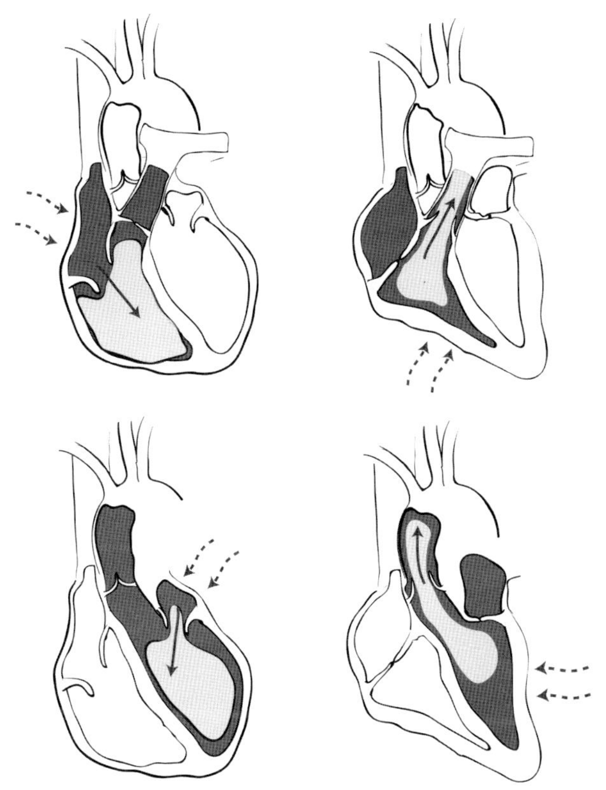

그림 5.2.

활발한 근육 수축 운동으로 인한 정맥환류량의 증가는 심장을 통해 순환하는 혈액의 양을 증가시킨다.

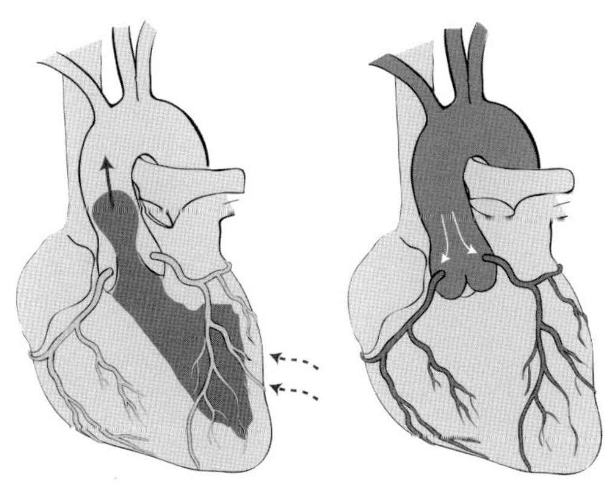

그림 5.3.

대동맥에서 흘러오는 혈액의 양이 증가하면 심장의 완화활동 때 그 반대 방향으로 흘러가는 혈액의 양도 증가한다. 또 이는 대동맥 아래 부분에서 흘러나와 관상동맥으로 유입되는 혈액의 양을 결국 증가시킨다.

으로 걷기, 계단 오르내리기, 정원 가꾸기나 마당 가꾸기 등과 같은 일상생활의 활동을 수행하는 것만으로도 심장의 건강 상태를 유지할 수 있다고 말하고 있다. 불행히도, 노화로 인한 근육의 손실(근육감소증Sarcopenia)은 위의 활동까지도 해낼 수 없도록 신체 근육을 약화시키는데, 저항운동을 하면 근육감소증을 예방하거나 심지어 극복할 수 있다.[19] 게다가, 근육이 커질수록 일을 하는 데 필요한 운동단위는 감소하기 때문에 심혈관계의 역할 비중도 줄어든다. 적절하게 시행하는 근력운동 프로그램은 근육계에 높은 수준의 부담을 주고 심장 순환을 강력하게 만드는 자극을 줄 뿐만 아니라, 동시에 혈류역학적 변화도 이끌어내어 심허혈 위험을 최소화시키고, 근육의 강화로 인한 가장 중요한 말초의 변화도 이끌어낸다.[20]

최고의 저항운동 프로그램

제일 바람직한 저항운동 프로그램은 고강도이지만 힘은 덜 들어가는 것으로, 부상의 위험 없이 큰 운동 효과를 보는 것이 될 것이다. 강도를 올리는 것도 도움이 되지만, 이것은 운동 세션 간에 회복 간격이 길어질 수 있다는 것을 의미하기 때문에 운동 지속시간을 줄여야 한다. 가끔씩 간단한 운동을 하는 것은 어느 운동 프로그램이든 간에 오랫동안 꾸준히 실천한다면 장기적으로 도움이 되기는 한다.

우리 체육관에서는 들어올렸다가 내리는 리프팅 동작을 할 때 천천히 하게 한다. 예를 들어 슈퍼슬로우Super Slow 운동법은 10초 이상의 시간 동안 천천히 들어올렸다가, 마찬가지로 10초 이상의 시간 동안 천천히 내려놓게 하는 것이다. 이렇게 매우 천천히 리프팅 운동을 하는 것은 크게 두 가지의 효과를 보인다. 첫 번째, 천천히 움직임으로써 웨이트 자체의 가속도가 거의 붙지 않아서 사용하는 근육부하를 강화하고 운동효과를 높인다. 두 번째는, 동작이 느려서 가속도가 0이다. '힘=중량×가속도'인데, 여기서 가속도가 거의 0에 가깝게 줄어들어서 힘이 덜 들게 된다.

이 슈퍼슬로우 운동법은 원래 골다공증 환자들을 위해 고안된 방법이다.[21] 약 12분간의 운동에 강도를 높이는 데는 매우 효과적이어서 대부분 환자들이 7일의 회복 간격과 함께 시행하기 적절하다고 판단되었다. 결과적으로 환자들은 약 12~24주 사이에 두 배나 강해졌다. 웨인 웨스콧Wayne Wescott 박사의 연구에 따르면 슈퍼슬로우 운동법과 표준속도로 저항운동을 하는 프로그램을 비교해보면 슈퍼슬로우 프로그램을 따라 운동한 집단이 상대적으로 50% 더 강해진 것으로 밝혀졌다.[22] 연구자들은 너무 놀라서 나중에 이 연구를 반복했고, 그 결과를 재현하였다.[23]

앞서 4장에서 설명한 운동 방법은 가장 이상적인 방법이다. 그대로 운동하면 중요한 모든 것을 달성할 수 있으며, 다른 어떤 운동 방법과도 비교할 수 없다. 또한 응용 및 적용 가능성도 가장 넓은 편이다. 근력운동만 한다고 해서 뛰어난 육상선수가 될 수 있다는 뜻은 아니다. 만약 어느 특정 신진대사 적응만을 필요로 한다면, 그 신진대사 적응에만 신경 써서 연습하면 된다. 만약 100야드 달리기를 잘하고 싶으면 신진대사가 100야드 달리기에 특성화되도록 연습하면 된다. 만약 앞으로 6개월 내에 10킬로미터 경주를 하고 싶으면, 10킬로미터 경주에 특성화된 필수 기술들을 연습하면 된다.

그러나 10킬로미터를 뛰거나, 요가 수업을 듣거나, 매일 런닝머신, 사이클, 사이클런 같은 기구 운동을 하는 것이 심혈관 체계를 강화하기 위한 필수 조건이 아니라는 것과 이런 운동을 매일 하는 것이 건강하게 해줄 수도, 오래 살게 할 수도 없다는 것을 이해하고 있어야 한다. 적절한 근력운동을 제외한 거의 모든 형태의 운동은 관련된 힘이 축적되어 오히려 건강을 해칠 가능성도 있다.

확실히, 적절한 근력운동은 명백하게 우리의 건강과 피트니스 수준에 이로운 영향을 끼치며, 부상의 우려나 동기부여를 약화시키지도 않는다. 물론, 10킬로미터 경주를 조금 더 빠르게 완주하거나 마라톤 경기에 출전하기 위한 목적으로 지극히 평범한 운동이라도 꾸준히 해도 좋으며 관절이나 연결 조직들을 관리하려는 노력도 바람직하다. 특정 대사 적응을 위해 꼭 필요한 노력을 한다면, 위의 운동도 할 수는 있지만, 확실한 것은 대사에 변화가 생긴다면, 그것은 근육에 대한 변화라는 것이다.

참고문헌

1. K. Koffler, A. Menkes, A. Redmond, et al., “Strength Training Accelerates Gastrointestinal Transit in Middle-Aged and Older Men,” *Medicine and Science in Sports and Exercise* 24, no. 4 (1992): 415–19.
2. W. J. Evans and I. Rosenberg, *Biomarkers* (New York: Simon & Schuster, 1992), 44; A. Keys, H. L. Taylor, and F. Grande, “Basal Metabolism and Age of Adult Men,” *Metabolism* 22 (1973): 579–87.
3. W. Campbell, M. Crim, C. Young, and W. Evans, “Increased Energy Requirements and Changes in Body Composition with Resistance Training in Older Adults,” *American Journal of Clinical Nutrition* 60 (1994): 167–75.
4. B. Hurley, “Does Strength Training Improve Health Status?” *Strength and Conditioning Journal* 16 (1994): 7–13.
5. M. Stone, D. Blessing, R. Byrd, et al., “Physiological Effects of a Short Term Resistive Training Program on Middle-Aged Untrained Men,” *National Strength and Conditioning Association Journal* 4 (1982): 16–20; B. Hurley, J. Hagberg, A. Goldberg, et al., “Resistance Training Can Reduce Coronary Risk Factors Without Altering VO_2 Max or Percent Bodyfat,” *Medicine and Science in Sports and Exercise* 20 (1988): 150–54.
6. K. A. Harris and R. G. Holly, “Physiological Response to Circuit Weight Training in Borderline Hypertensive Subjects,” *Medicine and Science in Sports and Exercise* 19, no. 3 (June 19, 1987): 246–52. This study revealed that resting or exercise blood pressure was not adversely affected and that blood pressure lowered at the end of the study period. In other words, strength training lowered blood

pressure without risk of dangerous blood pressure increases during the training period.; E. B. Colliander and P. A. Tesch, "Blood Pressure in Resistance-Trained Athletes," *Canadian Journal of Applied Sports Sciences* 13, no. 1 (March 1988): 31–34. Conclusion: "Intense long-term strength training, as performed by bodybuilders, does not constitute a potential cardiovascular risk factor."

7. A. Menkes, S. Mazel, A. Redmond, et al., "Strength Training Increases Regional Bone Mineral Density and Bone Remodeling in Middle-Aged and Older Men," *Journal of Applied Physiology* 74 (1993): 2478–84.

8. D. Kerr, et al., "Exercise Effects on Bone Mass in Postmenopausal Women Are Site-Specific and Load-Dependent," *Journal of Bone and Mineral Research* 11, no. 2 (February 1996): 218–25.

9. Manohar Pahjabi, et al., "Spinal Stability and Intersegmental Muscle Forces: A Biomechanical Model," *Spine* 14, no. 2 (1989), 194–200.

10. "Never Too Late to Build Up Your Muscle," *Tufts University Diet and Nutrition Letter* 12 (September 1994): 6–7.

11. L. C. Rail, et al., "The Effect of Progressive Resistance Training in Rheumatoid Arthritis: Increased Strength Without Changes in Energy Balance or Body Composition," *Arthritis Rheum* 39, no. 3 (March 1996): 415–26.

12. B. W. Nelson, E. O'Reilly, M. Miller, M. Hogan, C. E. Kelly, and J. A. Wegner, "The Clinical Effects of Intensive Specific Exercise on Chronic Low Back Pain: A Controlled Study of 895 Consecutive Patients with 1-Year Follow Up," *Orthopedics* 18, no. 10 (October 1995), 971–81.

13. S. Leggett, V. Mooney, L. N. Matheson, B. Nelson, T. Dreisinger, J. Van Zytveld, and L. Vie, "Restorative Exercise for Clinical Low Back Pain (A Prospective Two-Center Study with 1-Year Follow Up)," *Spine* 24, no. 9 (November 1999).

14. S. Risch, N. Nowell, M. Pollock, et al., "Lumbar Strengthening in Chronic Low Back Pain Patients," *Spine* 18 (1993): 232–38.

15. A. Faigenbaum, L. Zaichkowsky, W. Westcott, et al., "Effects of Twice per Week Strength Training Program on Children" (paper presented at the annual meeting of the New England Chapter of American College of Sports Medicine, Boxborough, MA, November 12, 1992).

16. W. Westcott, "Keeping Fit," *Nautilus* 4, no. 2 (1995): 5–7.

17. S. P. Messier and M. E. Dill, "Alterations in Strength and Maximum Oxygen Consumption Consequent to Nautilus Circuit Weight Training," *Research Quarterly for Exercise and Sport* 56, no. 4 (1985): 345–51. Conclusion: "The results of this study suggest that for a training period of short duration, Nautilus circuit weight training appears to be an equally effective alternative to standard free weight (strength) and aerobic (endurance) training programs for untrained individuals." The authors state that there was a significant increase in VO_2 max in the Nautilus group and add, "There was no significant difference between the Nautilus and Run groups" in VO_2 max; L. Goldberg and K. S. Elliot, "Cardiovascular Changes at Rest and During Mixed Static and Dynamic Exercise After Weight Training," *Journal of Applied Science Research* 2, no. 3 (1988): 42–45. Conclusion: "Traditional, non-circuit weight training for both the athlete and the general population can be viewed as a method of reducing myocardial oxygen demand during usual daily activities. This cardio-protective benefit allows the individual to perform isometric exertion combined with dynamic work with lower cardiac oxygen requirements, and, thus, improvement in cardiovascular efficiency. . . . [C]ardiovascular benefits do occur."

18. K. Meyer, et al. "Hemodynamic Responses During Leg Press Exercise in Patients with Chronic Congestive Heart Failure," *American Journal of Cardiology* 83, no. 11 (June 1999): 1537–43.

19. M. A. Rogers and W. J. Evans, "Changes in Skeletal Muscle with Aging: Effects of Exercise Training," *Exercise and Sport Science Reviews* 21 (1993): 65–102.

20. W. D. Daub, G. P. Knapik, and W. R. Black, "Strength Training Early After Myocardial Infarction," *Journal of Cardiopulmonary Rehabilitation* 16, no. 2 (March 1996): 100–8. This study compared use of aerobic and strength training during a cardiac rehab program. Thirty of forty-two subjects had a complication (arrhythmia, angina, ischemia, hypertension, or hypotension) during aerobic exercise. Only one subject had a complication during strength training, and this was a harmless arrhythmia. This shows that strength training is cardioprotective and most likely enhances coronary artery blood flow; D. W. DeGroot, et al., "Circuit Weight Training in Cardiac Patients: Determining Optimal Workloads for Safety and Energy Expenditure," *Journal of Cardiopulmonary Rehabilitation* 18, no. 2 (March–April 1998): 145–52. Subjects with documented coronary artery disease performed aerobic exercise or circuit weight training. The heart rate and rate pressure product were lower during circuit weight training than at 85 percent treadmill VO_2 max. There was no angina or ST depression (signs of compromised coronary artery blood flow) during circuit weight training; Y. Beniamini, et al., "High-Intensity Strength Training of Patients Enrolled in an Outpatient Cardiac Rehabilitation Program," *Journal of Cardiopulmonary Rehabilitation* 19, no. 1 (January–February 1999): 8–17. Subjects were randomized to high-intensity training versus flexibility training. The high-intensity training group lost more bodyfat, gained lean tissue, and improved treadmill time. No cardiac ischemia or arrhythmia occurred during the training session. Improvements in flexibility were the same in both groups. Again, all the improvements were realized with none of the risk; M. J. Haykowsky, et al., "Effects of Long Term Resistance Training on Left Ventricular Morphology," *Canadian Journal of Cardiology* 16, no. 1 (January 2000: 35–38. Conclusion: "Contrary to common beliefs, long term resistance training as performed by elite male power-lifters does not alter left ventricular morphology." No adverse effects on the heart were found, even with power lifters.

21. K. Hutchins, *SuperSlow: The Ultimate Exercise Protocol* (Casselberry, FL: Media Support/SuperSlow Systems, 1992).

22. W. Wescott, "Exercise Speed and Strength Development," *American Fitness Quarterly* 13, no. 3:20–21.

23. W. Wescott, et al., "Effects of Regular and Slow Speed Training on Muscle Strength," *Master Trainer* 9, no. 4:14–17.

CHAPTER 6

운동에 대한 신체반응 향상시키기

사람들은 단백질파우더, 비타민 그리고 미네랄과 같은 보조제들이 근성장에 전혀 '자극'이 안 된다는 사실을 알면 꽤나 놀랄 것이다. 1975년 하버드 의과대학의 알프레드 골드버그Alfred Goldberg가 실험용 쥐를 이용한 실험에서 사전에 격렬하게 근력운동을 했던 쥐가 어떤 음식도 섭취하지 않았을 때 비정상적인 근성장을 보였다.[1] 이 실험은 쥐에게만 해당되는 흥미로운 연구결과라고 주장할 수도 있다. 하지만 포유류의 근육조직이 성장을 촉진하는 강한 자극에 노출되었을 때 극심한 굶주림의 상태임에도 불구하고 성장한다는 사실은 여전히 명백하다.

최상의 운동결과를 가져오기 위한 첫 번째 방법은 최신 보조제들을 사기 위해서 근처 건강식품 매장을 향하는 것이 아니라, 운동 시 신체가 가장 이상적인 적응 반응을 불러일으킬 수 있도록 충분한 강도로 트레이닝을 해야 한다는 것이다. 이런 트레이닝을 거친 후에는, 설치류이든 인간이든, 일반적으로 근성장이 따라오게 된다.

5대 운동의 기초 훈련 방법은 신체에 놀라운 자극을 주는 것이다. 이는 성장 메커니즘의 움직임을 촉진시키는 데 매우 효과적이다. 성장 메커니즘은 이와 같이 자극을 전달받고, 그에 적응하기 위한 운동을 시작한다. 몸은 그에 따른 적응 반응으로 근육을 더 비대하고 강하게 하고, 성장하는 근육에 필요한 영양분의 공급을 위해 신진대사도 활발하게 된다. 이러한 변화는 생물학적 반응이며, 여느 생물학적 반응들과 같이 평균적으로 일주일의 시간이 걸린다. 대부분의 사람들, 특히나 즉각적인 결과를 바라는 사람들은 아무런 변화가 없는 듯한 상태가 지속되는, 약 일주일이라는 시간 앞에서 좌절한다. 근성장은 즉각적인 반응을 기대하기 어렵다. 근성장은 오로지 적절한 훈련으로 신체를 자극하는 것만으로는 이뤄지지 않는다. 이는 적절한 자극과 충분한 시간이 흘러야만 결과로 나타나게 된다.

고강도의 운동자극에 반응하기까지의 충분한 시간 없이는 놀라운 적응 반응을 기대하기 어렵다. 마찬가지로 강도적인 측면에서도 운동자극이 충분하지 못할 경우에는 많은 시간을 투자한다고 해도 큰 효과를 기대하기 어려울 것이다. 따라서 반응을 이끌어낼 수 있을 정도의 강도로 운동을 하는 것과 후에 반응이 나타나기까지 충분한 시간을 가지고 기다리는 것, 이 두 가지가 매우 중요하다.

그럼에도 불구하고 많은 훈련자들이 다음 운동을 하기까지 필요한 시간을 기다리는 동안 자신들이 지나치게 오래 쉬고 있는 것은 아닌지 조바심을 내며 불안해한다. 하지만 이런 불안감을 느낄 필요는 없다. 훈련자들이 쉬는 기간에 할 수 있는 최선은 그들 각자의 몸이 운동자극에 대한 반응을 흡수하고 적응할 수 있도록 자신의 몸이 필요

필요에 주의를 기울여라

교대 근무하는 응급실 담당 외과 의사로서의 경험으로 미루어보았을 때, 운동자극에 대한 몸의 반응과 운동을 끝내고 다음 운동을 하기까지의 신체 회복 능력은 내가 어떤 일을 하는가에 따라 크게 좌우된다. 예를 들어 오후 5시부터 새벽 1시까지의 근무 두 번과 오후 3시부터 오후 11시까지의 휴식 시간 한 번, 그리고 주간근무를 하고 휴식 시간 후에 또 야간근무를 해야만 하는 상황이라면, 내 신체의 회복 능력은 현저히 떨어질 것이다. 이와 같이 질이 떨어지는 회복 시간도 신체 회복 능력을 결정짓는 요인으로 고려되어야 한다.

하루 7~8시간의 규칙적인 수면습관은 회복과 운동 자극에 대한 신체의 반응을 증가시키는 데 상당한 도움이 된다. 이는 특히 스트레스 호르몬과 같은 코티졸이 하루 중 대략 오후 2시부터 저녁까지 가장 활발히 분비가 되고, 또 이른 아침에 이 같은 반응이 일어난다. 이는 스트레스를 완화시켜주는 호르몬, 특히 코티졸이 오후 2시부터 3시, 그리고 이른 아침에 가장 많이 분비되기 때문이다. 오후 2~3시 유럽의 사람들은 대부분의 활동을 멈추고 그 시간에 낮잠을 잔다. 몸이 스스로 무엇이 필요한지 주의를 기울인다면, 운동자극으로부터 회복할 수 있는 능력을 증대시킬 수 있다.

— 더그 맥거프

로 하는 것이 무엇인지에 귀를 기울이는 것이다.

충분한 휴식

다시 한 번 말하지만 운동 후에 우리의 신체로부터 원하는 반응을 얻기 위해서는 신체를 충분히 회복시키는 것이 중요하다. 그런데 이 회복이 충분히 이뤄질 수 있는 때가 바로 수면을 취할 때이다.[2] 수면 중의 신체는 더 이상의 자극이나 방해 없이 집중적으로 회복될 수 있다.

충분한 수분

충분한 수분 섭취는 여러 방면에서 신체에 도움이 된다. 근육의 76%가 수분으로 구성되어 있다는 사실은 제쳐두고서라도, 충분한 수분 섭취는 혈류의 순환되는 양을 최대화시킨다. 이는 근육을 회복시키는 데 도움이 되는 영양성분 전달을 극대화시키고, 강한 근육 수축으로부터 발생하여 체내에 축적된 부산물을 제거한다. 근력운동을 한 훈련자와 선수들을 대상으로 진행된 연구에서 적절한 수분 섭취가 회복을 최적화시키고 근 기능을 증가시키는 데 상당한 도움이 된다고 시사한 바 있다.[3]

충분한 수분 섭취의 중요성은 전 세계의 응급실에서도 매일 확인할 수 있는데, 특히 고령의 환자 중 수분 섭취 및 흡수가 충분히 이루어지지 않은 환자에게서 볼 수 있다. 그들에게 갑자기 발생한 병세 악화의 원인이 불충분한 수분 섭취인 경우가 많다. 부족한 수분 섭취는 혈류가 충분한 산소를 세포조직에 전달하는 능력을 저해한다. 이로 인해 혈류가 더 이상 세포조직에 산소를 공급하지 못하게 되어 세포의 산화를 야기한다. 세포의 산화는 신진대사가 당을 분해하는 작용에만 치중하도록 변화시키는데 이 작용으로부터 많은 젖산이 발생하게 된다. 또한 세포산화로 야기된 혈압 감소는 급성 통증을 발생시킨다. 지역의 요양원으로부터 응급실로 이송되어오는 많은 고령 환자들 중에는, 의식을 잃고 매우 위독한 상태인 것 같아도, 외과의사의 처방을 받아 2~3시간 동안 정맥주사를 통해 용액을 투여받은 후에 거의 호전된 상태로 의식을 되찾는 환자도 많다.

적절한 수분 섭취의 다른 이점으로는 저항운동을 할 때 받는 자극에 대한 신체의 적응 능력이 호르몬에 의해서만 일어나는 적응 작용에도 상당한 영향을 끼친다는 것이다.[4] 모든 호르몬 작용은 각각의 호르몬이 알맞는 수용기로 전달되는 경우에만 제대로 발생한다.

그림 6.1.을 보면, 체내에 존재하는 모든 세포의 벽은 인지질 이중층Phospholipid bilayer이라 불리는 층으로 이루어져 있다. 이 이중으로 된 층은 다시 지방산들로 이루어져 있는데, 각각의 지방산은 수분을 끌어당기는 머리와 수분을 밀어내는 꼬리를 하나씩 가지고 있으며 모든 세포막은 세포를 감싸고 있다. 이 세포들의 내부와 외부는 모두 수분으로 구성되어 있다. 위에서 말한 대로 세포막은 이중으로 된 층이고, 이 두 층은 수분을 끌어당기는 지방산의 머리 부분들로 이루어져 있다. 즉, 지방산의 머리는 세포 외부를 향해 있거나 세포 내부를 향해 있다. 그렇기 때문에 세포막의 가장자리를 제외한 내부에서는 각각 세포 내부와 외부를 향해 있는 지방산의 방수성 꼬리 부분들이 만나게 된다. 그리하여 세포의 호르몬 수용기는 세포벽을 이루는 이중막 사이, 즉 세포벽의 내부에 위치하고 세포의 외부 또는 내부로 향하여 돌출되어 있다(어떤 호르몬을 수용하는지

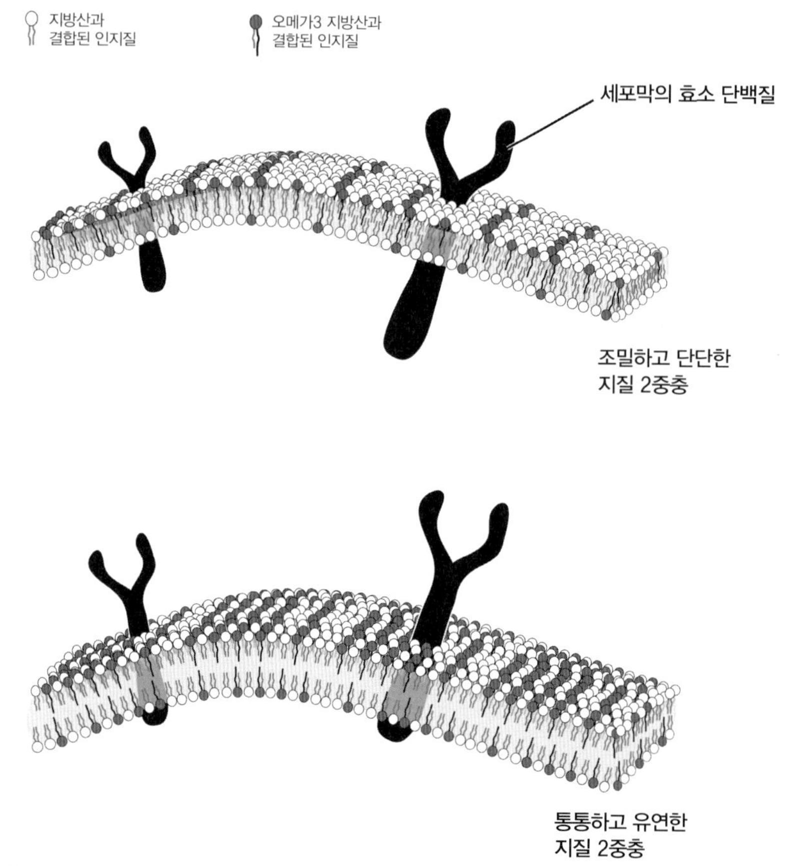

그림 6.1.

수화의 증가는 세포막을 바깥으로 밀어내고, 오메가3 지방산의 증가는 통통한 세포막을 만든다. 이 움직임들은 모두 호르몬 수용기 노출을 증가시킨다.

에 따라서 각각의 호르몬 수용기들이 세포의 내부로 향하기도 하고 외부로 향하기도 한다).

충분한 수분은 호르몬들이 각각 알맞는 호르몬 수용 영역으로 빠르게 전달되어 최적의 호르몬 작용이 일어나는 것을 도와준다. 게다가 세포질의 (물을 머금고 있는 세포내부) 수분 정도가 최대치라면, 단단하던 세포막은 수분의 영향으로 부피가 증가하게 된다. 이 세포막의 부피 증가는 세포막 표면의 면적 증가를 의미하고, 그리하여 세포막 표면에 위치한 호르몬 수용기들이 호르몬 영역에 노출되는 면적이 넓어지게 되면서 최대치의 호르몬을 수용할 수 있게 된다. 즉, 호르몬 작용이 더 원활해지는 것이다.

그러나 체내에 수분이 충분치 않을 경우에는 세포질이 많은 수분을 함유하지 못하게 된다. 그렇기 때문에 체내 수분이 충분할 경우와는 반대로 세포막이 수축하여 세포막의 면적 또한 감소한다. 이에 따라 호르몬에 노출되는 호르몬 수용영역의 면적 또한 줄어들게 되는 것이다. 이는 자극(예를 들어 운동)에 대한 최적의 동화작용에 필요한 호르몬 작용들을 저해한다.

충분한 체내 수분은 운동 자극에 대한 호르몬 작용이 효율적으로 이루지도록 돕고, 신체 내에서의 호르몬 순환을 원활히 하는 것뿐만 아니라 세포막의 표면적을 증가시켜 호르몬 수용기가 호르몬들과 상호작용하는 것을 돕기도 한다.

앞서 이야기했듯이 운동자극으로 인해서 가장 대량으로 분비되는 호르몬은 스트레스 호르몬인 코티졸이다. 코티졸과 염증에 저항하는 작용을 하는 호르몬, 그리고 회복기 동안 신체 회복이 이루어지는 데 중요한 역할을 하는 화학적 전달자가 서로 교합하는 과정은 신체 회복에 있어서 빼놓을 수 없다(이것은 또 하나의 이화 및 동화 작용의 예이다). 코티졸은 세 가지의 부분으로 나누어져 있는 부신Adrenal gland의 중간층에서 분비된다.

1. 광물질대사The mineralocorticoids
2. 코르티코스테로이드The corticosteroids
3. 성 호르몬The sex hormones

알도스테론과 항이뇨 호르몬은 부신의 가장 바깥층에 위치해 있다. 코티졸은 바로 그 아래에 있지만, 이 두 층 사이의 경계는 분명하지 않다.

체내 수분이 충분치 않은 상태에는 부신이 활성화되어 수분 유지를 도와주는 호르몬을 분비시킨다. 이어서 알도스테론과 항이뇨 호르몬을 분비시키고, 이들과 함께 분비되는 것이 코티졸이다. 즉 알도스테론과 항이뇨 호르몬, 그리고 코티졸 사이 거리는 그 경계를 구분하기 어려울 정도로 가깝기 때문에 세 호르몬이 동시에 분비되게 된다. 따라서 두 호르몬의 분비량이 증가하면 코티졸의 분비량 또한 따라서 증가하게 된다.

이와 같이 체내 수분 상태는 신체가 회복되는 동안에 필요한 호르몬 작용들의 핵심적인 역할을 한다.

회복 과정을 돕기 위해서 얼마나 많은 양의 수분을 섭취해야 하는가? 경험에 근거한 적절한 수분 섭취량은 1일 기준 3리터 정도이다.

충분한 영양

충분하지만 과하진 않을 정도의 영양 또한 운동자극에 대한 신체의 반응을 최적화시키는 데 중요한 역할을 한다. 음식의 칼로리 측면으로 고려해봤을 때 과한 섭취는 단지 지방을 증가시킬 뿐이다. 보조제에 포함되어 있는 칼로리 역시 마찬가지로 신체에 상당한 스트레스를 준다고 알려져 있다. 보충의 의미와는 다르게 균형 잡힌 식단은 운동 후 회복이 필요한 신체에 필요한 영양 성분들이 잘 섭취될 수 있도록 도와주며 이는 운동 후 이어지는 성장기 동안에 추가적인 근성장을 가져오는 필수요소이다. 더욱 중요한 것은, 균형 잡힌 식단은 회복에 필요한 영양성분을 포함하고 있는 자연식품에서 그 역할을 한다.

섭취 시 효과가 있는 특정 비타민만 골라서 보조제 형식으로 섭취할 수 있지만, 보조제가 아닌 음식 자체에 함유된 비타민들은 비타민 보조제로 얻을 수 없는 다양한 영양 성분들을 포함하고 있는 경우가 많아서 특정 보조제만을 섭취하는 것보다 음식을 통해 자연스러운 영양섭취를 하는 것이 더 좋다. 비타민과 미네랄을 건강에 도움이 될 수 있는 다른 보조요인들(사과에 함유되어 있는 비타민 C와 같이)로부터 분리해서 섭취하는 경우, 회복이 필요한 신체에 오히려 부담이 될 수 있으며, 회복을 지연시킬 수도 있다. 이러한 영양의 과학적인 측면은 영양 보조제를 제조하는 제조사들을 포함하여 현재까지 완벽하게 해석되지는 않았다. 따라서 아직까지는 보조제를 통한 제한적이고 부자연스러운 영양섭취보다는 자연이 주는 음식들을 통한 영양섭취가 다양한 방면에서 훨씬 이롭다는 의견이 많은 지지를 받고 있다.

스트레스 요인에 대한 균형 잡힌 시각

훈련자가 근성장을 위해 취해야 할 가장 중요한 자세는 신진대사가 더 잘 이루어질 수 있는 환경을 만들면서 동시에 삶의 스트레스는 최소화하는 것이다. 물론 스트레스를 줄이는 것이 말처럼 쉽지 않은 것은 사실이다. 하지만 스트레스를 최대한 줄이는 것을 염두에 두고 생활하는 것은 작지 않은 차이를 분명히 가져올 수 있을 것이다. 오늘날 사람들은 감정조절에 자주 실패한다. 많은 이들이 사소한 스트레스(예를 들어 운동 후 아이를 데리러 가는 길이 늦을 것 같을 때)를 원래의 크기보다 더욱 크게 받아들이고, 심지어는 그 스트레스에 대응을 할지 도망쳐버릴지를 고민하기도 한다. 진화론적 관점에서 바라보면 그러한 반응은 신체적 공격을 당하거나 삶의 위협을 느끼는 상황에 처했을 때 주로 나타난다. 그렇기 때문에 진화론적 관점에서 스트레스 요인들을 바라보는 것은 상대적으로 사소한 스트레스를 크게 여기지 않고 사소하게 여길 수 있도록 도와줄 수 있다.

훈련의 걱정을 키우지 마라

운동의 목적은 신체의 수행능력 향상임을 항상 기억해야 한다. 신체 수행능력을 향상시키기 위해서는 운동 사이사이에 신체가 회복할 시간을 충분히 가져야 한다. 회복 시간을 충분히 갖는 것으로 베이스라인$_{\text{Baseline}}$(이전의 운동에서 길러낸 신체 능력) 이상의 상태를 유지할 수도 있다. 대부분의 훈련자들은 운동으로부터 얻은 이점들이 단 몇 시간 후에 사라지는 것보다는 며칠 동안 유지되기를 바랄 것이다. 운동 후 충분한 휴식이 없다면 일보 전진하고 이보 후퇴해버리는 것과 같이 아무런 의미가 없다.

적절한 근력훈련 직후에는 훈련자의 전체적인 신체능력이 약해진 상태로 며칠간 지속되는 사이에 신체는 사용했던 에너지를 재충전한다. 이와 같은 반응이 일어난 후에 신체는 적응반응을 나타낸다(예, 성장). 운동 후 4~6일 동안은 베이스라인보다 더 낮은 신체 상태가 유지되기 때문에 신체가 충분한 휴식을 취할 수 있도록 훈련하는 것이 가장 이상적이다. 그렇게 함으로써 한 주 동안 신체를 베이스라인보다 낮은 상태가 아닌 높은 상태로 유지할 수 있다.

체육관에 돌아가서 다시 운동을 해야 한다는 생각이 강박이 되어버린 훈련자들의 신경증에 대한 처방이 필요하다. 짐작컨대, 훈련한 프로그램에서 최대한의 이점을 얻고 싶어할 것이다. 의미 그대로, 운동은 할 수 있는 한 내가 발휘할 수 있는 최상의 능력까지 하지만 몸에 무리가 되지 않는 선까지 하라는 것이다. 휴식기를 8일, 9일, 10일, 심지어는 14일까지 늘린다고 하여도 잃는 것은 하나도 없다는 것을 기억하라. 과한 운동 그 자체가 약하게 만들고 신체 생리를 표준 이하로 떨어뜨린다. 이러한 부정적인 상황만 가져올 뿐인데 굳이 필요 이상의 운동량을 고집할 필요는 없다.

운동 후 회복 과정을 걱정하지 않는 편안한 정신 상태를 유지하기 위해서 노력해야 한다. 목적이라고는 독자들로 하여금 보조제를 구매하게 하는 것과 자신들이 하고 있는 운동이 부족하다고 느끼게 하는 불안감을 조성하는 것이 전부인 피트니스 매거진은 이제 무시하자.

앞에 언급된 모든 조언들은 신체가 운동으로 발생되는 자극에 대해 최적의 적응 반응을 일으키는 데 필요한 조건을 갖추도록 도와줄 것이다. 몸에게 하나하나의 세포조직에 최대한의 신진대사를 투자하길 바라고 있다는 것을 알아야 한다. 즉, 특정한 근육을 완성하기까지 몸은 수많은 근세포조직 하나하나로부터 시작하는 다양하고 복잡한 작용들을 거쳐야만 하는 것이다. 이를 무시하고 그저 근사한 몸매를 갖는 것에만 눈이 멀어 몸과 마음을 밀어붙이기만 한다면, 운동 프로젝트는 실패할 수밖에 없다.

요약하면, 운동에 대한 신체의 반응을 개선시키는 것은 기본적인 원리에 집중하는 것이다. 충분한 훈련만큼이나 충분한 회복도 중요하다는 기본을 절대 과소평가해서는 안 된다.

참고문헌

1. A. L. Goldberg, J. D. Etlinger, D. F. Goldspink, and C. Jablecki, "Mechanism of Work-Induced Hypertrophy of Skeletal Muscle," *Medicine and Science in Sports and Exercise* 7, no. 3 (Fall 1975): 185–98.
2. R. G. McMurray and C. F. Brown, "The Effect of Sleep Loss on High Intensity Exercise and Recovery," *Aviation, Space, and Environmental Medicine* 55, no. 11 (November 1984): 1031–35.
3. D. A. Judelson, et al., "Effect of Hydration State on Strength, Power, and Resistance Exercise Performance," *Medicine and Science in Sports and Exercise* 39, no. 10 (October 2007): 1817–24; Ibid., "Hydration and Muscular Performance: Does Fluid Balance Affect Strength, Power and High-Intensity Endurance?" *Sports Medicine* 37, no. 10 (2007): 907–21; R. W. Kenefick, et al., "Hypohydration Adversely Affects Lactate Threshold in Endurance Athletes," *Journal of Strength Conditional Research* 16, no. 1 (February 2002): 38–43.
4. C. M. Maresh, et al., "Effect of Hydration State on Testosterone and Cortisol Responses to Training-Intensity Exercise in Collegiate Runners," *International Journal of Sports Medicine* 27, no. 10 (October 2006): 765–70.

CHAPTER 7

운동자극 비틀기

근육 성장은 다원적인 과정으로 시간이 지남에 따라 증가되는 부하에 대한 근수축의 결과물이다. 지속부하를 기준으로, 근성장에 기여하는 여러 요소들로는 일시적인 근육의 약화, 축적된 피로 부산물(젖산과 같은), 근수축을 유도하는 부하의 증가, 그리고 성장과 회복 과정을 촉진하는 조직의 미세손상이 있다. 이런 모든 요인이 성장 과정에 기여하며, 지속부하 양상에 따라, 기여도는 더하거나 덜할 수 있다. 그 결과는 몸에 긍정적인 변화를 일으키기 위해 효율적으로 결합하는 요인들 간의 뛰어난 균형으로 나타난다.

앞에서 이야기했듯이, 생산적인 운동이란 근육에 고강도의 힘을 요구하면서도 그 힘이 적절히 조절되고, 근육조직을 일시적으로 약화시키지만 회복하면서 더 강해지도록 단련하는 운동이다. 이런 양질의 운동은 마치 자극의 다양한 요소가 제각기 다른 방향으로 뻗어 있는 바퀴살을 소유한 바퀴중심에 비유될 수 있다. 이렇기 때문에 훈련자는 항상 신중히 운동해야 한다. 오랫동안 회원을 트레이닝 하면서 깨달은 한 가지는 중심이 아닌 바퀴살 하나에 집중하는 것이 회복에 부정적인 영향을 끼친다는 것이다. 이러한 주의점은 특별히 깊은 지속부하를 강조하는 슈퍼슬로우와 같은 프로토콜에 적용된다. 이 과정에서 트레이닝의 양과 빈도의 감소는 신체가 에너지를 보충하고 적응 반응을 일으키기 위해 상당한 회복 기간을 필요로 한다. 근성장은 몇몇 복잡한 과정의 최종 결과물이며 그 요인으로 단 하나를 집어낼 수 없는 복잡한 과정들의 산물이다. 수년간 많은 사람들이 운동량을 줄이려고 시도했던 다양한 운동법들은 현재 대체로 몸에 좋은 자극을 이끌어내는 방법들로 인식된다. 반면 미세손상이나, 근육 조직의 손상은 자극 과정의 요소이며, 손상 그 자체가 운동 목적이 되어서는 안 된다. 예를 들어 손상이 발생한 후에 항상 이로운 결과가 나오지 않는 이상, 망치로 스스로 대퇴사두근을 내려치지 않을 것이 아닌가. 운동의 이점은 특정한 맥락 안에서 만들어지며, 이러한 맥락은 항상 다원적이고 복잡하다. 모든 원인이 비례효과를 만들어내는 것은 아니다.

4장에서 소개된 5대 운동 루틴은 신뢰할 수 있는 기준으로서 우리의 트레이닝 경력 내내 전체적인 근육의 크기와 힘을 발달시키기 위한 프로그램을 만들어줄 것이다. 이 프로그램이 매우 효과적인 이유는 모든 다원적인 요소가 우리 몸에 영향을 끼치도록 만드는 자극을 발생시키는 데 효율적인 도움을 주기 때문이다. 5대 운동 루틴이 제시하는 프로그램의 핵심은 상당히 무거운 부하와 그것을 움직이려는 강한 힘이다. 이 두 가지 요소로 훈련자들의 근육은 무거운 부하를 움직이는 데 필요한 반복적인 근 이완과 수축을 더 이상 수행하지 못하게 될 정도로 지치게 된다.

신체에 강한 자극을 만들어내기 위해 결합하는 많은 요인들은 지속부하 과정으로, 근육조직에 미세 손상뿐만 아니라 상당한 양의 축적된 피로 부산물을 만들어낸다. 게다가 그 조직의 혈액과 산소량의 증가로 인한 일시적인 혈류량 감소와 산소 운반 능력 저하로 이어진다(즉 충혈). 특정한 호르몬 반응들 또한 생성되지만 이 반응들은 훈련자들이 훈련으로부터 얻고자 하는 결과물들을 이뤄내는 데 핵심적인 역할을 하는 무거운 부하와 그것을 움직이려는 강한 힘, 이 두 가지 요소에 비하면 부차적인 것들이다.

5대 운동은 과학적으로 증명된 내용들을 보유하고 있는 프로토콜이다. 그러나 이 기본적인 전신 트레이닝 프로토콜을 수행하는 과정 중 어느 시점에서부턴가 신체는 자극을 더 이상 받지 않게 될 것이다. 이러한 현상이 발생하는 원인은 두 가지로 요약할 수 있다. 첫째, 결국 기구의 특정한 역학적 제한에 직면하게 되고, 이는 추가적으로 한 차례의 근력과 근육량 증가를 도모하는 트리거 포인트까지 도달하는 데 방해 요소로 작용한다. 둘째, 기존의 운동 프로그램으로 축적된 피로가 결국에는 일주일 안에 회복될 수 없는 지점에까지 이르게 된다는 것이다. 이 장에서는 이런 문제들을 해결하기 위해 적용할 수 있는 방법은 무엇이 있는지, 그리고 앞으로의 발전에 있어 방해요소들은 무엇이 있는지에 대해 알아볼 것이다.

자극에는 다양한 요인들이 있고, 근 능력이 향상되는 만큼, 다른 요소들의 중요도 또한 달라질 수 있다. 그렇기 때문에 어떤 특정한 근력 트레이닝 프로토콜을 처방하는 데 있어서는 주의해야 한다. 때때로, 한 가지 자극 요소를 더 많이 얻기 위해서는 다른 요소를 어느 정도 희생해야 하기 때문이다. 트레이닝 경력 동안 운동의 최대 효과를 얻기 위해서는, 다양한 자극 요소들에 초점을 맞춘 각기 다른 프로토콜들을 절충하여 적용해야 한다.

예를 들어 심한 피로로 축적된 젖산을 통해서 유산소 시스템을 보다 더 동원하고자 한다면, 다소 가벼운 무게로 운동을 더 하면서, 무거운 무게로 훈련하는 시간을 줄여야 할 것이다. 이와는 반대로 무거운 중량을 동원하는 프로토콜을 수행함으로써 부하를 강조하는 방법이 있는데(신장성 또는 최대 수축과 같이), 이는 젖산의 축적을 감수하면서 각 반복 횟수마다 5초 정도의 짧은 시간을 지속한다. 하지만 이러한 변칙은 지속적으로 할 필요가 없다는 것을 명심해야 한다. 이것들은 단순히 기준이 되는 프로그램에서 변형된 것이며, 유전적인 요소 또는 운동에 대한 반응에 따라 트레이닝 자극을 최적화하거나 조정하는 데 효과를 준다.

방해물–초과 강도

많은 훈련자들이 특히 고강도 트레이닝 방식의 고강도 근수축이 몸을 성장시키는 데 있어 핵심 열쇠라고 추측한다. 어떻게든 초고강도 트레이닝 기법을 고안할 수 있다면, 신체로부터 엄청난 결과를 끌어낼 수 있다고 생각하는 것이다. 실제로, 이것은 모두 소위 '진보'됐다고 하는 트레이닝 기술의 기초가 되는 논리이다. 이러한 추측은 완전히 틀린 것은 아니지만, 불완전한 개념임은 확실하다.

우선 첫 번째 이유로, 이 과정이 불필요할지도 모른다는 것이다. 훈련자들의 근능력이 성장함에 따라, 근수축 또한 무거운 무게를 하고 있기 때문에 당연히 근수축 강도는 증가한다. 또 다른 한 가지 이유로는, 초고강도 트레이닝 기법을 통해 신체 근육들에 가해지는 스트레스를 높이는 것은 신체 에너지 회복 시스템에 훨씬 큰 부하를 가져온다. 7일~12일 정도에 걸쳐 끝날 수 있는 회복 및 과잉 보상 과정이 수개월이 걸리는 상황으로 될 수도 있는 것이다.[1]

오래된 속담에, '완벽은 좋은 것보다 못하다'라는 말이 있다. 이 경고는 최후의 자극 지점까지 근육을 노출시킴으로 결국에는 자신들의 몸이 근발달 내에서 최대의 힘을 발휘할 수 있을 거라고 믿는 훈련자들에게 좋은 조언이 될 수 있다. 이러한 믿음을 갖고 있으면, 그가 빛나는 신체의 완벽한 이미지를 추구할 때도 과학이 개입된다는 것을 깨닫게 하는 것이 매우 중요하다. 어느 훈련자가 "나는 굉장히 열심히 운동했고, 몇 달 동안 고강도 트레이닝 방식으로 훈련했지만 원하는 만큼의 근육량을 얻지 못했다"라고 한다면 훈련자의 좌절하는 모습은 지극히 정상적일 것이다. 훈련자들은 그들이 원하는 것과 몸이 생산할 수 있는 역량 사이의 격차를 깨닫게 된다. 전자는 욕구에 의해, 후자는 유전자에 의해 좌우된다.

유전학은 상상 속의 몸을 갖고 싶어 하는 욕망에 자주 좌절을 안겨주기 때문에, 많은 훈련자들은 유전학을 무시해버리거나 간과한다. 트레이닝의 강도는 증가된 근육의 미세손상과, 더 큰 에너지 소비를 수반하는 매우 높은 수준에까지 이르게 된다. 이러한 트레이닝 강도에도 불구하고 어떠한 결과도 나타나지 않을 때, 신체의 반응을 강제로 유도할 수 있다는 믿음 때문에 그 믿음과 상반되는 결과물로 인한 스트레스는 증가하게 된다. 반면 그러한 믿음을 갖고 무리한 트레이닝으로 얻게 되는 것은 회복하는 데 수개월이 걸릴 수 있는 심각한 이화 상태이다.

물론 훈련자들이 운동의 강도와 비례해 얻는 좋은 결과를 연관짓는 것은 어느 정도 자연스러운 일이다. 어찌됐든 몸이 어떠한 좋은 결과를 내도록 만들기 위해서는, 근육이 특정한 역치점에 이르기까지 일을 하도록 만들어야 한다. 하지만 그들이 쉽게 간과

많다고 다 좋은 게 아니다

고강도 운동 방식에 대해 지속되어온 주장, 즉 고강도가 더 나은 결과를 내는 요인들의 공통분모이며 이로 인해 강도가 높을수록 더 좋은 결과가 나온다는 주장은 사실 잘못된 것이다. 이미 진실인 것으로 증명된 전제를 더 증명한다고 해서 그 전제가 더욱더 진실이 되지 않는 것처럼 그렇게 단순하지 않다.

예를 들어 최대로 중량을 들었다가 다시 바로 최대로 중량을 내려 운동하는 '하이퍼 랩Hyperreps'이라 불리는 고강도 트레이닝 프로토콜이 있다. 이 프로토콜은 일반적으로 운동을 하는 사람들이 더 이상 팔을 굽히지 못할 때까지 운동한다. 이 방식은 강도 높은 프로토콜로서, 종종 그날 운동을 덜 한 이들에게 어느 정도 효과가 나타날 수 있다. 그러나 대부분의 방법은 우리 몸이 제대로 회복할 수 없는 피로와 손상을 남기는 단계에서 그칠 뿐이다. 만약 우리가 긍정적 실패지점까지만 운동을 했다면 더 나은 결과를 얻었을 것이다. 이와 비슷하게, 슈퍼슬로우는 더 버틸 수 없을 때까지 팔을 계속 밀게 만드는 깊은 지속부하 테크닉을 선호한다(예를 들어 팔과 다리를 이 방법으로 더 이상 쓰기 힘들어질 때까지 아주 천천히 미는 동작을 하는 경우). 이 부분에 대해 내가 알게 된 것은 내 경우엔 긍정적 실패지점에서 즉시 멈추고, 10초나 15초(또는 30초) 푸시를 하지 않았을 때 결과가 항상 더 좋았다는 것이다. 고강도 운동에서 말하는 이러한 추가적인 운동은 내 몸에 어떠한 도움도 되지 않았으며 심각한 수준으로 회복을 저하시켰다. 결국 너무 과했던 것이다.

— 더그 맥거프

하거나 모르는 사실은 바로 이러한 강도 이상으로 진행하는 것이 어떠한 추가적인 효과가 있지 않다는 것이다. 강도의 문제든지 또는 양의 문제든지(신체의 최소한의 에너지까지 소비하게 되는 것이다) 아무리 좋더라도 너무 과한 것은 분명히 부정적이라는 것을 깨달아야 한다.

사람들이 흔히 하는 잘못된 추론인 '안내문을 보면 매 4시간마다 정제 두 알을 복용하라고 나와 있지만 나는 빨리 두통에서 벗어나고 싶기 때문에, 2시간마다 정제 4~5 알을 복용할 것이다'라는 생각은 약물 과다 복용을 유도할 수 있는 결함이 있다. 이런 행동이 수반된 생각은 기대 이상의 긍정적인 반응을 가져오지 못하고, 몸이 주어진 상황에 대처하지 못하는 위기상황에 직면하게 된다. 이것은 마치 가장 높은 자외선 단계에 피부를 노출시켜야만 선탠 효과를 빨리 볼 수 있다고 믿는 것과 같다. 이런 전략은 더 나은 효과는커녕 3도 화상으로 응급실에 입원하게 만들 것이다.

트레이닝에 관한 정보의 문제점 중 전형적인 것은 비정상적으로 과한 자극이(현재 동원되고 있는 것 이상의 자극) 언제나 훨씬 더 좋은 보상 반응의 결과를 낳는다는 개념을 퍼뜨린다는 것이다. 단순히 양 그리고 빈도와 같이, 강도 또한 한계점을 가지고 있고 그 이상으로 수행하는 것은 반드시 좋은 결과를 가져오지 않으며 오히려 더 안 좋게 만들 수도 있다.

트레이닝을 할 때, 이번 장에서 이야기한 프로토콜들의 목적과 무엇을 해야 하며 무엇을 하면 안 되는지에 대한 명확한 이해를 해야 한다. 만일 충분히 운동을 했다면, 이 프로토콜들을 수행하는 기간엔 회복 능력에 집중하는 것이 필수적이다. 이 프로토콜들은 자극을 늘리면 신체 반응 또한 그에 비례해 증가될 것이라는 가정으로 단순히 자극을 늘리는 방식이 아니다. 우리의 경험은 그와 반대의 이야기를 하고 있다. 만일 이와 같은 프로토콜을 적용할 때 운동의 양이나 빈도를 줄이는 데 주의하지 않는다면, 어떠한 반응도 일어나지 않을 것이다.

장애물 1 : 기계적인 난제

사용하는 장비에 따라 최적의 반응을 유도하기 위한 지속부하 과정 중 특정한 역학적인 장애가 발생할 수 있다. 우리는 자신의 트레이닝 과정에서, 또 다른 이들을 트레이닝 하며 소위 '진보된' 기술이라고 불리는 많은 것들이 더 나은 결과로 이어지지 않는다는 사실에 주목했다. 오히려 이 기술은 기계를 따라갈 수준이 되지 못하는 훈련자의 상태를 해결하기 위해서나 사용되고 있을 뿐이다. 이 문제는 일반적으로 지속적인 몸의 성장을 어렵게 만든다.

예를 들어 레그 프레스 머신 운동을 할 때, 기구의 캠 프로파일과 다리 근육의 힘 사이에 불균형이 있다고 하자. 이런 유형의 시나리오는 종종 역학적 스티킹 포인트로 여겨진다. 스티킹 포인트는 기구의 캠 프로파일과(대부분의 기구에 완벽하게 설계되어 있지 않아서 근육에 너무 많은 저항이 가해질 때가 있다. 4장에서 논의되었던) 최소의 지레 작용을 갖게 되는 레그 프레스의 위치에서 나올 때의 관절각에 영향을 줄 수 있다. 이 역학적 '속도 방지턱'은 운동의 동작 범위 안에서 극복해야 한다. 훈련자가 X라는 근력의 요소를 가지고 운동을 처음 시도할 때, 이러한 장애물을 극복하는 것은 마치 이 속도 방지턱 위로 모닝 자동차 한 대를 힘으로 밀어 넘겨야 하는 상황과 같을 수 있다. 훈련 기간이 어느 정도 지나 같은 기구를 이용할 때의 훈련자의 근력이 X^2 또는 X^3까지 향상된다면, 모닝을 덤프트럭으로 바꿔서 같은 속도 방지턱 위로 훨씬 더 무거워진 무게를 밀어 넘겨야 한다.

일단 이러한 근력 수준에 도달하게 되면, 단순히 똑같은 동적 프로토콜을 계속하는 일은 어떤 저항의 진행도 일어나지 않도록 막는 일이 될 수도 있다. 대신, 훈련자가 지금 필요로 하는 것은 기구의 역학적 비효율성을 이겨낼 수 있는 계속적인 자극이며, 그로 인해 속도 방지턱을 성공적으로 넘을 수 있을 것이고 성장도 될 수 있을 것이다. 다음 섹션에서는 성장 단계에 도움이 될 만한 몇 가지 프로토콜을 살펴볼 것이다.

분할 수동 보조(강제 반복)

정체기의 초기 단계에서, 훈련자는 보조를 받아 자신의 한계를 넘을 수 있기 때문에 하중의 시간이 최적의 자극을 주는 범위 내에 머무는 방식으로 또 다른 전체 반복을 가능하게 한다. 분할 수동 보조의 효율성을 시험했던 한 연구는 실험자들을 다음과 같은 결론에 이르게 했다.

> 강제 반복 운동 시스템(분할 수동 보조)은 기존의 최대 반복 운동 시스템보다 호르몬 및 신경근육 반응을 잘 유도하기 때문에 선수의 급성 저항운동 변수를 조작하는 데 사용될 수 있다.[2]

보조를 하려면, 저항을 들어올릴 수 없게 되었을 때, 트레이닝 파트너 또는 트레이너가 기구의 무브먼트 암Movement arm을 들어주거나, 스티킹 포인트를 넘어갈 수 있을 정도의 힘으로만 팔(다리)을 밀어주어 하중의 일부를 줄여준다. 그리고 나서 나머지 움직임을 스스로 할 수 있도록 한다. 이런 식으로 한번 또는 두 번의 보조를 수행하는 것이면 충분하다.

부분 반복

부분 반복은 속도 방지턱 양측면에 좋은 효과를 발휘하도록 수행될 수 있다. 만약 전체 수축에 가까운 지점에서 부분 반복을 수행하기로 한다면(레그 프레스에선 두 다리가 완전히 펴지는 지점에 가깝게 움직이는 자세가 될 것이다), 운동 범위 내 가장 약한 지점(스티킹 포인트)을 통해 사용할 수 있는 무게의 양에 더 이상의 한계가 없어지므로 보다 많은 무게를 사용할 수 있고 또 사용해야 한다. 이 방법은 근육이 보다 무거운 중량에 맞설 만큼의 강도 높은 근수축과 보다 많은 힘을 만드는 데 익숙하게 한다. 이 동작은 최대 범위의 트레이닝으로 돌아갈 때, 속도 방지턱을 넘기 위해 필요한 것이 될 수도 있다. 마찬가지로, 부분 반복은 가장 약한 지점에서 할 수 있기 때문에 더 집중할 수 있게 하며 스티킹 포인트에 이르는 범위를 강화할 수 있도록 한다. 또한 부분 반복은 힘이 매우 필요한 부분에서 더 많은 힘을 줄 수 있다.

제한된 움직임의 범위에서 운동을 하는 것이 최대 가동범위 운동을 수행하는 데 필요한 근력을 약화시킬까봐 걱정할 필요는 없다. 최대 가동범위 저항운동과 부분 가동범위 운동을 비교한 남부 미시시피대학의 연구에서, 부분 가동범위를 통해 무게를 들어올리는 것이 전체 가동범위를 통해 운동하는 것과 같이 효과적으로 근력을 발달시킨다는 것이 밝혀졌다. 그 결과 연구진들은 '이러한 결과는 부분 가동범위 트레이닝이 최대 근력 발달에 긍정적인 영향을 끼칠 수 있다는 것을 시사한다'라는 결론을 내렸다.[3]

이 연구 이전엔, 근력은 오직 트레이닝 한 관절각에서만 발달하며, 관절 운동의 전 범위로 트레이닝 하지 않으면 트레이닝 하지 않은 관절각에는 약화를 가져올 것이라 믿었었다. 또한 오로지 리프팅 후반부만을 수행하는 것은(스티킹 포인트에서 락아웃 지점에 이르는, 전체 시작 지점으로 돌아가지 않으며) 처음 시작 부분의 근력을 향상시키지 않을 것이라고도 믿었다. 위 연구는 이는 근거 없는 믿음이며, 부분 가동범위 그룹의 근력이 증가함에 따라, 최대 가동범위 그룹의 근력 또한 증가한다는 것을 밝혀냈다.

전체 가동범위를 통한 운동이 관절 건강의 사인으로서 확립된 적이 없기 때문에, 이 발견은 의미가 있다고 할 수 있다. 관절은 관절 연골의 손상이나 만성, 반복된 손상의 결과로 인한 관절 연골이나 골 형성의 발달과 같이 본질적으로 관절에 손상을 일으키는 교차 반복의 힘을 겪지 않는 이상은 건강하다. 만일 이러한 조건이 나타나지 않는다면, 주변 관절을 지지하는 근력이 관절 주위의 팔, 다리를 계속 움직일 수 있는 경우 훈련자는 정상적인 관절 건강을 유지할 것이다.

일정한 정적 유지

주로 긍정적인 실패가 발생하는 속도 방지턱 부분에서 일정한 정적 수축을 한다면, 근력 시작 단계에 더 깊은 지속부하를 얻을 수 있다. 만약 스티킹 포인트를 거쳐 수행할 수 있는 최대 반복 횟수를 완료했거나 그러길 원한다면, 속도 방지턱의 꼭대기 지점에서 일정한 정적 수축을 할 수 있다. 더 이상 다른 완전 반복을 끝낼 수 없는 지점에서, 신장성 움직임을 지나 본래 위치로 돌아가 시작하기 전까지 가능한 오랫동안 정적 수축을 유지하라. 한 번의 일정한 정적 유지면 충분하며, 대략 10초 동안은 유지하고 있어야 한다.

휴식–정지

스티킹 포인트에 도움이 될 수 있는 또 다른 기술은 바로 휴식-정지 프로토콜이다. 이 유서 깊은 근력 트레이닝 기술은 1970년대 후반 전 보디빌딩 챔피언 마이크 멘처Mike Mentzer에 의해 재발견됐고 큰 가치를 지니게 되었다. 이 기술을 수행하는 방법은 더 이상 완전 반복을 할 수 없는 지점인 긍정적 실패지점까지 세트를 진행하고 다른 반복을 완수할 수 있을 때까지 잠시 동안의 휴식을 위해 멈춘다(5~10초).

수행할 휴식-정지 반복수는 본인의 움직임과 움직일 때의 섬유 유형이 나타나는 방식에 달려 있다. 예를 들어 만일 70초 또는 75초 뒤에 실패지점에 도달한다면, 그것은 훈련하는 근육 군들이 대부분 속근을 지니고 있는 것을 의미한다. 이러한 경우, 속근 운동단위가 회복하는 데 더 오래 걸리므로, 휴식-정지는 더 길어져야 한다. 완벽한 수행을 위해선, 다음 반복 시작 전에 15~30초 정도 기다려야 할 수도 있다.

일반적으로, 한 번의 휴식-정지 반복이 적절하지만, 실패지점에 도달하기 전 세트 동안 하중에서 90~120초의 시간이 걸린다면, 다음 반복을 할 준비가 되기 전 휴식-정지는 5초 정도로 짧아질 수도 있다. 시간이 이렇게 걸린다면 이것은 지근을 의미하며, 이러한 근섬유는(우리가 봐왔듯) 회복이 빠른 섬유다. 그러므로 이러한 섬유 유형을 가지고 있다면, 3회 정도의 반복수는 휴식-정지 방식으로 과훈련의 위험 없이 운동할 수 있다.

휴식-정지의 반복은 실패지점까지의 모든 기계적인 작업을 거칠 필요 없이 높은 수준의 두 번째 세트를 할 수 있도록 한다.

오직 신장성 운동

스티킹 포인트를 넘는 또 다른 방법은 신장성 반복으로만 운동하는 것이다. 여기서는 실제 리프팅 또는 단축성 반복 부분이 없기에 훈련자는 오로지 신장성 부분, 곧 내리는 부분에만 집중하게 된다. 여러 연구에 따르면 프로토콜 4를 통해 많은 부분의 근육에 엄청난 자극이 올 수 있다고 한다. 추가적인 이점은 부하와 자극의 손상 구성 요소에만 집중할 수 있다는 것이다.

중량을 내리는 것을 더 이상 통제하지 못하는 지점까지 세트를 끌고 가는 것과는 달리, 신장성으로 운동을 할 때 '실패지점으로 가는 것'은 5초 안에 더 이상 저항을 낮출 수 없을 때의 실패를 의미한다. 가능한 천천히 저항을 낮추지만 세트는 5초 내에 더 이상 그 저항을 낮출 수 없을 때 끝난다(힘이 빠진 상태기 때문에 내리는 과정이 4초 또는 그보다 적은 시간 내에 수행된다).

한때 훈련자들에게 이 지점을 넘어서까지 계속 가며, 통제가 안 되고 중량이 무너지기 전까지는 계속해서 저항을 낮추라고 하기도 했다. 그러나 우리는 이 과정이 굉장히 위험하다고 믿고 있다. 안전한 실패의 형태를 다시 정의할 필요가 있으며, 신장성 트레이닝의 이점이 더 발견된다면, 그때는 좀 더 합리적인 실패의 범위 안에서 운동을 해야만 한다.

이 모든 기술들은 역학적인 제한 때문에 더 좋고, 효과적인 자극을 못 일으킬 때 하는 운동으로 다른 방법과 꾸준히 병행하는 그저 하나의 수단이라는 것을 알아야 한다.

장애물 2: 다시 보는 제한적 효과의 창

3장에서 '제한적 효과의 창' 개념을 소개하였는데 특정 운동의 제한적 효과와 다른 운동 프로그램의 효과는 비슷하지만 부정적인 결과가 증가하는 현상을 소개하였다. 이러한 일이 발생하는 것은 피트니스 동호회에서의 일반적인 의견과 대조적으로, 이 프로그램이 효과적이지 않아서가 아니라, 오히려 아주 효과적이어서 7일에 한 번 하는 트레이닝이 더 이상 회복과 적응을 위한 충분한 빈도가 아니기 때문이다. 아무리 강렬한 또는 완벽하게 전달된 운동자극이라 할지라도, 몸이 알맞게 회복되지 않으면 어떠한 적응 반응도 일어나지 않을 것이다.

회복 능력을 약화시키는 주요소는 해당 운동에서 발생된 총 축적된 운동량이다. 처음 운동하기 시작할 땐 너무 약하기에 본인의 회복 능력을 초과하는 운동량을 축적하지 못한다. 그러나 6~12주의 트레이닝 기간 내에 본인의 회복 능력을 초과할 정도로 강해질 것이며 성장도 곧 중단될 것이다.

다음에 나올 이야기는 지나친 단순화일 수 있지만 우리의 목적에 부합할 것이다. 이상적인 환경에서 회복 능력이 일주일 내에 12,000풋-파운드의 작업을 수용할 수 있다고 가정해보자. 운동 초기에 각 운동마다 8,000풋-파운드의 작업을 할 수 있을 것이며 그로 인해 한 번의 주간 운동에서도 쉽게 눈에 띄는 결과를 낼 수 있다. 그러나 더 강해짐에 따라, 이제 처음 시작했을 때와 같은 운동 개수 안에서 13,000풋-파운드의 일을 생산할 수 있게 된다. 결과적으로, 7일이라는 기간 안에 현재 회복할 수 있는 것보다 많은 작업을 한 것이 되는 것이다.

우리의 모든 피트니스 시설은 지속적인 연구와 실험의 기능도 한다. 우리는 트레이닝 하는 회원들로부터 많은 것들을 배운다. 트레이닝 과정에 문제가 생기기 전에 트레이닝의 빈도는 어떻게 조절할지, 해당 운동 자극은 어느 정도의 강도가 필요한지, 또 상급 훈련자들이 트레이닝 강도를 증가시킬 때보다 많은(또는 적은) 이점을 얻을 수 있을지와 같은 일들에 대해 구체적인 통찰력을 얻고 있다. 우리는 운동량을 증가 또는 감소하는 방법들로 실험해왔으며, 일상생활에서 스트레스 요인이 많은 고객에게 트레이닝 빈도와 운동 자극이 주는 영향 또한 관심 있게 지켜봐왔다.

예를 들어 일부 훈련자들이 최대 3개월 동안 완전히 트레이닝을 중단하고, 그들이 마지막 운동에서 얻은 긍정적인 적응 반응을 여전히 유지할 수 있다는 것을 알게 됐다(그들은 실제로 3개월 이전에 트레이닝을 멈췄던 때보다 더 강해진 상태로 트레이닝을 수행한다). 이러한 지식의 진전에도 불구하고, 여전히 트레이닝 빈도 영역에 있어서는 애매모호한 부분이 많다. 우리는 일주일에 한 번 트레이닝 하는 것이 신체가 운동 자극으로부터 적절한 반응을 생산하는 데 충분하다는 것을 알고 있다. 하지만 2주에 한 번 트레이닝을 하거나(대상자가 더 강해질수록), 일주일에 단지 한 세트를 하는 것이 몸에 더 나은 결과를 가져오지 않을 수도 있다는 부분에 대해서는 아직 제대로 알지 못한다. 그러므로 아직도 일반 회원들이 효과를 보는 시점부터 이 효과가 사라지기 전까지 얼마나 긴 기회의 창이 열려 있는지 정확하게 알지 못한다. 그러나 우리의 경험에 의하면 대개의 경우 정의된 기간이 필요 없다고 본다.

이는 확실히 최소한의 기간이어야 하지만, 일단 최소한의 기간이 지나면 추가적으로 들어가는 시간이 크게 다를 수 있으며, 이는 훈련자들에게 부정적인 경험이 안 될지도 모른다. 때로 누군가는 매 7~10일에 한 번 늘어난 기간 동안 운동을 할 것이다. 하지만 일상에 무슨 일이라도 생기게 되면, 몇 달에 걸쳐 평균 2~3주에 한 번 운동을 할 것이며, 이 시점에서 훈련자들은 부작용 없이 7~10일에 한 번 운동을 하는 빈도로 돌아갈 것이다. 인간이 무질서하고 불규칙한 존재로부터 진화했으며, 이 무질서한 불규칙함이 신체의 적응 능력을 결정하는 것이라는 부분을 고려했을 때 이 불규칙성은 아마도 최적의 운동 효과를 만들어내는, 일과 유기체의 건강을 위해 아주 중요한 일이 될지도 모른다.

때때로, 단순 대수학으로 적용 가능한 생물학적 과정을 줄이는 노력은 정답이 아니다. 확실한 최소 회복 기간만 가지게 되면 당연하게 운동 스케줄에 약간의 변화가 올 수도 있을 것이다. 이는 몇몇 구성요소는 빠르게 회복하는 반면, 빠르지 않거나, 트레이닝 스트레스를 받지 않는 기간이 늘어남에 따라 이득을 얻을 수 있는 작은 요소도 있을 수 있기 때문에 몇몇 주기적인 변동은 아마도 바람직할 것이다.

예를 들어 가장 큰 글리코겐 저장은 속근 운동단위에서 이루어진다. 하지만 이러한 높은 수준의 속근 운동단위들은 상대적으로 드물게 발생하는 고강도의 긴급 상황에 대비해 진화와 적응을 했다. 이 운동단위들은 할머니가 할아버지를 구하려 초인적으로 차를 들어올릴 때 자극되는 것들이다. 일단 자극이 된 이 운동단위들의 회복 기간은 길다. 또한 3장에서 설명한 IIA, IIAB 그리고 IIB 유형보다 훨씬 더 빠른 운동단위들도 있다. 게다가 IIx유형 운동단위가 있는데 이는 알파-액티닌-3 유전자(다음 장에서 더 다룰 것이다)가 부족한 육상선수에게서 더욱 두드러지며, 이 운동단위의 회복 기간은 매우 길다.

제스퍼 L 앤더슨Jesper L. Anderson, 피터 슈처링Peter Schjerling, 그리고 벵트 살틴Bengt Saltin이 작성한《Scientific American》2000년 9월 호에 실린 '근육 유전자와 선수의 운동수행 능력'이라는 제목의 기사는 많은 챔피언 육상선수들이 부상을 이유로 고강도 트레이닝을 3개월 정도 쉬었을 때 오히려 세계기록을 갱신했다는 사실에 주목했다. 고강도 트레이닝을 쉬는 동안, 그들은 부상의 여파로 인해 자신들의 기술을 유지할 만큼의 최소한의 운동만 했을 뿐, 강도 높은 어떠한 운동도 하지 않았다. 하지만 이로 인해 이 선수들의 아주 높은 수준까지의 운동 능력들은 회복할 시간을 얻었고, 바로 이때 많은 세계기록들이 깨지게 되었다.

> 예상대로 속근 IIx형 마이오신은 저항 트레이닝을 하는 동안 감소했다. 그러나 트레이닝을 멈췄을 때 단순히 트레이닝 이전 단계로 돌아가기보다, 속근 IIx형의 상대적 양은 3개월 동안 대략 2배 감소했다. 그렇다면 이 일이 속근 IIx형이 중요한 육상선수에게 의미하는 바는 무엇일까? 바로 시합 전에 트레이닝 기간을 줄여야 한다는 것이다.

우리가 더 강해짐에 따라 점차 문제가 되는 것은, 신체 회복 능력을 초과하지 않으면서 모든 주요 근육군들에 알맞은 운동을 하는 것이다. 종종, 운동 프로그램에 추가적으로 회복할 날을 넣거나, 한두 개의 복합적 운동을 줄이고 단일 관절 축 운동(고립 운동)으로 대체함으로써, 회복 능력에 따라 트레이닝을 더 할 수도 있다.

5대 운동을 3대 운동으로 줄이기

이 장 뒤에서 소개된 몇몇 고립 움직임들을 분리시키는 동안, 운동 프로그램을 변경하는 한 가지 방법은 5대 운동들을 2개의 분리된 운동으로 만드는 것이다. 이 프로그램은 다음과 같이 구성 될 수 있다.

운동 1

1. 풀다운
2. 체스트 프레스
3. 레그 프레스

운동 2

1. 시티드 로우
2. 오버헤드 프레스
3. 스탠딩 카프 레이즈

각각의 운동은 사이사이에 7일의 휴식과 함께 교차로 진행된다. 만약 진행이 다시 느려진다면, 훈련자는 간단히 운동 사이에 추가적인 휴식을 넣으면 된다. 운동 사이의 휴식이 10~14일까지 늘어난다고 해도 전혀 걱정할 필요가 없다. 앞서 이야기했던 것처럼, 이 시간은 실제로 쉬기만 하는 날이 아니라, 몸이 이전의 운동으로 인해 소진됐던 에너지를 다시 재충전하는 시간이며, 이전의 운동이 자극했던 성장이 일어나는 시간이다.

분할 루틴

같은 목적을 달성하기 위한 또 다른 방법은 5대 운동들을 3분할로 나눠 교대로 진행하는 것이다. 이것은 과훈련의 위험을 초래하지 않으면서, 프로그램에 조금 더 많은 단일축 운동을 추가할 수 있게 한다. 이 운동은 다음과 같은 순서에 따라 구성될 수 있다.

운동 1: 가슴, 어깨, 그리고 삼두

1. 체스트 프레스
2. 래터럴 레이즈
3. 트라이셉스 프레스다운

운동 2: 하체, 복부

1. 레그 프레스
2. 스탠딩 카프 레이즈
3. 앱도미널 머신

운동 3: 등, 이두

1. 풀다운
2. 시티드 로우
3. 쉬러그 또는 로워 백 머신
4. 바이셉스 컬

이전의 시나리오와 마찬가지로, 각각의 운동은 사이에 7일의 휴식 기간과 함께 교대로 해야 한다. 한 번 더 얘기하지만 21일 뒤에나 각 주요 근육 군이 직접적으로 자극받는 것에 대해 걱정하지 않아도 된다. 운동 세션 사이에 적어도 성장을 유지할 만한 근육 군들의 충분한 교집합이 있고, 에너지 생산량 그리고 회복 능력, 특히 속근섬유 운동단위의 회복은 보다 긴 회복 기간을 필요로 한다는 것을 우리가 증명할 수 있다.

기준 운동이 산출하는 에너지 생산을 정량화하기 위해, 여기에 100이라는 에너지 단위 숫자 값을 지정하자. 그렇다면 훈련자가 더 커지고 강해짐에 따라, 운동으로 인해 근육의 과잉보상이 일어나고, 후에 쓰기 위해 더 많은 에너지 단위를 저장할 때, 약 120개의 에너지 단위가 전신에 걸쳐 생산될 것이다. 따라서 몸이 100개의 에너지 단위를 회복하기 위해선 충분했던 7일이라는 시간은 이젠 120개의 에너지 단위를 회복하기 위한 시간으로는 충분하지 않게 된 것이다. 3분할 루틴은 신체 에너지 시스템이 완전한 회복과 과잉보상을 위한 추가적인 기회의 창을 제공할 것이다.

단일관절(고립) 운동

계획한 운동들을 회복 능력에 맞춰 프로그램을 수정하고 싶다면, 다음 운동들을 운동에 추가하거나 대체할 수 있다.

스탠딩 카프 레이즈 스탠딩 카프 레이즈 머신을 이용하거나, 뒤꿈치가 땅에 닿지 않고 완전히 펴질 수 있는 블록 위에서 할 수 있다. 스탠딩 카프 레이즈 기구 사용 방법은 어깨를 패드 아래에 두고, 손은 핸들을 잡은 뒤 발판이나 작은 블록 위에 올라선다. 이때 비복근이 최대로 동원될 수 있도록 허리와 다리를 끝까지 편 자세를 유지한다. 다리를

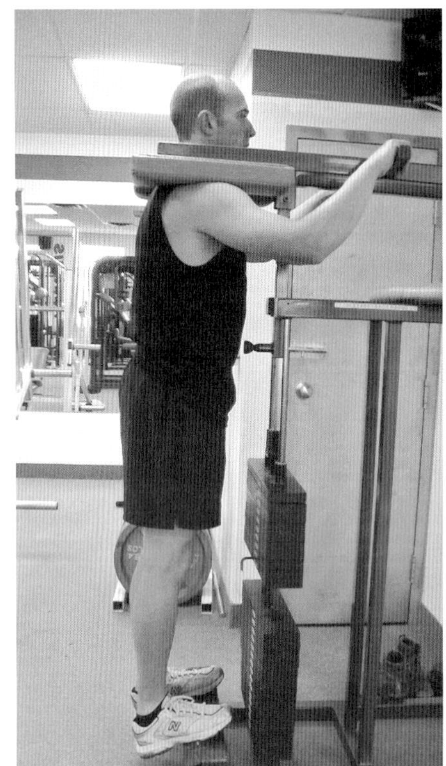
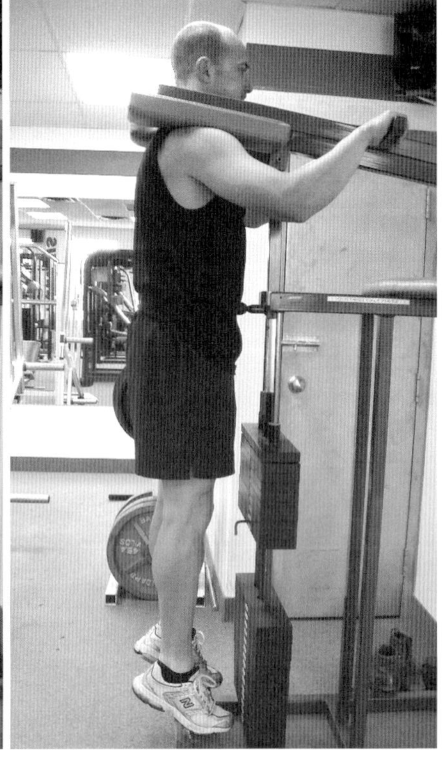

스탠딩 카프 레이즈(시작과 끝 자세)

곧게 편 채, 천천히 뒤꿈치를 최대한 높이 들어올린다. 최대 근수축 지점에서 잠시 동안 멈추고, 뒤꿈치를 가장 낮은 위치까지 내린다. 이 아래로 내려온 위치에서는 동작을 멈추지 않으며. 다시 최대 근수축 지점까지 뒤꿈치를 들어올릴 수 있도록, 발로 천천히 발판을 누른다.

프리 웨이트를 이용하는 방법은, 한 손에 덤벨을 쥐고, 경사진 발판에 올라선다. 이때 발판이 견고한지, 또 자신 쪽으로 뒤집어지지 않을지 확인하도록 한다.

오른손에 덤벨을 쥐고 있다면, 왼쪽 종아리 근육을 집중적으로 강화할 수 있기 때문에 오른발을 왼발 뒤꿈치 위에 올리고, 오른발은 쉬게 하면서 왼발로 균형을 잡는다. 뒤꿈치 높이가 최대로 올라갈 때까지 왼쪽 다리가 곧게 펴져 있는지, 왼쪽 종아리 근육이 수축하고 있는지 확인한다. 잠시 동안 자세를 유지하고 왼쪽 뒤꿈치를 내려, 종아리를 최대한 스트레칭 한다. 다시 완전히 수축된 위치까지 뒤꿈치를 서서히 들어올린다.

왼쪽 종아리 근육 운동을 마친 뒤에는, 왼손으로 덤벨을 옮기고, 왼발은 발판에서 떼어 오른쪽 종아리로 이 운동을 다시 반복하면 된다.

래터럴 레이즈 기구를 이용하거나 덤벨을 사용하여 할 수 있다. 기구를 이용할 때는 등을 패드에 대고 앉아, 어깨 관절 중심이 캠 중심과 정렬을 이룰 수 있도록 한다. 핸들을 잡아 팔꿈치가 약간 몸 뒤로 끌어당겨지게 하며, 상완은 패드에서 힘이 들어가지 않은 상태로 둔다. 몸통 기준으로 측면 약 90도 이상 되는 지점까지 상완을 천천히 들어올린다. 최대 근수축 지점에서 잠시 멈추고, 시작 지점까지 천천히 팔을 내린다. 시작 지점에서 동작을 멈추지 말고, 다시 방향을 바꾸어 삼각근(특히 측면 삼각근)의 최대 근수축 지점까지 팔을 들어올린다.

덤벨을 이용할 때는 양손에 각각 덤벨을 잡고, 똑바로 선다. 팔꿈치를 최소한으로 구부리고(팔꿈치 관절에 손상이 가지 않도록), 몸통 기준으로 측면 약 90도 이상 되는 지점까지 상완을 천천히 들어올린다. 최대 근수축지점에서 잠시 멈추고, 시작 지점까지 덤벨을 통제하며 천천히 내린다. 시작 지점에서 동작을 멈추지 말고, 다시 방향을 바꾸어 90도 이상 되는 지점까지 상완을 들어올린다.

쉬러그 노틸러스, 해머 스트렝스(본 운동을 앉아서 할 수 있는 특수한 기구를 가지고 있는)와 같은 다양한 장비를 활용하거나, 유니버셜 머신의 벤치 프레스 머신(본 운동을 서서 할 수 있는)을 활용해 운동을 할 수 있다. 또한 쉬러그는 덤벨이나 바벨을 활용해서도 효율적으로 할 수 있다. 전자는 앉아서, 반면에 후자는 일어서서 해야 한다.

쉬러그 동작으로 승모근 운동을 할 때 주의할 점은 팔이 구부러지지 않도록 해야 한다는 것이다(컬 동작처럼). 팔은 곧게 피고 마치 옆에 늘어져 있는 것처럼 유지하며, 오직 승모근의 수축(쉬러그 동작)만으로 저항을 이겨내도록 해야 한다. 프리 웨이트 또는 기구를 사용하여 쉬러그 할 때는 어깨가 가능한 가장 높은 지점까지 올라갈 수 있

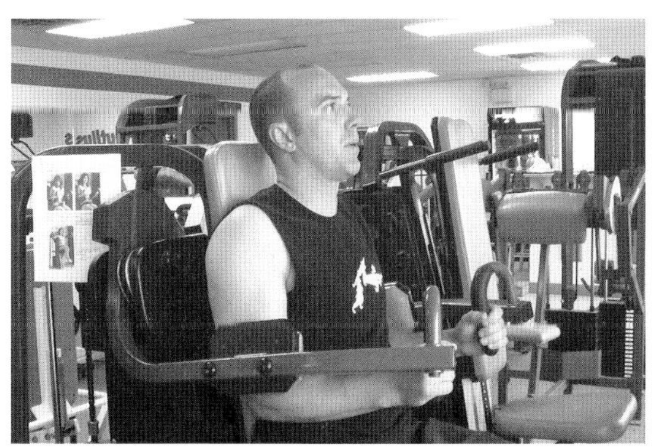
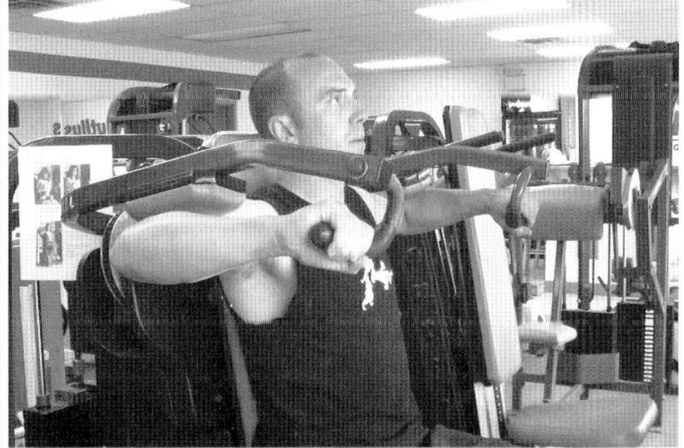

레터럴 레이즈(시작과 끝 자세)

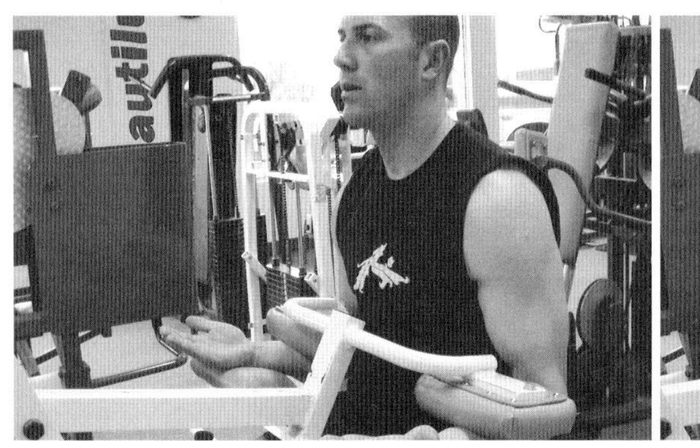
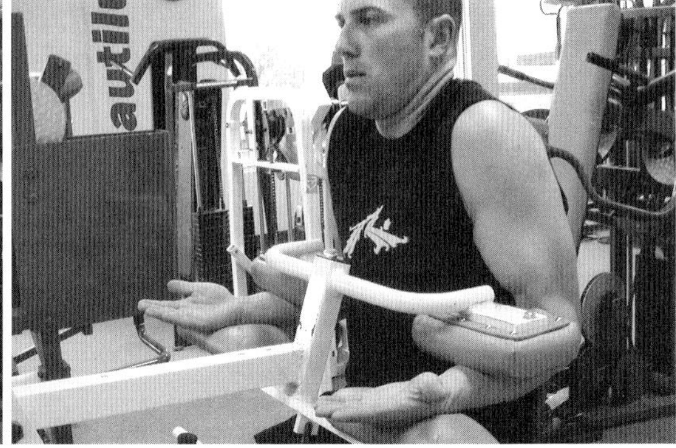

노틸러스 쉬러그(시작과 끝 자세)

도록 천천히 쉬러그 동작을 한다. 최대 근수축 지점에서 잠시 멈추고, 가능한 가장 낮은 위치까지 천천히 어깨를 내린다.

로워 백 머신 머신으로 들어가 등 상부를 패드에 대고 발은 발판 위에 놓는다. 운동 중 자리에서 벗어나지 않기 위해 안전벨트를 묶는다. 손은 어깨 위 또는 복부 앞에 대고

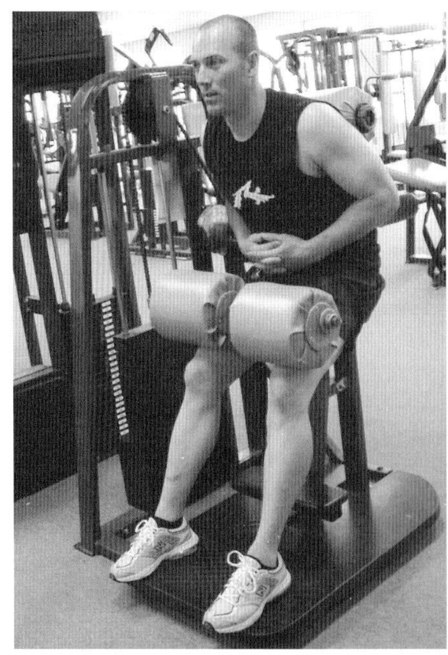
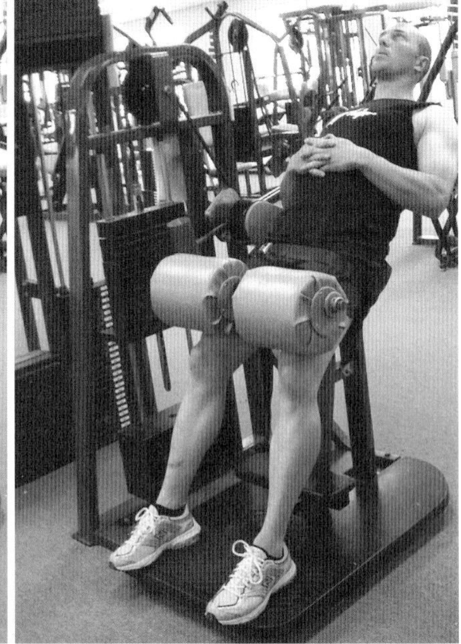

로워 백 머신(시작과 끝 자세)

등 하부 근육이 최대 근수축이 일어날 때까지 서서히 뒤로 기울인다. 최대 근수축 지점에서 잠시 멈추고, 시작 지점으로 천천히 돌아온다.

프리 웨이트를 한다면 데드리프트 또는 벤트 오버 바벨 로우를 하는 것이 등 하부 근육을 자극시키는 데 있어 매우 효과적일 것이다.

바이셉스 컬 바이셉스 컬 머신을 사용할 때는 자리에 앉아, 팔꿈치를 패드에 대고 관절이 캠 중심과 정렬을 이룰 수 있도록 조정한다. 핸들을 잡고 전완이 완전히 펴진 자세에서 완전히 수축한 자세, 최대 근수축이 일어날 때까지 이두근을 천천히 수축시킨다. 최대 근수축 지점에서 잠시 멈추고, 핸들을 내려 시작 자세로 돌아온다. 부하시간 동안 반복한다.

프리 웨이트를 한다면, 바벨을 어깨너비 그립, 손바닥이 정면을 바라보는 방향으로 잡는다. 똑바로 서서 손가락 관절이 허벅지에서 쉬게끔 유지한다. 팔꿈치가 갈비뼈에 강하게 고정될 수 있게 유지하면서 손이 어깨에 거의 닿을 정도까지 바벨을 천천히 감아 올린다. 바벨컬은 이 지점에서 효과적인 저항이 감소하기 때문에, 이 지점에서 멈춰 있을 필요는 없다. 대신에 천천히 시작 자세로 바벨을 낮춘다. 부하시간 동안 반복한다.

트라이셉스 프레스다운 이 운동은 오버헤드 풀리가 있는 기구에서도 가능하다. 손바닥이 아래를 향하도록 하여 핸들을 잡고, 팔꿈치는 몸 옆에 고정시킨다. 팔이 완전히 펴져 허벅지에 바가 닿을 때까지 핸들을 아래로 천천히 누른다. 최대 근수축 지점에서 잠시 멈춘 후, 천천히 시작 자세로 돌아온다.

오버헤드 풀리 없이 프리웨이트만 할 수 있는 경우 벤치 프레스 또는 오버헤드 프레스가 삼두근 자극에 매우 효과적인 운동이 될 수 있다.

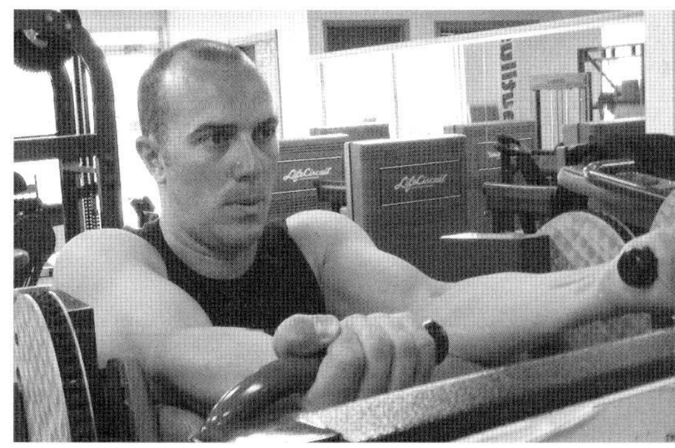
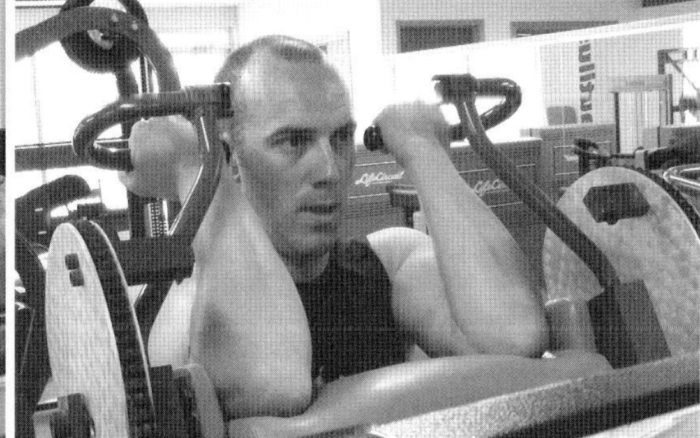

바이셉스 컬(시작과 끝 자세)

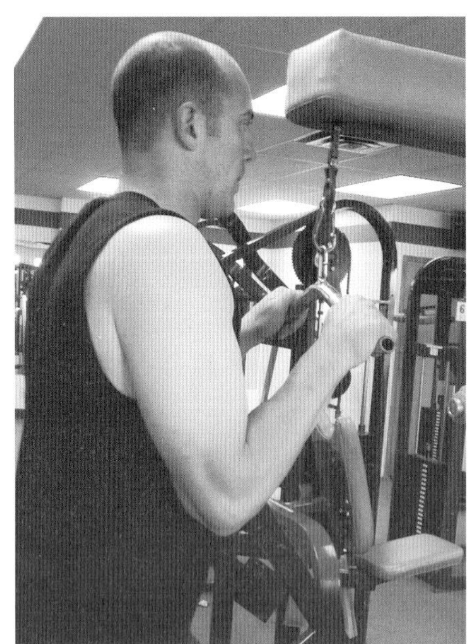
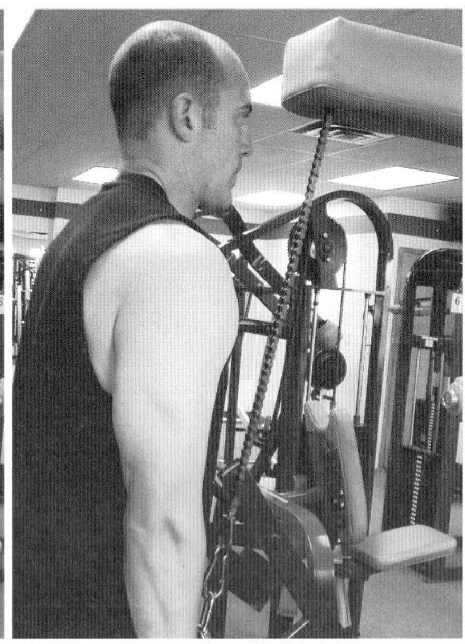

트라이셉스 프레스다운(시작과 끝 자세)

앱도미널 머신 이 운동은 정말 최적의 운동이다. 앞서 설명한 풀다운 운동을 한다면 추가적인 복부운동은 불필요하다. 하지만 만일 풀다운 운동을 할 수 없다면, 직접적인 복부운동을 하는 것도 나쁜 것은 아니다. 앱도미널 머신을 이용하는 방법은, 먼저 앉아서 패드가 가슴 윗부분에 있도록 조정한다(몇몇 기구는 머리 약간 위에 핸들이 있는데, 이런 경우 핸들을 잡고 등이 등받이 패드에 위치하도록 자세를 취한다). 천천히 복부 근육을 수축한다. 이때 어깨로 패드를 밀지 않도록 하여, 몸통이 앞쪽 혹은 뒤쪽으로 움직이지 않도록 주의한다. 복부운동에 필요한 가동범위가 크지 않기 때문에 움직이는 범위는 작다. 복부 근육들의 최대 근수축이 일어날 때까지 운동을 진행한다. 최대 근수축 지점에서 잠시 멈추고, 방향을 바꾸어 기구의 저항을 통제하며 시작 자세로 돌아간다. 중량이 스택에 닿아 복부 근육에 자극이 사라지지 않도록 주의한다.

앱도미널 머신이 없다면, 크런치Crunch로 복부운동을 할 수 있다. 먼저 바닥에 등을 대고 누워 뒤꿈치를 엉덩이 방향으로 가능한 끌어당기고 무릎은 넓게 한다. 양손은 깍지를 끼어 배 위에 올려놓고, 최대 근수축 지점까지 서서히 복부를 수축한다. 최대 근수축 지점에서 잠시 멈추고, 뒤로 넘어가는 저항을 통제하면서 시작 자세로 돌아간다. 시작 위치로 돌아갈 때 복부 근육에 자극이 사라지지 않도록 주의한다.

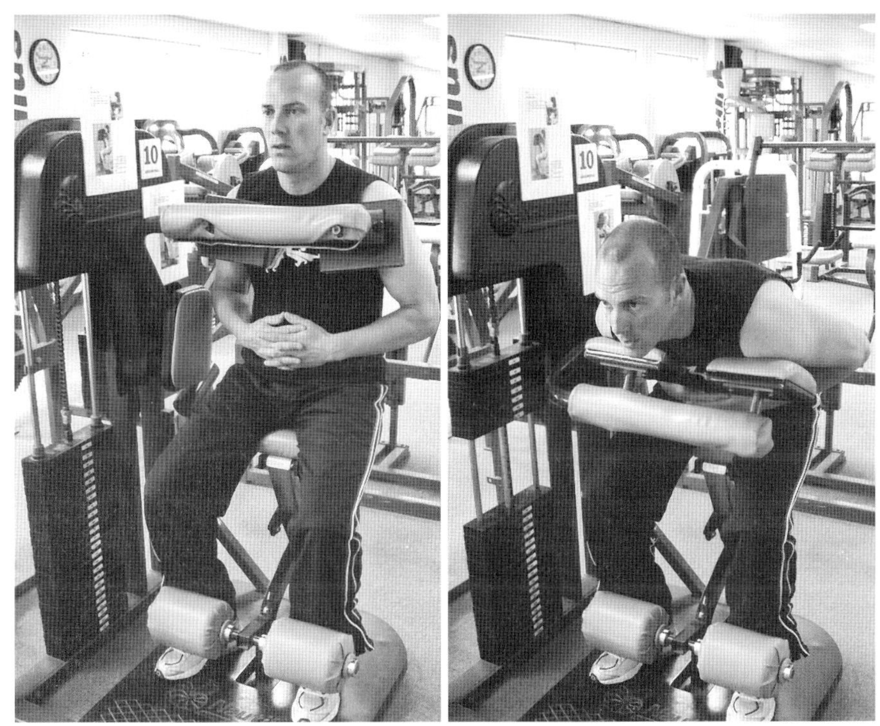

노틸러스 앱도미널 머신(시작과 끝 자세)

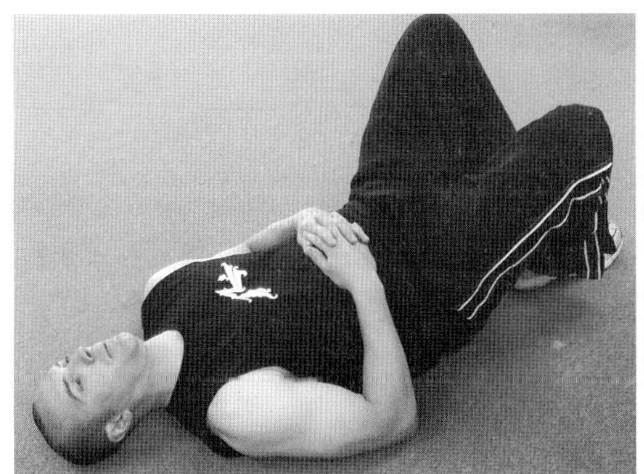

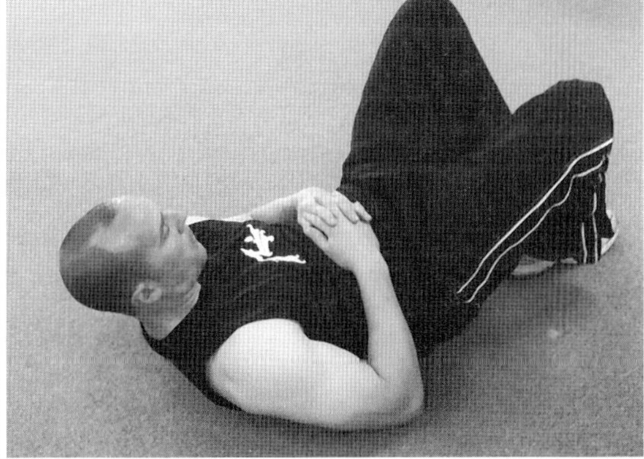

크런치(시작과 끝 자세)

분할 방식에 대한 추가 정보

나는 한동안 3대 운동을 하고 있었다. 그리고 특별히 레그 프레스에 대한 발전이 더뎠었다. 일주일에 한 번 3대 운동으로 이루어지는 나의 전신 운동을 재평가하게 만든 두 가지 일이 일어났다.

한 가지는 고강도 트레이닝 이론에 정통한 트레이너(블레어윌슨)와 운동했던 것이다. 어느 날 내가 말했다. "오늘 변화를 좀 줄 예정이야. 아마도 레그 익스텐션을 하거나 다른 뭔가를 하겠지." 그러자 그가 "아니, 넌 안 그럴걸?" 난 다시 물었다. "무슨 말이야?" 그가 말했다. "네가 레그 프레스를 하던가 아니면 아직 회복되지 않았던가." 난 생각했다. "일리 있네." 나의 관점에서 첫 번째 오버트레이닝 지표는 열심히 트레이닝 하려는 성향을 가지고 있는 것이 아니며 레그 프레스는 내가 기꺼이 즐길 수 있는 많은 에너지의 출력을 가져왔다. 게다가, 이 운동에서의 내 진전은 미미했다. 나는 일주일에 일정한 중량과 반복수를 유지했을 것이고. 아마 한 주 뒤에는 반복수가 1회 증가했는데 이 1회 반복수 증가는 약간 느슨했던 폼 때문에 일어났을지도 모른다.

두 번째는 나의 아들 릴리Riley가 마이크 멘처의 일주일에 한 번 수행하는 3분할 프로그램을 사용하고 있었던 것이다. 릴리는 그 당시 16세이었기 때문에 호르몬 단계가 근성장에 완벽했고, 좋은 진보 과정을 만들어내고 있었다. 난 생각했다. '저게 바로 내가 하려던 것이다. 나는 3주 동안 하체 운동을 미루고, 이 악물고 버틸 것이다.' 그리고 다시 3주 후 레그 프레스를 했을 때, 난 이전의 최고 기록보다 15회나 더 했다(난 노틸러스 듀오 스쿼트 레그 프레스 기구를 사용한다). 이 일은 하체를 위한 회복 기간이 적어도 일주일 이상 걸린다는 것을 알게 해주었다. 그러므로 각 신체 부분이 매 21일마다 트레이닝 되는 3분할 방식은 정말이지 완벽했다.

— 존 리틀

분할 루틴을 이용할 때

분할 루틴은 훈련자가 보다 기본적인 전신 루틴의 기록 가능한 발전에서의 둔화를 목격하자마자 이야기되었다. 예를 들면 5대 운동 또는 3대 운동 중 하나를 두 번 한 후에 중량 증가나, 반복수 증가(또는 둘 다 증가) 따위의 발전이 없다면 그땐 3분할 루틴으로 옮겨야 할 때이다. 훈련자 모두에겐 트레이닝 경력 중 그들의 유전적인 잠재력의 한계를 직면하게 되는 시점이 올 것이다. 이 단계에서는 트레이닝을 보다 집중적이고, 단순하게, 또 덜 자주 할 수 있게 하는 3분할 루틴으로 변경하는 것이 훈련자가 계속적인 근육의 발전을 자극하는 데 필수인 임계치에 도달하도록 할 것이다. 이는 이러한 프로토콜이 더 나은 결과를 가져오는 것을 의미하지도, 근육의 크기와 근력의 증가라는 목표가 기초적 방법으로는 도달할 수 없음을 의미하지도 않는다(예를 들면 긍정적인 실패). 신장성 운동만 수행하는 것에 관한 문헌은 이 기술이 희미한 증가와 근력 증가를

3분할 루틴에 대한 나의 경험

의대와 레지던트, 심지어 직장 때문에 항상 피곤하고 지치지만, 이것들을 극복하는 것 또한 나에겐 익숙한 일이다. 내가 잠깐 잘못된 생각에 빠져서, 트레이닝 할 시간이 다가오면 각오를 다짐하게 된다. 이것은 결국 심리적으로 '운동하는 날이 왔다. 내 상태가 어떻든 상관없이 난 내 운동 스케줄을 지킨다'는 마음가짐을 갖게 되기 마련이다. 이런 잘못된 습관을 막고, 나 자신을 지키기 위해서는, 의도적으로 나를 제지하는 시나리오를 짜야 한다.

나는 현재 마이크 멘처가 제안했던 지침에 따른 사이클에 몰두하고 있고, 이 사이클은 신체를 3분할하여 일주일에 각각 한 번씩 운동하는 것을 요구한다. 나는 이 사이클을 2번 돌 것이며 몸을 절반으로 나눠서 운동하는 형태로 할 것인데, 한 번의 운동에 세 가지 운동으로 절반의 근육만을 훈련할 것이다. 나머지 절반은 다음 운동 때 세 가지 운동으로 훈련할 것이다. 그리하여 2번의 사이클 동안은 3분할로, 그후 한 번의 순환은 2분할 운동으로 그리고 다시 3분할 루틴으로 돌아갈 것이다.

내가 매 21일에 한 번씩 각각의 신체 부위를 위한 운동을 한 결과를 보니 보상 작용의 저하가 일어나는 것을 본 적이 없다. 오히려 모든 근육들은 더 크고, 더 강하고, 더욱 꽉 찬 형태로 성장해왔다. 한 운동 프로그램의 막바지쯤 내가 무엇을 성취했는지 확인할 때, 다음 주기에는 어떤 무게를 들지 그리고 어떤 특정한 운동을 사이클 안에 포함시킬지를 계획한다. 나는 이런 로테이션을 쭉 해왔기 때문인지, 다음 운동 루틴을 할 때 매번 실패 없이 계획했던 무게를 가볍게 하게 된다.

— 더그 맥거프

유도하는 데 효과적임을 밝혀냈다. 하지만 또 다른 문헌은 전통적인 운동 방법들이 근육의 크기와 근력에서의 증가를 가져오며, 이와 같이 움직임이 없는 정적인 운동들도 그러한 증가를 가져온다고 보고하고 있다. 즉, 특정한 프로토콜이 개인의 유전적인 잠재적 경계선 이상의 결과를 가져올 수 있다고 보고한 연구는 없다.

최대 수축

스티킹 포인트를 극복하고 근성장을 촉진하는 데 있어 효과적이라 입증된 대안 트레이닝 방식은 최대 수축 프로토콜이다. 이 프로토콜에선 해당 근육이 최대로 수축하는 지점까지 당겨지며 이 상태에서 근수축이 더 이상 지속될 수 없을 때까지 유지된다(일반적으로 부하시간 안에 기존 최대 범위 운동과 동일하게). 이상적으로는 이 프로토콜은 고립 운동을 통해 수행된다.

이 프로토콜은 가동범위 내 근육의 가장 강한 지점에서 수행되기 때문에(완전히 수축된 지점), 속도 방지턱은 문제가 아니며, 자극은 사실상 아무 손상 없이 근육에 적용된다. 이것은 상당한 자산이 될 수 있는데, 왜냐하면 트레이닝 경력 내내 손상이 적어야만 나은 상태가 되기 때문이다. 움직임이 없는 프로토콜로, 적어도 최대 범위 트레이닝으로 얻을 수 있는 것들과 동일한 근력과 근육의 크기 증가를 유도할 수 있다. 또한 근육을 만드는 것이 목적이기 때문에, 만약 가능한 가장 적은 양의 손상으로 이 일이 가능하다면, 이는 바람직한 선택이라 할 수 있을 것이다.

프로토콜로서 최대 수축의 가장 중요한 부분은 이 최대 수축이 보다 무거운 부하에 대해 근육을 수축할 수 있도록 할 수 있는 것이다. 이것은 지속부하뿐만 아니라 축적된 피로 부산물 또한 생성하며, 이 일은 움직임 없이(안전하게 만들며) 또 기구의 제한 또는 스티킹 포인트의 문제로 걱정 끼칠 일 없이 수행된다.

예시 운동 분류

효과적인 최대 수축 운동을 위해, 훈련자들은 일주일마다 한 번씩 번갈아 수행할 열두 가지 운동들을 선택하고, 각각 네 가지 운동들로 이루어진 세 가지 루틴을 구성해야 한다. 다음과 같이 구성할 수도 있다.

운동 1

1. 레그 익스텐션
2. 레그 컬
3. 스탠딩 카프 레이즈
4. 앱도미널 크런치

운동 2

1. 풀오버
2. 로워 백 머신
3. 쉬러그
4. 암 크로스

운동 3

1. 래터럴 레이즈
2. 리어 델토이드
3. 바이셉스 컬
4. 트라이셉스 익스텐션

운동에 대한 하중 시간은 약 60~90초 정도 되어야 한다(또는 훈련자 개개인에게 맞는 시간). 그리고 훈련자들은 정해놓은 부하시간 내에 머무르려 시도해야 한다. 만일 트레이너나 트레이닝 파트너가 당신이 부하를 들어올리거나 훈련하는 근육 위에 부하를 옮길 때 도움을 준다면, 보다 좋은 효과를 위해서 더 무거운 무게로 할 수 있다. 최대 수축 운동은 잡아당기는 자극을 주는 운동으로 운동량이 별로 없이도 효과가 좋다는 것이 장점이다. 이 운동은 곡선을 그리며 움직이지는 않지만 근육에 철저하게 무게를 가한다. 그리고 근성장을 위해 필요한 충분한 수준의 지속부하, 피로, 축적된 피로 부산물, 자극을 제공한다. 과학적인 문헌의 자료들은 (최대 수축 또는 거듭되는) 긴장, 운동량이 거의 없는 프로토콜이 상당한 근력 생성 효과를 만들어낸다는 전제를 지지한다.

복합 운동과 최대 수축

앞서 명시된 이점들은 5대 운동을 구성하는 요소들과 같은 복합 운동을 통해서도 얻을 수 있다. 그러나 이러한 운동을 할 때, 팔, 다리를 완전히 펴지 않도록 주의를 기울여야 한다. 종종 복합 운동에 있어 최대 수축 위치는 팔의 움직임을 최소화한 가동범위 지점이다. 이러한 방해요인을 극복하고, 근육에 더 높은 단계의 자극을 전하는 가장 좋은 방법은 가동범위 내 고정된 지점을 찾는 것이며, 그 지점은 특정 운동에 있어 힘 생산을 최대치로 느끼는 지점이여야 한다. 그리고 그 지점에서 세트를 수행한다. 예를 들어 레그 프레스 할 때 2/3 지점, 체스트 프레스 할 때 1/2 이상 되는 지점이 수행하기에 좋은 위치일 것이다. 이렇게 하면 근육이 적절한 최대 수축을 하고 있고, 힘 발생이 가장 높은 단계에 도달한 것이다.

이러한 운동을 하는 동안 몇몇 근섬유들은 최대의 힘을 내지 않을 수도 있다. 하지만 가동범위에 제한이 없는, 운동량이 많은 운동을 할 때 근섬유 조직들이 입게 될 손상들을 고려하면 몇몇 근섬유들이 최대의 힘을 생산하지 않는다고 해도 딱히 손해는 없다고 판단할 수 있을 것이다.

이것은 보다 강도 있는 기술이므로, 이 프로토콜을 실행할 때는 주어진 운동에서 레그 프레스, 풀다운, 체스트 프레스, 시티드 로우의 구성과 같이 3~4개의 운동보나 너 많은 운동을 하지 않기를 권한다. 언제나와 같이, 이 기술을 수행할 때 일주일에 한 번 이상은 훈련하지 않아야 하며, 만일 훈련 기록상으로 봤을 때 운동 시행 속도가 느려진다면, 무리하지 말고 회복 기간을 더 늘리고 트레이닝 빈도를 10일 정도에 한 번 정도까지로 조절하는 것도 망설이지 말아야 한다.

유지는 퇴보다

트레이닝에 있어 충분히 긍정적인 발전이 있고, 현재 크기와 근력 수준을 유지하는 것에 만족할 수 있겠다는 판단이 서더라도 강도를 낮출 것을 결정해서는 안 된다. 이러한 식으로 강도를 낮추게 되면 회복을 하는 것이 아니라 퇴보하게 된다. 우리는 그러한 이유에 대해 확신할 수는 없지만, 신체는 계속적인 자극을 필요로 한다는 결론을 내기에 충분한 현상들을 봐왔다. 왜 이런 일이 발생하는지에 대해 확실한 증거는 없으나, 신체는 지속적인 자극을 받아야 퇴보하지 않는다는 경험을 토대로 한 주장이 설득력 있다.

"더 강해질 필요도 없고, 더 많은 근력을 얻고 싶지도 않아요"라고 말하는 회원들이 있었을 것이다. 그때 단지 유지시키기 위해, 200파운드 풀다운, 그리고 90초간 무게를 들어올리는 운동을(그들의 이전에 했던 것으로 그들의 능력치를 추정한 것) 시킨다면, 3~4회의 훈련을 하기도 전에, 그 중량으로 70초 버티는 데 애쓰고 있는 것을 발견할 것이다. 이 단계에 머물도록 애쓰게 하는 대신에 모든 운동을 심지어 풋 파운드의 1/4 정도까지 진보시키면, 스스로 만족한 상태가 유지되거나, 조금 개선되는 것을 발견했다. 이처럼, 만일 그들이 중량을 늘리도록 하는 프로토콜을(이 장에서 소개한 바와 같이) 사용하기 시작한다면, 스티킹 포인트 주위에서 운동하는 동안 근력의 증가를 계속해서 경험할 것이다. 그러나 동일한 중량과 하중 시간을 동원하면서 누군가의 근력을 일정하게 유지하려 노력하는 것은 효과가 없다. 다수의 훈련자들은 더 강하게 성장하면 할수록 많은 에너지를 쏟는 느낌보다는 '과하게' 하는 운동 대신 다른 무언가를 하면서 스스로를 안심시킬 수 있는 방법을 모색한다. 그들은 그들의 근육을 쓰면서 운동하기를 원하지만 지속적인 향상을 위해 필요한 단계에까지 도달하려는 노력은 하지 않는다.

이러한 일이 발생할 때, 운동 사이에 휴식 시간을 더 많이 부여하거나, 또는 이 장에서 제시한 순서에 따라 프로토콜을 변경하는 것이 해결책이 될 수 있다. 이 변화는 새로운 뭔가를 수행한다는 심리적인 자극을 제공하기 때문이다. 만일 축적된 피로 부산물에 초점을 맞춘 슈퍼슬로우 운동과 같은 프로토콜에 변화를 준다면, 무거운 무게를 들고 있지 않아도, 근육은 여전히 운동하고 있기 때문에 만족감을 느낄 것이다. 어떤 사람들은 무거운 중량을 이용해 운동하는 것에 대한 두려움을 가지고 있고, 그 두려움이 심리적 장벽을 만들어내기도 한다. 그래서 트레이너들은 프로토콜을 바꿔 구성해 가며 두려움을 가진 사람들을 변화시킨다. 일 년 전까지만 해도 프로토콜에 변화를 주는 것에 소극적인 태도를 취했지만, 오늘날에는 적극적으로 다양한 프로토콜을 복합적으로 적용하는 추세이다.

초고강도 프로토콜은 드물게

이 장에서 제시한 모든 기술과 방법은 체계적이고 가끔 사용되어야 한다. 그 이유는 이 기술과 방법을 통해 다음 단계로 몰아붙일 수 있다는 말이 너무 솔깃하게 들리기 때문이다. 특히나 동기부여가 굉장히 강하게 되어 있는 사람들에겐 더욱더 말이다. 이러한 방법들은 신체의 요구를 충족시키는 데 있어 양자 도약과 같은 변화를 나타낸다. 그리하여 어느새 신체 회복 능력은 과부하에 걸릴 것이고, 발전은 서서히 느려질 것이다.

과부하는 하나의 사건이라기보다는 과정이며, 점차 약해지고 있음에도, 언제 발생하기 시작했는지 인지하기 어렵다. 과훈련에 대한 최고의 치료법은 신중히 먼저 이 장에서 제시한 기술들을 동원하여 어느 단기간에 쓰려고 하는지 예상함으로써 애초에 과도한 훈련이 되지 않도록 예방하는 것이며, 그렇게 할 때는 양과 빈도가 감소한 더욱 간단한 운동 프로그램이 될 것이다.

예를 들어 9월에 트레이닝을 시작한다고 가정하자. 5대 운동을 5개월 동안 지속한다. 9월, 10월, 11월, 12월, 그리고 1월. 그후 2월이 시작될 때 다음의 구분에 따라 구성된 1년 달력을 참고하여 루틴을 정하고 어쩌면 약간의 수정을 할 수도 있을 것이다.

1월: 5대 운동 기준 프로그램(긍정적인 실패만)
2월: 레그 프레스, 체스트 프레스, 그리고 풀다운 운동에 분리된 매뉴얼 도움을 추가한 5대 운동
3월: 신장성으로 오직 세 가지 운동만(풀다운, 오버헤드 프레스, 레그 프레스)
4월: 5대 운동 기준 프로그램(긍정적인 실패만)
5월: 3분할 루틴(긍정적인 실패 이후의 휴식-정지)
6월: 3분할 루틴(최대 수축과 함께)
7월: 3대 운동(풀다운, 체스트 프레스, 레그 프레스) 긍정적인 실패만 포함
8월: 3분할 루틴(긍정적인 실패의 끝 지점에서의 연속된 정적 수축)
9월: 3분할 루틴(각각의 운동마다 신장성 수축만)
10월: 3대 운동(긍정적인 실패만)
11월: 3분할 루틴(레그 프레스 그리고 오버헤드 프레스에서 스티킹 포인트 이후 수행되는 부분 반복)
12월: 3분할 루틴(각 운동에 분리된 매뉴얼 저항과 함께)

에너지 보존과 증가된 부하

훈련자가 축이 한 개인 운동만을(3분할 루틴과 같은) 수행하는 기간엔 조금 더 신경을 써야 한다. 우리의 몸은 더 많은 무게를 위아래로 움직이려 하는 가정 목적을 달성하기 위해 속임수를 쓰는 방법을 배울 수 있을 뿐 아니라, 때로는 움직임의 역학이 고립을 불가능하게 만든다. 이러한 이유 때문에, 운동 프로그램 내의 대부분의 운동들이 복합적 움직임인 것을 선호한다.

우리는 특정한 바이셉스 기구에서 중량이 증가할수록, 역학적 지렛대 효과로 훈련자의 몸을 갑자기 의자 위로 띄워버리는 지점이 생긴다는 것을 알아냈다. 그러므로 기구에 안정된 상태를 유지하기 위해 보조 근육을 사용하기 시작하고, 더 무거운 중량으로 운동을 한다. 무브먼트 암의 힘의 양과 관련한 운동 역학은 훈련자가 보조 장비를 움직임으로써 속임 동작을 하도록 만든다. 이 일은 또한 많은 다른 단일 관절 움직임들에도 적용된다. 예를 들면 레그 익스텐션에서 높은 단계의 저항에 이르게 되면(노틸러스 익스텐션에서, 180~200파운드 사이에 어떠한 지점도 될 수 있다), 의자에서 엉덩이를 들어올리는 것을 방지하는 것은 거의 불가능하다.

이 상황을 해결하기 위해서, 다수의 훈련자들은 기계의 손잡이를 정말로 꽉 쥐거나(이 행동이 혈압을 상승시킬 수 있기에 하면 안 된다) 또는 자신을 기구에 꽉 매는데 이는 벨트가 허벅지 위에 단단히 메어져 있을 때, 이 근육 군들은 압력을 받고, 완전히 수축하지 못한다. 간단히 말해, 일단 훈련자가 이러한 단일 관절 움직임에서보다 더 의미있는 저항의 단계에 올라가면, 기계적인 힘 때문에 어느 정도 간단히 속임수를 쓰지 않는 것은 거의 불가능하다는 이야기이다.

트레이닝 내내 단일 관절 움직임들을 피해야만 한다고 꼭 생각할 필요는 없지만 우리의 트레이닝 방법의 중점은(최대 수축 루틴과는 별개로) 복합적인 움직임일 필요가 있다. 더 나아가, 우리가 어떻게 발전하고 있는지에 대한 판단은 속임수를 최소한으로 하는 장비 부품들에 근거를 둘 필요가 있다.

결론을 내자면, 이 장에서 소개된 조정 방법이 신체의 능력보다 많이 전달되도록 사용되는 고강도의 기술만큼 강도가 강하지 않다는 것을 볼 줄 아는 것이 중요하며, 사람 몸의 유한한 회복 능력과 장비의 제한 속에서 운동하는 동안에 계속해서 발전하기 위한 메커니즘으로 바라보는 것이 중요하다고 할 수 있다. 사실상 이 조정 방법은 유전적 잠재력을 나타내는 바늘을 98%에서 100%까지 들어올릴 수 있는 방법인 것이다.

참고문헌

1. J. Howell, G. Chlebow, and R. Conaster. "Muscle Stiffness, Strength Loss, Swelling and Soreness Following Exercise-Induced Injury in Humans." *Journal of Physiology* 464 (May 1993): 183–96. (From the somatic dysfunction research laboratory of the college of osteopathic medicine and the department of biological sciences, at Ohio University, Athens.)
2. J. P. Ahtianinen, et al., "Acute Hormonal and Neuromuscular Responses and Recovery to Forced vs. Maximum Repetitions Multiple Resistance Exercises," *International Journal of Sports Medicine* 24, no. 6 (August 2003): 410–18.
3. C. D. Massey, J. Vincent, M. Maneval, M. Moore, and J. T. Johnson, "An Analysis of Full Range of Motion vs. Partial Range of Motion Training in the Development of Strength in Untrained Men," *Journal of Strength Conditional Research* 18, no. 3 (2004): 518–21.
4. K. Hakkinen and P. Komi, "Effect of Different Combined Concentric and Eccentric Muscle Work Regimes on Maximal Strength Development," *Journal of Human Movement Studies* 7 (1981): 33–44; L. Ahlquist, R. Hinkle, L. Webber, A. Ward, and J. Rippe, "The Effect of Four Strength Training Programs on Body Composition in Sedentary Men" (paper presented at the National Meeting of the Canadian Association of Sports Sciences, 1991); L. Ahlquist, A. Ward, and J. Rippe, "The Effectiveness of Different Weight-Training Protocols on Muscle Strength and Muscle Cross-Sectional Area: Body Composition and Various Psychological Parameters" (internal report from the Exercise Physiology and Nutrition Laboratory, University of Massachusetts Medical Center, 1991); R. Hinkle, L. Webber, L. Ahlquist, A. Ward, D. Kelleher, and J. Rippe, "The Effect of Different Strength Protocols on Selected Strength Measures" (paper presented at the National Meeting of the Canadian Association of Sports Sciences, 1991); Ibid., "The Effect of Added Eccentric Resistance Training on Selected Strength Measures"; E. Colliander and P. Tesch, "Responses to Eccentric and Concentric Resistance Training in Females and Males," *Acta Physiologica Scandinavica* 141 (1990): 149–56; B. Johnson, et al., "A Comparison of Concentric and Eccentric Muscle Training," *Medicine and Science in Sports and Exercise* 8 (1976): 35–38; J. Mannheimer, "A Comparison of Strength Gain Between Concentric and Eccentric Contractions," *Physical Therapy* 49 (1968): 1201–7; V. Seliger, et al., "Adaptations of Trained Athletes' Energy Expenditure to Repeated Concentric and Eccentric Muscle Actions," *International Physiology* 26 (1968): 227–34; P. Tesch, A. Thornsson, and E. Colliander, "Effects of Eccentric and Concentric Resistance Training on Skeletal Muscle Substrates, Enzyme Activities and Capillary Supply," *Acta Physiologica Scandinavica* 140 (1990): 575–80.
5. D. J. Chasiotis, "ATP Utilization and Force During Intermittent and Continuous Muscle Contractions," *Journal of Applied Physiology* 63 (1987): 167–74; M. C. Hogan, "Contraction Duration Affects Metabolic Energy Cost and Fatigue in Skeletal Muscle," *American Journal of Physiology—Endocrinology and Metabolism* 274 (1998): E397–E402; L. Spriet, "ATP Utilization and Provision in Fast-Twitch Skeletal Muscle During Tetanic Contractions," *American Journal of Physiology—Endocrinology and Metabolism* 257 (1989): E595–E605; H. Barcrof, "The Blood Flow Through Muscle During Sustained Contraction," *Journal of Physiology* 97 (1939): 17–31.

CHAPTER 8

유전적 요인

적절한 운동은 뛰어난 결과를 가져오지만 비현실적인 목표 설정은 실망만 얻게 된다. 근력운동이 많은 사람들이 시도해볼 수 있는 가장 효과적인 운동 중 하나라는 사실은 틀림없다. 하지만 많은 여성들의 경우 '혹시라도 내 몸이 아놀드 슈왈츠제네거Arnold Schwarzenegger같이 우락부락한 몸이 되지는 않을까?' 하는 걱정에 근력운동을 꺼리고, 한 번이라도 근력운동을 해본 남성들의 경우, '왜 내 몸은 조금 더 아놀드 슈왈츠제네거처럼 커지지 않을까?' 라고 실망하며 근력운동을 포기해버린다. 사실 이런 여성들의 걱정은 근거가 없고, 남성들이 갖는 실망은 지극히 당연하다. 그 이유는 우리의 몸은 아놀드 슈왈츠제네거와 같은 근육을 붙이는 것 자체가 어렵고 비정상적인 일이기 때문이다. 바로 이런 특별한 몸이 많은 사람들의 관심을 끌고, 보디빌딩 관련 책과 잡지를 통해 '누구나 할 수 있다'는 식으로 인기를 얻었지만, '내 몸도 저렇게 커질지 모른다'는 이유로 여성들에게는 걱정의 대상이 되었다.

경제학적 관점

경제학 측면에서 어느 한 물건의 가치가 물건 자체의 중요성과 직접적인 연관이 있는 것은 아니다. 대부분의 경우, 가치는 수요와 공급의 상관관계에 따른 결과이고, 이러한 과정이 대체적으로 가격이 결정되는 과정이다. 예를 들어 물과 다이아몬드가 있을 때, 어느 것이 더 가치가 있을까? 물론, 인간의 생존과 건강이라는 관점에서 볼 때 확실히 물이 더욱 가치 있는 자원이겠지만, 가격으로 볼 때 더욱 비싼 것은 다이아몬드이다. 그 이유는 뭘까? 현대 과학기술의 발달로 인해 많은 양의 물을 확보할 수 있게 되었고 따라서 수요 대비 공급이 잘 맞아 결국 그 가격이 낮아졌다. 하지만 만약 무인도에 고립되어 식수가 충분하지 않은 상황에서라면 누구라도 다이아몬드 한 자루보다는 물 한 병을 선택할 것이다. 이와 같은 관점에서 보자면, 극단적으로 크고 많은 근육은 신체에 드러날 수 있는 아주 중요한 특징이다. 이 같은 큰 근육의 매력은 바로 이 희소성에 있고, 우리가 이 희소성에 매료되는 것은 유전적인 이유 때문이다.

지난 200년간 세워진 많은 이론 중 세 개의 이론이 인간 생물학과 인체의 '속 세상'에 대한 이해에 지대한 공헌을 하였는데, 바로 독일의 생물학자인 제이콥 슐리덴Jackob Schlieden과 테오도르 슈완Theodor Schwann의 1839년 세포 이론, 1850년대 찰스 다윈Charles Darwin의 진화론, 마지막으로 1860년대 루이 파스퇴르Louis Pasteur의 질병에 대한 이론이다. 이 세 개의 이론을 근간으로 1944년 애버리O.T. Avery는 생명 과학에 있어 가장 위대한 업적이라고 할 수 있는 DNADioxyribonucleic acid를 발견하게 되었다. 모든 생명의 기초를 이루는 것이 바로 DNA이다. 계통학상의 단세포체에서 인간에 이르기까지 살아있는 모든 생명체의 특성이 DNA에 의해 결정된다.

DNA의 중심에 유전자가 있으며, 이 유전자 속에 대를 이어 물려지는 유전 특징이 담겨 있다. 우리를 특징 짓는 거의 모든 것들(머리카락 색상, 발 크기, 그리고 심지어 근육의 형태와 크기까지)이 우리의 부모, 또 더 나아가 우리 조상들로부터 물려받은 유전자에 의해 결정된다. 따라서 어느 누구라도 올바른 운동과 영양 섭취를 통해 당장 눈에 보이지는 않지만 유전적으로 물려받아 잠재되어 있는 근육의 크기와 근력의 수준에 다다를 수 있는 것이다. 물론 또 달리 보면, 그 잠재되어 있는 수준의 한계선 역시 유전자에 의해 이미 결정되어 있다는 얘기이기도 하다.

일반적 수준의 근육 그 이상을 만들어내기 위해서는 유전적으로 그렇게 될 수 있는 구조적 기반이 주어져야 하는데, 현실은 이 유전적 기반을 갖추고 있는 사람이 거의 없다는 것이다. 진화 생물학에서는 이 점을 명확히 하고 있다. 우리가 살면서 그 정도의 근육이 요구되는 일이 거의 없기 때문에 그와 같은 근육 형성의 과정이 매우 드물게 일어난다는 설명이다.

결정적 요인들

1970년대 보디빌딩 챔피언이자 의대 학생이었던 마이크 멘쳐는 십만 명의 남성들 중 어쩌면 20명 정도만이 보디빌딩 챔피언이 될 수 있는 잠재적인 근육 발달 유전자를 갖고 있을지 모른다고 주장했다. 또, 그 절반인 10명만이 근육을 키우는 데 어느 정도의 관심을 보일 수 있고, 또 이들 10명 중에서 아마도 한 명쯤은 자신에게 주어진 유전적 근육 구조를 최대치로 끌어낼 수 있는 운동 방법과 식이요법을 터득하게 된다고 하였다. 이 주장이 맞는다면 우리가 그 정도의 근육을 키울 수 있는 확률은 100,000분의 1이라는 얘기가 된다.

평균 이상으로 큰 근육을 키울 수 있는 유전적 기반을 갖추었는지를 정확하게 따져보는 일이 쉽지는 않지만, 알 만한 사람들이라면 알아챌 수 있는 신체적 특징들은 존재한다. 잠시 후 설명할 이 신체적 특징들을 통해, 우리 각자의 신체가 유전적으로 어떤 성향인지, 또 같은 운동을 했을 경우 어느 부위가 더욱 효과적인 결과를 나타내는지 알게 될 것이다.

체형

우리가 접하게 되는 신체 유형은 한없이 다양하지만, 전문가들에 따르면 가장 빈번하고 명확하게 관찰되는 신체 유형에는 세 종류가 있다고 한다. 1940년대, 미국의 심리학자인 윌리암 셸든William Sheldon은 이 세 가지 신체 유형에 따라 우리 신체를 구분 지었는데, 바로 내배엽형, 중배엽형, 그리고 외배엽형이 그것이다.

내배엽형은 부드럽고, 둥근 외형을 지니는 경향이 있다. 전형적인 내배엽형 신체의 특징은 둥글둥글한 상체, 두꺼운 목, 그리고 짧고 두꺼운 팔과 다리이다. 중배엽형은 근육질의 성향을 띤다. 이 유형의 특징으로는 강하고 각진 체격, 넓은 어깨, 단단하고 근육질의 가슴과 팔, 다리를 들 수 있으며, 체지방이 거의 없다. 외배엽형은 마른 체형으로서, 특징으로는 일반적으로 큰 키에 가는 상체와 팔, 다리라고 할 수 있고, 체지방과 근육 둘 모두 거의 없는 체형이다.

근육의 길이

근육이 도달할 수 있는 최종 크기를 결정짓는 다른 요인들 중 아주 중요한 요인이 바로 근육의 길이이다. 근육은 근육 덩어리인 '근육 몸체'와 그 양 끝에 연결되어 있는 건으로 구성되는데, 이러한 이유로 근육을 '근육-건 조합체'라고 부른다. 이 조합체 덩어리의 크기가 크면 클수록 성장할 수 있는 잠재력도 크다. 근육의 길이는 건이 근육을 뼈와 어떻게 연결하는지에 따라 결정되지만, 그 길이를 늘이는 방법은 없다. 어느 근육이라도 그 두께가 길이보다 더 클 수는 없는데, 그렇게 될 경우, 근육의 수축이 일어날 수 없기 때문이다. 따라서 근육의 부피(길이×두께×높이)에서 제한력을 갖는 요인은 바로 유전적으로 정해지는 근육의 길이라고 할 수 있다.

물론, 이 부피 공식에서 변화의 여지는 여전히 남아 있다. 어떤 사람의 상완 이두근이 짧다고 해서 몸에 있는 다른 근육 역시 모두 짧다고 할 수는 없다. 어떤 특정 근육의 길이는 한 사람의 전체 근육 구조 속에서 임의적으로 결정지어지는 것처럼 보이고, 그 차이는 보통 좌반신과 우반신, 혹은 한 신체 부위와 또 다른 신체 부위 사이에서 보여진다. 체내 근육 모두가 하나의 길이 혹은 하나의 크기로 이루어져 있는 경우는 극히 드물다.

골격 구조

한 사람이 커다란 근육을 키울 수 있는 유전적 조건을 갖고 있는지 판단하는 데 있어, 골격 구조를 알아보는 것은 필수적이다. 골격 구조는 체내 뼈들의 길이, 두께, 그리고 그들의 구조와 구성에 의해 결정된다. 보디빌더의 체격이라고 보통 연상되는 신체 비율과 조합은 넓은 어깨, 좁은 엉덩이, 그리고 중간 길이의 팔과 다리이다.

지방 분포

사람마다 어떤 특정 근육이 잘 발달되도록 유전적으로 결정되는 것처럼, 우리 모두 특정 수 이상의 지방 혹은 지방세포를 물려받게 된다. 이 세포들의 분포 역시 유전적으로 결정된다. 평균적으로, 비만이 아닌 사람들의 경우 약 250~300억 개의 지방세포를 갖고 있으며, 다소 비만인 사람들의 경우 약 500억 개의 지방세포를, 그리고 극도 비만인 사람들의 경우 많으면 2,400억 개의 지방세포를 갖고 있다. 이 정도의 차이를 생각해 볼 때, 고도 비만인 사람들의 경우 그 지방을 완전히 제거하는 것이 왜 불가능한 일인지 알 수 있다.

신경-근육 효율

신경-근육 효율이란 근육과 신경계 사이의 관계를 일컫는다. 근육이 어떤 방식으로 신경계와 소통하고 그 결과 뇌가 근육을 어떻게 활성화시키는지에 따라, 외부 자극이 있을 때 그에 맞게 필요한 섬유 조직 수와 근육에 쓰일 힘의 양이 결정된다. 신경-근육

효율이 좋은 사람들의 경우, 온 힘을 다했을 때 더 많은 비율의 섬유 조직을 수축시킬 수 있다. 평범한 사람이 온 힘을 다했을 때 보통 특정 근육 내 섬유 조직의 30%만을 수축시키게 된다. 몇몇의 경우 많게는 40%의 수축을 만들어내고, 그보다 더 적은 수의 사람들 중에는 50%의 수축을 일으키기도 한다. 더 많은 비율의 섬유 조직 수축이 가능하다는 말은 곧 수축력의 증가로 이어지고 결국 더욱 높은 힘의 발휘를 가능하게 한다. 지구력과 관련해서 이 같은 능력은 해가 된다. 하지만 근육을 키우는 자극, 순간적 도약, 그리고 짧은 시간에 폭발적인 힘을 내는 데 있어서 확실한 이점이 된다.

근섬유 밀도

근섬유 밀도란 $1cm^3$ 내에 있는 근섬유의 수를 말한다. $1cm^3$ 내 더 많은 섬유 수가 있을수록, 자극을 받아 비대해질 수 있는 잠재 대상들이 많게 된다. 없는 섬유를 크게 만들 수는 없기 때문에, 섬유가 많다는 것은 곧 어떤 근육이건 그만큼 크기가 최대로 커질 수 있다는 말이 된다.

근육의 형태와 크기

근육의 형태는 크게 두 가지로 나뉘며, 근육 내의 근섬유 배치 상태에 따라 그 근육의 최대 성장 크기가 결정된다. 일반적으로 알려진 두 가지 근육 형태는 방추형과 깃털형이다.

방추형 근육은 미식축구 공과 같은 모양이다. 상완 이두근이 방추형 근육에 속한다. 그 모양 덕분에, 방추형 근육은 그 부피를 키우는 데 있어서 탁월한 속성을 갖는다.

깃털형 근육의 섬유는 전반적으로 깃 줄기에 각각 달려 있는 깃털의 모양과 같은 나열을 갖는다. 이 같은 배치는 잡아당기는 각을 형성하게 되어 방추형 근육에 비해 훨씬 강력한 힘을 쓸 수 있는 장점이 있다. 하지만 깃털형 근섬유는 바로 그 나열 때문에 모아지는 두께에는 한계가 있다. 반면, 방추형 근육의 경우, 한 층의 섬유 위에 또 다른 섬유 층이 말리고, 그 위에 또 다른 섬유층이 말리면서 두꺼워질 수 있게 된다. 깃털형 근육이 이 같은 형태로 나열된 이유는 이 근육들이 작은 부위에 들어가는 근육이기 때문이다. 만약 이 작은 부위의 근육들이 방추형이었다면, 힘이 들어가는 때 옆으로 늘어나는 방추형 근육의 부피로 인해 근육이 그 기능을 발휘하는 데 있어서 손해를 보게 되었을 것이다.

깃털형 근육에 해당하는 근육의 예로는 손뼈 사이의 골간 근육을 들 수 있다. 손으로 쥐는 힘이 요구될 때 그 역할을 하는 근육이다. 만약 이 근육이 방추형 근육의 최대 잠재 크기를 가졌더라면, 우리의 손은 벌써 풍선과 같은 모양의 손이 되었을 것이고,

손으로 쥐는 기능 역시 잃게 되었을 것이다. 비슷한 예를 들면 종아리 부위에 위치한 넙치근의 경우, 경골의 뒤쪽 가장자리와 비복근 사이에 맞게 들어갈 수 있는 크기여야 한다. 만약 이 근육이 너무 비대해질 경우, 앞 방향의 비복근은 수축 각도에 있어 손해를 보게 될 것이고, 결국 힘을 잃게 될 것이다. 이 설명들을 통해 보면, 어떤 근육들은 그 부피가 커지지 못하게끔 깃털형의 나열을 갖춰야 하는 것이 당연하다. 자연적 이치에 따라 어떤 근육들은 나름의 이유대로 그 이유에 맞는 근육의 형태를 갖게 되고 그 형태로 인해 절대 그 크기가 어느 선을 넘지 않게 된다. 유전적으로 대형 근육이 자리잡을 수 있는 조건이 주어지지 않는 것이다.

마이오스타틴

알려진 바와 같이, 거의 대부분의 사람들은 평균 이상 크기의 근육을 발달시키기에 좋은 생물학적인 신체적 특성을 갖고 있지 않다. 그동안 진화해온 조상의 관점에서 보자면, 그 당시와 같이 식량 부족의 환경에서 살아남아야 할 때, 큰 근육을 쉽게 만들 수 있는 몸은 가장 큰 단점이 될 수 있었다. 근육은 대사가 매우 활성화된 조직이며, 정상 크기의 근육은 에너지가 충분하게 공급이 되면 잘 유지될 수 있다. 근육이 지나치게 큰 사람들은 생각해볼 필요도 없이 높은 칼로리 섭취 때문일 수 있다.

물론, 훈련된 사람은 이러한 사실을 인정하지 않을 수 있으며, 더 많은 근육을 갖기 위해 점진적인 노력을 하고 있는 그들의 의욕을 꺾는 것일 수 있다. 그래서 큰 근육은 어떻게 만들어지는가에 대한 인체의 내부 기전과 관련된 궁금증이 생겼다. 과학저널 《네이처》가 마이오스타틴(체내 근육 억제 단백질)을 거론하면서 이러한 요구에 대한 답을 줬다.

'GDF-8Growth and differentiation factor-8'으로 이름 지어진 이 특이 유전자는 생성된 단백질이 근육이 커지는 과정에서 그 주변에 존재하는 줄기세포나 위성세포의 활동을 멈추게 하는 기능을 가지고 있다. GDF-8은 큰 근육이 되는 경계를 조절하는 효과가 있다. 대부분의 사람들은 GDF-8이 높게 발현되므로, 체내를 통해 순환하는 마이오스타틴의 양이 많으며, 이것은 그들의 신체에서 만들어질 수 있는 근육의 크기를 적당한 수준으로 제한시키는 역할을 한다.

마이오스타틴은 벨기에 소를 통해 처음 알려졌다. 사육자들은 벨기에에서 흔히 볼 수 있는 소가 아닌, 일반 소보다 근육의 크기가 약 30% 정도까지 큰 황소의 형태를 키워냈다. 시간이 더욱 지나서는 선택적인 사육을 통해, 벨지언 블루Belgian blue로 알려져 있는 헤라클레스 소를 키워내기도 했는데, 일반적인 식용 소보다는 근육의 크기가 2~3배 더 큰 특징을 나타냈다(미국에서도 벨기에와 유사한 선택적인 사육의 과정을 통해 '피에

몬테'라 불리는 품종의 소를 만들어냈다).

이러한 변화는 동일한 소라 하더라도 더 많은 고기를 얻어낼 수 있고, 이에 따라 소 한 마리당 더 많은 돈을 받을 수 있을 거라는 인식을 사람들에게 심어주었으며, 연구자들은 왜 벨지언 블루와 같은 기이한 품종이 만들어졌는가에 대해 의문을 품고 그것의 원인을 찾아보기 시작하였다. 그들은 놀랍게도 마이오스타틴 단백질이 부호화된 유전자인 GDF-8의 제한에 의해 소의 크기가 커진 것을 발견해냈으며, 이러한 유전적 요인의 차이가 원인이라고 믿었다.

미국 존스홉킨스대학교에 있는 연구자인 이세진과 알렉산드라 멕퍼론 박사는 출생 후 GDF-8 유전자의 결핍이 초래하는 결과를 알아보기 위하여, 쌍둥이인 새끼 쥐를 대상으로 실험을 진행하였다. 실험 결과, 그들은 쥐의 근육이 아주 커지는 현상을 관찰할 수 있었다. 이 연구는 GDF-8의 발현을 제한하는 것이 근육을 아주 크게 만드는 원인이라는 사실을 확인해줬다.

이 연구자들의 결과는 자연과학 영역에서 GDF-8에 대한 흥미를 자극하였으며, 이 유전자를 다른 동물에게도 결핍시키는 유사한 연구가 더 많이 수행되어 같은 결과를 얻어내는 데 박차를 가하는 계기가 되었다. 과학자들은 이세진과 맥퍼론 박사가 주장했던 것처럼, 이러한 유전자를 결핍시키고 동일한 결과를 얻어내는 것이 실제로 가능하다고 하였으며, 근육을 아주 크게 만드는 효과를 가진 이 유전자(그리고 발현된 단백질)의 존재를 성공적으로 확인한 것을 알 수 있었다고 하였다. 이러한 연구 결과에 대한 관심과 흥미는 근위축증, 에이즈, 기아, 그리고 암과 같이 근육이 위축되는 조건을 가진 환자가 유전자 조작을 통해 모두 효과를 얻을 수 있을 거라는 사실이 분명해지자 인간의 영역으로 빠르게 확산되었다.

이러한 시도를 통해, 과학자들은 의문에 있던 유전자가 아무런 문제없이 근육을 크게 만드는 효과를 낼 수 있는지를 알아보고 싶어했다. 대부분의 유전자는 다양한 단백질이나 여러 신호 전달 체계와 부호화되어 있는데, 만약 어느 특정 유전자를 결핍시키려고 한다면, 기대하는 효과를 얻어내려는 과정에서 몇 가지 부정적인 영향이 발생될 수 있기 때문이다. 그래서 연구자들은 유전자를 결핍시키기 위한 약물을 개발하는 데 노력을 기울이기보다는, 반대로 그것의 발현을 억제하는 단백질을 만들어낼 수 있는 유전자를 찾아내는 데로 화제를 전환하기 시작했다. 그래서 연구자들이 찾아낸 첫 번째 단백질이 폴리스타틴Follistatin이며, 이 단백질은 일반적으로 시상하부-뇌하수체 축의 호르몬 장애를 치료하는 데 쓰였다.

1997년, 연구자들은 폴리스타틴이 마이오스타틴의 수용기 표면을 지나 특정 호르몬에 붙으면서 단백질 발현을 억제한다는 사실을 찾아냈다. 이 과정을 머릿속에 그려

보기 위한 가장 좋은 방법은 마이오스타틴을 열쇠로, 그리고 수용기의 열쇠 구멍과 맞지 않는 열쇠의 길쭉한 부분을 덮는 물질로는 폴리스타틴을 생각하는 것이다. 다른 물질이 마이오스타틴 열쇠, 또는 키의 손잡이를 덮을 수 있을지 모르지만, 열쇠의 길쭉한 부분은 덮지 못한다. 폴리스타틴은 열쇠의 길쭉한 부분을 덮으면서 마이오스타틴에 잘 붙게 되고, 결국 이 단백질의 기능을 억제한다. 그래서 연구자들은 유전자를 결핍시키는 대신에, 수용기와 작용을 하는 단백질을 덮어서 근육을 크게 생성하는 효과를 만들어냈다.

그러나 이와 같은 성공에 의문을 제기하는 사람들은 폴리스타틴이 단백질뿐만 아니라 다른 호르몬에도 붙기 때문에, 효과가 완전하게 분리되어 나타날 수 없다는 문제를 제기하였다. 연구자들은 이러한 의문 제기에 다시 원점으로 돌아가, 더 특이하게 반응할 수 있는 단일 클론 유형의 항체를 만들어내기 위해 몰두했다. 그들은 체내에서 마이오스타틴 단백질만을 특이적으로 억제할 수 있는 기능적인 무언가가 필요했다. 연구자들의 노력은, 이세진과 맥퍼론이 중심이 되어 벤처 지원 자금으로 시작된 회사인 메타몰픽스Metamorphix에 의해 화합물로 특허를 받는 데 성공했다. 메타몰픽스는 이러한 화합물을 사용할 수 있는 권리에 대한 특허를 축산과 같은 동물 분야에서 가졌으며, 인간을 위한 약물에서의 권리는 와이어스 제약회사Wyeth Pharmaceuticals에 판매하였다.

동물 연구에서 인간 연구로 발전해가기 위해서는, 자연적으로 마이오스타틴 결핍을 가진 인간의 사례를 찾는 것이 중요하다. 연구자들은 마이오스타틴 결핍이 인간에게 자연적으로 나타날 수 있다는 사실을 필요로 했다(물론, 이러한 사실은 굉장히 흔하지 않다). 그렇지 않으면, 인간연구자문위원회로부터의 승인이 보류되므로, 당분간 인간을 대상으로 한 연구는 할 수 없었다. 그래서 1998년부터 2004년까지 몇 년간, 대대적으로 마이오스타틴 결핍을 가진 인간의 사례를 찾기 위한 노력이 진행되었다.

맥페론과 이세진은 보디빌더들의 혈액 샘플을 모으기 시작했고, 더그 맥거프는 혈액 채취 도구를 전달받아 자신이 생각하기에 적합한 후보자들의 혈액 샘플을 얻고자 하였다. 하지만 이 방법으로는 아무 성과가 없었다. 주사 바늘에 대한 공포와는 아무 관계가 없었다. 결국에는 경제적 이권이 문제였다. 혈액을 채취하기 위해서는 그 대상자의 동의가 꼭 필요한데, 이 과정은 채취하는 혈액 샘플을 이용한 연구 의도에 대한 정확한 이해에 따라 이루어져야 한다. 연구의 목적은 놀랄 만한 근육의 형성은 특정 훈련, 약물, 혹은 다른 별도의 방법을 통해 만들어지는 것이 아니라 유전적 자질에 의한 것이라는 사실을 밝혀내는 것이었다. 곧 알아낸 사실은 바로 이와 같은 유전적 자질을 태생적으로 가진 사람들 중 많은 이들이 그 자질을 보디빌딩대회와 다른 체육대회에서 좋은 성과를 내기 위해 이용하기도 하지만, 또 한편으로는 자신들의 운동 방법 혹은 식품 보조제와 같은 상품들을 광고해 좋은 수익을 내는 데 이용하기도 한다는 것이다. 따라서 이 연구를 통해 이들이 실제로는 마이오스타틴이 없어서 그런 결과를 얻을 수 있었다는 것이 대중들에게 밝혀지면 이들이 갖는 상품성에 상당한 타격이 가해질 수 있었다.

많은 연구진들이 프로선수들과 진전을 이루지 못하던 중, 2004년 6월 24일에 소개된 《New England Journal of Medicine》의 한 발표와 함께 새로운 돌파구가 나타났다. 이에 따르면, 독일의 한 유아에게서 마이오스타틴 변이가 발견되었다는 것이다.[3] 이 발표로 인해 과학자들의 인간 대상 연구의 문이 활짝 열렸고, 곧 Myo-O29가 개발되어 이를 이용한 1차 실험이 진행되긴 했지만 이후 조금 이상하리만치 거론이 안 되는 듯하더니 그 자취를 감췄다.

위와 같은 연구 바람이 불던 시기에 다른 한쪽에서는 선택적 교미를 이용해 다른 동물에 대한 연구가 진행이 되었고, 이들 역시 마이오스타틴 결핍을 보인다는 것이 밝혀졌다. 대표적인 예를 들면, 이와 같은 발견은 개 경주 시장에서 아주 강력한 논란이 되었다. 가장 빠른 경주견들의 많은 수가 휘핏Whippet 종이었고, 매번 경주에서 이기는 휘핏의 경우 극도로 근육질이었던 것이었다. 이 같은 사정을 접한 연구진들은 이 동물들에 대한 연구에 착수했고 그 결과, 선택적 교미를 거쳐 이 휘핏 종(지금은 불리 휘핏 종이라고 불린다)에 마이오스타틴이 결핍되어 있다는 사실을 밝혀냈다.[4] 검색창에 '근육질 휘핏 웬디'라고 검색하면 그 모습에 깜짝 놀라게 될 것이다. 정상적이라면 날렵한 몸매의 휘핏이 얼마나 근육질로 변하게 되는지를 웬디를 통해 알 수 있다.

마이오스타틴의 결핍은 비정상적 수준의 근육 크기뿐만 아니라 매우 낮은 체지방량에서도 여실히 발현되었다. 보너스라고 할 수 있는 사실은 이 두 가지 효과가 동시에 일어나게 되어 그 대상의 외형 윤곽을 매우 선명하게 드러나게 해준다(보디빌더들이 자주 쓰는 표현을 빌리자면, "찢어졌다").[5]

다시 한 번 짚고 넘어 가자면, 너무도 많은 여성들이 근력운동을 하면 자신들도 갖게 될지 않을까 걱정하는, 또 반대로 너무도 많은 남성들은 갈망해 마지않는 그 극단적인 근육질의 몸은 각 개인이 갖고 있는 마이오스타틴의 양에 직접적인 영향을 받는 것으로 보인다. 커다란 근육을 갖고 있거나 그러한 근육에 도달할 수 있는 잠재 수치가 높은 사람들은 좋든 싫든 간에 인체의 진화 과정에 있는 작은 틈새 사이를 비집고 들어간 경우라고 할 수 있겠다. 근육 조직을 빠르게 증가시킨 후 체지방 또한 빠르게 감소시키기 위해 충분한 열량을 소모해야 하는 시스템은 인체의 생존 환경이라는 측면에서는 매우 가치가 낮다.

게다가 우리의 몸이 운동에 어떤 반응을 보이고, 우리 개개인 근육의 최대 잠재 크기는 어느 정도인지, 그리고 운동 방법에 어떤 변화를 주어야 우리가 가진 근육의 유전적 특징을 최대한으로 발현시킬 수 있을지 등을 결정하는 요인으로 마이오스타틴 이외에도 또 다른 유전자들이 존재한다. 이 유전자들에는 섬모 향신경성 인자(CNTF), 인터류킨-15Interleukin-15, 알파-액티닌-3Alpha-actinin-3, 마이오신 경사슬 인산화효소Myosinlight chain kinase, 그리고 안지오텐신 전환 효소Angiotensin converting enzyme가 포함된다.[6]

섬모 향신경성 인자

섬모 향신경성 인자(CNTFCiliary neurotrophic factor)는 신체의 운동/움직임 체계를 뒷받침하는 화학 물질이다. CNTF는 나이와 반비례하여 그 수치가 감소하지만, 노화한 실험실 동물에게 이 물질을 투여한 결과 근력과 근육 양이 확실히 증가함을 볼 수 있었다. 또한 CNTF의 상대적 유무 상태가 잠재된 근육의 최대 크기에도 영향을 미칠 수 있는 것으로 알려져 있다.

인터류킨-15

인터류킨-15의 유전자 조합은 저항운동에 대해 양성 반응을 보이는 것으로 나타나 있다. 인터류킨-15는 AA형, CA형, 그리고 CC형과 같이 세 가지 유전자형을 가지고 있다. 저항운동 이후 근육 크기의 변화라는 측면에서 볼 때, AA 유전자형은 CC 유전자형과 비교해 훨씬 많은 변화를 일으키고, CC 유전자형은 최소 혹은 아무런 변화도 나타나지 않는다. CA 유전자형의 경우, 중간 정도의 적당한 변화를 일으킨다. 한편, 근력운동에 대한 근력 반응의 경우, 저항운동에 대한 반응과는 정반대의 결과를 보인다. AA 유전자형이 근육 크기에서는 가장 많은 변화를 보였지만 가장 적은 근력 증가를 보였고, CC 유전자형은 근육 크기에서는 가장 적은 변화를 보였지만 가장 많은 근력 증가가 나타났다. CA 유전자형은 또 다시 중간 정도의 변화를 일으켰다. 종합해 보면, 저항운동에 대한 반응으로서 근육 크기와 근력의 변화에 대해 인터류킨-15 유전자형이 결정적 역할을 한다고 할 수 있다.

알파-액티닌-3

알파-액티닌-3는 골격근의 근원섬유 속 액틴 필라멘트를 구성하는 요소이다. 총인구의 약 18% 정도의 사람들이 이 단백질을 전혀 갖고 있지 않다고 한다. 하지만 그 범위를 총인구가 아닌 운동선수들에게로 국한할 경우, 전혀 다른 비율의 결과를 얻게 된다. 오늘날까지 세계 단거리 챔피언 그 누구도 알파-액티닌-3가 부족하거나 없는 경우는 없는 것으로 나타났고, 지구력 운동 챔피언 중 1/3에 해당하는 선수들에게서는 이 단백질이 부족한 것으로 밝혀졌다.[7] 결국 힘과 스피드를 바탕으로 하는 운동선수가 되려고 한다면 자신의 게놈에 알파-액티닌-3를 반드시 장착해야 한다는 말이 된다. 근력운동에 반응하는 알파-액티닌-3의 역할에 대해서는 몇몇 예비 연구를 통해 알파-액티닌-3가 부족한 사람들이 그렇지 않은 사람들에 비해 근력운동으로부터 얻는 효과가 더 큰 것으로 밝혀졌다. 여기서 주의할 점은, 이러한 결과를 내놓은 연구들에서 그 가설을 검증하기 위해 적용한 근력훈련 방법을 살펴봤을 때, 많은 운동량에 비해 운동 강도가 낮았다는 방법론적 문제가 제기되었다는 것이다. 따라서 만약 운동량은 낮추고 대신 강도를 강하게 한 훈련 방법을 적용했더라면, 알파-액티닌-3를 더 많이 가지고 있는 사람들에서 더 좋은 결과가 나타났을 거라는 주장이 나오고 있다.

마이오신 경사슬 인산화효소

마이오신 경사슬 인산화효소는 마이오신 경사슬상의 액틴 필라멘트와 마이오신을 서로 엮어주는 작업에 기여하는 효소다. 이 단백질이 많으면 많을수록 더 많은 결합 통로를 만들 수 있게 되어 더 강한 힘을 발휘할 수 있게 된다. 반대로 더 많은 마이오신 경사슬 인산화효소가 활성화되면 힘의 발산에 따른 침해 정도가 더 커지게 되고, 따라서 더 많은 근육 손상을 입게 되면서 운동 사이에 요구되는 근육 회복 기간이 더 길어지게 된다. 많은 양의 마이오신 경사슬 인산화효소를 체내에 가진 사람은 더 강한 힘을 낼 수 있을 것이다. 하지만 동시에 근육에 더 큰 손상을 일으킬 수 있기 때문에, 최대 효과를 내기 위해서 운동 빈도수를 줄여야 할 것이다.

노틸러스 운동 기구를 개발하고 수백만 달러의 돈과 수천 시간을 투자해 다양한 근육 연구를 한 아서 존스가 웨스트 포인트 군사학교West Point Military Academy에서 열린 한 어느 강연에서 간부 후보생들에게 말하길, 그의 근력 테스트 연구 참가자 중 한 명의 경우 상당히 높은 단계의 근력 테스트로 시작해서 주목을 받았지만 단 몇 차례의 반복 테스트 이후 그의 근력 수치가 거의 0에 가깝게 떨어졌다고 한다. 당시 존스는 그 참가자가 충분한 힘을 쓰지 않고 최선을 다하지 않는다고 생각하여 그를 돌려보냈다고 한다. 몇 년간의 연구를 더 거치고 난 후에서야 존스는 역대 가장 강력한 잠재력을 가진 파워 리프터를 너무 성급하게 보내버렸다는 결론을 내리며 실망하지 않을 수 없었다고 했는데, 바로 이 실험 참가자의 힘의 기량이 아마도 그가 발산하는 마이오신 경사슬 인산화효소 수치와 직접적으로 연관되어 있었을 것이라고 하였다.

안지오텐신 전환 효소

안지오텐신 전환 효소는 혈관 긴장도를 결정하는 데 있어서 큰 역할을 한다. 주가 되는 관련 유전자로서, 삽입 유전자('i' 유전자) 그리고 결손 유전자('d' 유전자)가 있다. 안지오텐신 전환 효소의 삽입 유전자 두 개('ii' 유전자)를 갖고 있는 사람들은 지근 섬유의 양이 많은 편이고 특별히 지구력 중심인 반면, 두 개의 결손 유전자('dd' 유전자)를 갖고 있는 사람들의 경우 대부분 속근섬유를 가지고 있으며, 결과적으로 강한 힘과 그 힘을 순간적으로 발휘하는 데 있어서 능하다. 결손 유전자와 삽입 유전자를 각각 한 개씩('i/d' 유전자) 갖고 있는 사람들은 일반적으로 'ii' 유전자와 'dd' 유전자의 중간 성향을 갖게 된다. 'ii' 유전자형 안지오텐신 전환 효소는 억제성을 띤다. 즉, 근력훈련에 대한 반응을 무디게 만든다. 'ii' 유전자를 가진 사람들은 많은 반복훈련, 오랜 부하시간, 그리고 수차례의 연습에 더 잘 적응할 가능성이 많은 반면, 'dd' 유전자를 가진 사람들은 거의 모든 훈련 방법에 강한 모습을 보일 수 있을 것으로 보인다.

고강도 훈련 반응형

유전자 연구 결과를 실제로 적용해보면, 고강도이면서 적은 운동량의 운동 방법에 가장 잘 반응할 유형의 사람들은 알파-액티닌-3를 갖고 있는 사람들이다. 이런 유형의 사람들은 장거리보다는 단거리 타입일 것이고, 아마도 부모들로부터 이미 물려받았을 마이오신 경사슬 인산화효소를 체내에 갖고 있을 것이다. 이들은 저항운동을 통해 더 높은 수준의 근력 증가 효과를 경험하게 되겠지만, 동시에 더 높은 수준의 근육 손상과 침해 역시 겪게 될 것이어서 운동 간에 더 오랜 회복 시간을 필요로 하게 될 것이다.

더 나아가, 이런 유형의 사람들은 안지오텐신 전환 효소 결손 유전자 두 개('dd')를 가질 것이고, 더 많은 비율의 속근섬유를 갖게 되어, 결과적으로 근력 부분에 있어서 더 적은 반복 훈련 방식에 잘 반응하게 될 것이다.

적정 강도 훈련 반응형

이 유형의 사람들은 알파-액티닌-3가 부족하고, 적은 양의 마이오신 경사슬 인산화효소를 가지며, 안지오텐신 전환 효소 삽입 유전자 'ii'를 가지고 있다. 이 세 가지 특징을 가진 사람들은 비교적 낮은 강도의 훈련에 더 잘 반응할 것이고, 이는 곧 비교적 더 많은 양의 훈련에 잘 반응하도록 해준다. 물론 이 세 요소들이 꼭 위와 다른 조합으로 이루어지지 못한다는 어떤 증거도 없기 때문에 그 조합의 차이에 따라 반응의 정도와 결과에는 차이가 생길 수 있다.

위의 발견들을 토대로 내려질 결론은, 우리의 유전적 조건이 우리 각자에게 가장 잘 맞는 운동 방법은 무엇이며, 더불어 그 운동 방법에 우리의 신체가 얼마나 잘 반응할 것인지를 결정짓는다는 것이다. 현 시점에서 이 유전적 구성을 측정하는 최선의 방법은 근육 생체 검사를 통한 방법이지만, 현실적으로 시행하기에는 어려움이 있을 수 있다. 그에 더해, 대부분의 근육 생체 검사 표본은 대퇴사두근의 외측광근에서 채취하는데, 이 특정 부위의 표본이 신체 다른 부위의 근육군과 동질성을 갖는지에 대해서는 근거를 찾을 수가 없다. 우리가 아는 한도 내에서 보면, 우리 흉근의 유전자가 외측광근의 유전자 조합과 전혀 다른 양상을 보일 수 있는 가능성이 있다.

우리에게 희소식은, 운동을 통해 최적의 반응을 얻기 위해 유전 인자들 각각의 수치 혹은 상태를 반드시 알아야 할 필요는 없다는 것이다. 중요한 사실은 이러한 유전 인자들이 존재한다는 것을 인지하는 것이고 나아가 운동할 때마다 그 기록을 꼼꼼히 남기는 것이다. 이렇게 할 때, 진전 상황을 측정할 수 있고, 어떤 방법이 성과 향상 혹은 감소를 일으켰는지 알아낼 수 있다. 이 같은 정보를 이용해서 우리 스스로가 세세한 변화를 시도해 운동에 따른 최대 효과를 만들어낼 수 있다. 운동을 하면서 일단 근력이 계속 좋아지고 또 이 근력의 증가가 운동 중 자세를 무너뜨리면서 얻어지는 것이 아니라면, 몸과 유전자형에 적합한 올바른 강도와 운동량, 그리고 빈도로 운동을 하고 있는 것이라고 안심해도 좋다.

후성유전학

앞서 봤듯이 우리가 물려받은 유전적 자질은 분명 운동에 대한 우리 신체의 반응 결과에 득이 될 수도 혹은 실이 될 수 있다. 하지만 그렇다고 해서, 득이 되는 유전 인자를 받지 못해서 훈련을 통해 이렇다 할 성과를 얻을 수 없다고 말하는 것은 아니다. 유전적인 승부에서 운이 있고 없고를 떠나서 우리가 무엇을 하고 어떤 선택을 내리느냐에 따라서 우리가 얻을 수 있는 효과를 일정 부분 향상시킬 수 있다. 이 놀랄 만한 주장을 후성유전학이라는 분야를 통해 알아보겠다.

후성유전학이 비록 분자생물학의 새 분야로 여겨지기는 하지만, 그 시작은 그 전인 20세기로 접어드는 시기까지 거슬러 올라간다. 후성유전학이 다루는 논의는 '상위'를 뜻하는 그리스어의 접두어 epi-에 근거한다. 후성유전학이 나오기 전까지 유전학은 체내의 특정 유전자에 의해 나타난 특정 단백질을 담고 있는 기본 DNA 쌍의 배열에 근거해 설명된다고 믿어졌다. 일어날 수 있는 변화는 모두 실제 DNA 배열의 변화에 따른 결과로 일어나는 것이고, 이 변화는 자발적 변이 과정을 통해서, 또는 어떤 특정 유전자를 과학자들이 끈질기게 조작하는 과정(예를 들어 마이오스타틴 유전자를 결핍시켜버리는 등의 과정)을 통해서만 일어나는 것으로 생각되었다. 하지만 이제는 이미 DNA 배열의 변화와는 무관한 다른 변형이 DNA에 영향을 줄 수 있다는 사실이 밝혀져 있다.

또한 이 같은 변형은 우리 DNA의 발현에 지대한 영향을 주는 역할을 한다.

대부분의 후성유전적 변화는 DNA와의 화학적 유대 형성을 수반한다. 예를 들어 메틸군과의 결합인 메틸화 반응, 아세틸군과의 결합인 아세틸화 반응, 포스포릴군과의 결합인 인산화 반응, 그리고 염색질 재배치 등이 있다. 특히, 염색질 재배치가 주목할 만한데, 이를 통해 DNA를 감싸는 복합 단백질이 만들어지고 이는 또 핵 내부의 DNA 형태를 결정짓기 때문이다. 특정 유형의 염색질은 DNA가 더욱 밀도 있게 모아 담기게끔 할 수도 있다. 그렇게 될 경우, 그 부분에 있는 유전자들이 잘 발현되지 않게 되는 경향이 생기게 된다. 후성유전적 변화는 이 염색질에 영향을 줄 수 있고, 따라서 DNA가 담기는 밀도 역시 영향을 주게 된다. 결과적으로, 특정 유전자가 발현될지 아니면 버려지게 될지를 결정할 수 있게 된다.

이 작고도 다양한 변형이 흥미로운 이유는 이 변화들이 DNA 분자 단계에서 일어난다는 것이고, 또 환경적 영향을 받아 변화가 나타난다는 점이다. 지금까지, 후성유전학 연구의 대부분은 설치류를 대상으로 한 연구였다. 예를 들어 어느 특정 쥐들의 경우, 엄마 쥐가 핥거나 털을 손질하는 행동이 그 행동을 받는 쥐들의 게놈에 후성유전적 변화를 일으켜 차분한 행동과 불안한 행동 중 하나를 선택하게끔 한다고 밝혀져왔다.

환경적 영향의 힘

한때는 DNA 중추에까지 깊이 생긴 변화만이 후손에게 대물림된다고 받아들여졌지만, 오늘날 과학자들은 앞서 언급한 후성유전적 변화들 역시, 그 변화 시점으로부터 길게는 네 세대 동안 유전될 수 있는 것으로 보고 있다. 이 변화를 유발하는 요인으로는 행동과 식이요법이 있다. 한 예를 보면, 비만이 되게끔 길러진 실험쥐에게 엽산이 많이 함유된 특식을 공급했는데, 이 과정은 신진대사와 비만을 조절하는 특정 유전자에 메틸군을 결합시킨다. 이를 통해 정상적이었다면 비만이어야 했을 쥐가 마른 체형으로 변하게 되고, 이 후성유전적 변화는 이후 둘 혹은 네 세대 동안 그 후손들에게 유전되었다.

비록 부정적인 변화이긴 하지만 비만과 관련한 후성유전적 변화를 야기하는 또 다른 예는 어느 특정 독성 물질의 분해와 관련이 있다. 이 독성 물질들 중 하나가 바로 폴리페놀이다. 폴리페놀은 재활용 플라스틱에 이용되는 물질이며 지금까지 비만을 일으키는 후성유전적 변화와 연관이 있는 것으로 알려져 왔다. 폴리페놀은 플라스틱 물병, 전자레인지를 이용하는 음식 용기, 그리고 샌드위치 봉지와 같이, 싸서 보관하는 용도로 이용되는 모든 플라스틱에 함유되어 있다. 폴리페놀과 같은 화학물질이 후진국에서는 잘 안 보이지만 선진국에서는 어렵지 않게 볼 수 있는 비만 문제를 야기하는 여러 요소들 중에 포함된다는 추측이 돌고 있다.

후성유전학 연구는 인체의 DNA에 위와 같은 변화를 일으킬 수 있고 또 개인뿐만 아니라 그의 후손에게까지 미칠 수 있는 영향력을 가진 수많은 환경적 영향 인자를 발표해왔다. 이 영향 인자들은, 털 손질과 같은 단순한 행동에서부터 식이요법, 운동과 같이 더욱 복잡한 행동에 이르기까지 매우 다양하며, 모두 우리가 의식적으로 조절할 수 있는 범위 안에 있다.

만약 엄청나게 긴 가닥의 DNA를 머릿속에 그려본다면, 이 후성유전적 변화들은 맡고 있는 유전자를 활성화시키기도 하고 또 꺼버리기도 하는, 전기 스위치 같은 것이다. 모든 종류의 유전자들이 올바르지 못하게 '켜질' 경우 질병을 일으킬 수 있지만, '꺼져 있거나' 혹은 올바르게 '켜지게' 되면 질병이 발생하지 않게 된다. 이 '스위치'(엄밀히 말하면, 길게 나열된 스위치들의 집합)가 인류의 건강과 장수에 있어 무엇보다도 중요하다. 우리의 DNA 분자와 서로 일종의 코드를 이용해 효과적으로 '이거면, 저렇게' 그리고 '저거면, 이렇게'라는 식으로 소통하여, 우리가 내리는 선택에 따라, 우리의 건강 혹은 다른 부분을 담당하는 유전자를 활성화시키거나 꺼버릴 수 있게끔 해준다.

우리가 내리는 선택들은 일차원적으로 단순하지 않고 비교적 예측이 어렵다. 따라서 그 효과는 원인에 항상 비례해서 나타나지 않는다. 때로는 오히려 상당히 엉뚱한 결과를 낳기도 한다. 따라서 그 효과의 강도를 우리는 절대 예측할 수 없다. 하지만 분명히 예측할 수 있는 것은 우리가 선택하는 생활 방식이 우리의 DNA와 건강에 직접적으로 영향을 준다는 점이다. 바로 이러한 사실 때문에 운동 방법이 각광을 받는 것이고 어쩌면 지금 사람들이 알고 있는 것보다 더 그 큰 영향력을 갖고 있을 수도 있다. 우리가 이번 제 8장을 통해 각 개인이 갖는 근육 발달의 유전적 잠재성은 거의 정해져 있다고 주장하긴 했지만, 후성유전학을 통해 봤던 것처럼 운동과 생활 방식과 관련해 내리는 우리의 선택이 우리의 건강과 게놈에 장기적으로 긍정적인 효과를 줄 수 있다.

생활 방식과 관련해서, 그저 다른 사람들과 함께하는 것만으로도 어떤 후성유전적 변화가 일어날 수 있다는 증거가 있다. 예를 들어 만약 누군가가 올바른 근력훈련을 동해 강해졌다고 했을 때, 이것은 단지 그가 미래에 갖게 될 자녀들이 이 자질을 갖게 된다는 것에 그치는 것이 아니라, 그가 이전에 낳아 기르던 자녀들 역시 생활환경을 그동안 같이 공유해왔다는 가정하에 같은 혜택을 누릴 수도 있다는 말이다. 한편, 똑같은 현상이 부정적으로 작용하기도 한다. 몇몇 연구에 따르면, 어느 개인의 비만 위험도는 그가 비만인 사람과 함께 생활할 경우 많게는 57%까지 올라갈 수 있다고 한다. 이와 같은 결과를 발표한 연구 한 편이 2007년 7월 26일자로 《New England Journal

Medicine》에 실리기도 했다.[8] 결국 이 같은 변화들을 우리는 단지 생식이라는 과정을 통해서 전달하는 것이 아니라 환경적으로도 물려줄 수 있는 셈이다.[9]

이렇게 보니 여태껏 우리 어머니들이 했던 말이 다 맞았던 격이다. 나쁜 무리들하고 어울리지 말라고 하셨던 말을 떠올려보자. 만약 후성유전학이 다른 동물 실험에서 발견되었던 것만큼 우리 인간에게도 큰 영향을 미칠 수 있다고 밝혀진다면, 이 책에서 다뤘던 운동 방법 등을 포함한 거의 모든 방면에서 지대한 역할을 담당할 수도 있을 것이다. 더 중요하게는, 더 큰 근육을 가질 수 없거나 비만이 될 수밖에 없는 유전자를 가진 사람들에게는 희망을 안겨줄 수 있게 된다. 이제는 사람들이 실제로 자신의 DNA가 발현되는 양상을 환경적 요소를 통해 바꿀 수 있다며 후성유전적 변화가 차이를 만들 수 있다는 설득력 있는 증거들이 나오고 있다.

우리가 이 책에서 제시할 수 있는 가장 희망적 메시지는 어쩌면 바로, 올바른 운동을 스마트하게 할 경우 분자 단계에서 긍정적 변화를 이끌어내, 개인뿐만 아니라, 그 주변 인물들, 특히 그 후손에까지 좋은 영향을 줄 수 있다는 것이다. 우리가 더 나은 방향으로 갈 수 있는 변화를 만들어낼 수 있다는 것, 그리고 그 더 나은 방향을 우리가 조절할 수 있고 그렇기 때문에 다른 사람들에게도 넘겨줄 수 있다는 것은 매우 고무적인 점이다.

예전에는 우리 인간의 적응 능력 그리고 유전자의 유전 가능 여부는 태어나면서 물려받는 DNA에 의해 결정된다고 생각되었고 그것으로 논의는 끝이었다. 이 개념에 깔려 있는 사상은 철학적으로 분명 결정론이었고, 실증적으로는 결코 그 접점을 찾기가 어려웠다. 그렇다면 당연히 궁금해하지 않을 수 없는 점은, 무엇이 가능하고 가능하지 않은지에 대해 철학적 기반이 너무도 자명한데 왜 우리의 과학적 발견이 이 철학적 기반과 합치하지 않는가 하는 점이다. 이에 이후 더 많은 조사를 통해, 이 결정론적 기반에 자신의 운명을 개척하는 자유 의지라는 개념을 더하여 생각하는 것이 더 일리가 있음을 알게 되었고, 마침 생물학이 이렇게 수정된 철학적 기반을 지지하게 되었다. 이러한 배경에서, 여러분들이 우리가 제안하는 운동 훈련 방법을 선택함으로써 바로 여러분들이 소위 '우리 인류의 건강'에 영향을 미치는 근본적인 변화를 이끌게 된다는 사실을 알아주었으면 한다.

분명 후성유전학은 아직 초기 단계에 있는 과학이다. 하지만 이미 어떤 점들은 명확해 보인다. 특히, 우리가 이 책을 통해 제시하는 훈련 과정을 통한 개선 방법은 심신을 하나로 묶고 특정 심신 상태에 영향을 가하는 등 의미 있는 결과를 일으킬 수 있다. 우리의 한계가 어디까지인지를 이해하고 그로 인해 좌절하지 않는 것도 중요하지만, 우리의 행동에 환경적이고 능동적으로 미치는 영향이 실질적이고 분명한 결과를 나타낼 수 있다는 사실을 아는 것 역시 중요하다. 우리를 둘러싼 환경적 요소 하나하나가 어떤 면에서건 우리 DNA의 발현 양상을 결정 짓게 된다. 왜냐하면, 앞서 논의했듯이, DNA가 자생하기 때문이기도 하지만, DNA 자체적으로도 후대로 전해지고자 하는 본능이 있기 때문이다. 결과적으로, 이 분자 단계에서 유연성을 갖추는 것이 적응과 생존에서 이점을 제공한다고 볼 수 있는 것이, 우리는 DNA가 잠시 빌려 타고 있는 인체라는 '렌트카'를 타고 뒤 세대에게 사고 없이 도착할 이유가 있기 때문이다.

참고문헌

1. M. C. Thibault, et al., "Inheritance of Human Muscle Enzyme Adaptation to Isokinetic Strength Training," *Human Heredity* 36, no. 6 (1986): 341–47. This study subjected five sets of identical twins to a ten-week strength-training program. Biochemical markers of strength were monitored, and there was a wide range of response among the five twin sets, but responses of the identical twins within each set were . . . well . . . identical.
2. S. J. Lee, "Regulation of Muscle Mass by Myostatin," *Annual Review of Cell and Developmental Biology* 20 (November 2004): 61–86. This is a review article by Se Jin Lee, the chief discoverer of the myostatin gene, and is applicable to almost any aspect of myostatin discussed in this book.
3. Markus Schuelke, et al., "Myostatin Mutation Associated with Gross Muscle Hypertrophy in a Child," *New England Journal of Medicine* 350 (June 24, 2004): 2682–88. This article announced the discovery of the first documented spontaneous deletion of the myostatin gene; the subject was a German child.
4. S. J. Lee, "Sprinting Without Myostatin: A Genetic Determinant of Athletic Prowess," *Trends Genet* 23, issue 10 (October 2007): 475–77. This article discusses how spontaneous deletion in whippets produces an inordinately muscular racing dog that can't be beat; D. S. Mosher, et al., "A Mutation in the Myostatin Gene Increases Muscle Mass and Enhances Racing Performance in Heterozygote Dogs," *PLoS Genet* 3, no. 5 (May 25, 2007): e79, Epub April 30, 2007; S. Shadun, "Genetics: Run, Whippet Run," *Nature* 447 (May 17, 2007): 275.
5. A. Rebbapragada, et al., "Myostatin Signals Through a Transforming Growth Factor Beta-Like Signaling Pathway to Block Adipogenesis," *Molecular and Cell Biology* 23, no. 20 (October 23, 2003): 7230–42. It not only grows muscle but also makes you ripped.
6. C. E. Stewart and J. Rittweger, "Adaptive Processes in Skeletal Muscle: Molecular Regulators and Genetic Influences," *Journal of Musculoskeletal and Neuronal Interactions* 6, no. 1 (January–March 2006): 73–86. This review article nicely covers other genetic factors that control response to exercise and may in the future allow for customization protocols for individuals.
7. N. Yang, et al, "ACTN3 Genotype Is Associated with Human Elite Athletic Performance," *American Journal of Human Genetics* 73, no. 3 (September 2003): 627–41.
8. Nicholas A. Christakis and James Fowler, "The Spread of Obesity in a Large Social Network over 32 Years," *New England Journal of Medicine* 357, no. 4 (July 26, 2007): 370–79.
9. Ethan Waters, "DNA Is Not Destiny," *Discover* 27, no. 11 (November 2006); and Joanne Downer, "Backgrounder: Epigenetics and Imprinted Genes," hopkinsmedicine.org/press/2002/november/epigenetics.htm.

CHAPTER 9

지방 감소의 과학

지방은 두 번의 빙하기와 끝없는 가뭄과 굶주림 속에서도 인류를 존속하게 한 놀라운 조직이다. 놀랍게도 지방은 1파운드(약 0.45kg)에 3,500칼로리에 해당하는 에너지를 저장하고 있다. 지방은 비활동성 조직이기에 우리 몸에서는 지방을 유지하기 위해 대사적 소모가 거의 일어나지 않는다. 인류의 일원으로서 우리 모두는 비만으로부터 빚을 지닌 셈이다. 하지만 더욱 놀라운 점은 신체조직에서 중요한 역할을 하는 지방이지만 그 역할에 대한 저평가와 오해들이 만연하다는 것이다.

지방 저장

아마도 지방에 관한 가장 큰 오해는 건강에 해롭다는 것이다. 사실, 지방은 우리가 현재까지 존재할 수 있는 중요한 역할을 하였다. 인류 생존과 번영을 이어가기 위해서 식량을 확보하는 것은 매우 중요한 과제였다. 충분한 음식섭취를 통한 초과된 에너지는 지방의 형태로 저장되어 필요시 이용한다. 지방 저장은 대사에 필요한 에너지원이 풍부하고 유기체가 번영하는 긍정적 징후로 건강함을 나타낸다. 체내 과다한 지방질은 인체에 스트레스를 가해 건강 악화를 유발시킬 수 있는 반면, 최근 유행하는 야윈 수준의 감량(체지방 부족) 역시 아마 건강에 해로울 것이다. 그럼에도 불구하고 체지방지수가 10년마다 놀라운 속도로 증가하고 있다. 정확히 말하자면, 인간의 생명을 유지하게 해준 지방이란 물질이 지금은 잠재적인 살인마로 변한 것이다.

랩틴

인간의 몸은 이전 장에서 언급한 것처럼 미오스타틴으로 불리는 GDF-8이라는 유전자를 가지고 있어, 개인이 가질 수 있는 근육량은 제한적이다. 게다가, 특정 개인이 가질 수 있는 체지방의 양도 유전적인 세트포인트$_{\text{set point}}$를 가지고 있다. '비만 유전자'는 식욕과 음식섭취를 강하게 억제하는, 렙틴이라는 단백질을 생산한다. 체지방이 증가하면 체지방량을 안정화시키기 위해, 더 많은 렙틴이 생성되고 식욕을 억제시킨다.

마찬가지로, 체지방 수준이 감소하면, 렙틴의 생산이 줄어들고, 식욕이 억제되지 않는다. 그래서 선조들이 생존을 위해 체지방을 유지했던 것처럼, 우리도 환경에 맞추어 효율적인 체지방의 세트포인트를 가지고 있는 것으로 보인다.

좌식 생활?

누구에게든 비만이 증가하는 이유에 대해 물어본다면 충분히 예측 가능한 대답을 얻을 것이다. 일반적으로 노동력을 절약하는 현대의 기술들로 인해 우리는 더 앉아서 생활하게 되고 과거 조상들과 비교해 상대적으로 낮은 신체활동을 한다고 답할 수 있다. 즉, 신체활동은 칼로리를 소모하는데, 오늘날 사람들은 예전 사람들보다 신체활동량이 줄어, 예전과 같이 칼로리를 소모할 수 없다는 것이다. 이 주장은 논리적으로 타당해 보이지만, 두 가지 문제점이 있다.

첫 번째, 신체활동은 일반적으로 생각하는 것보다 많은 칼로리를 소모시키지 않는다. 이 부분은 다음 장에서 자세히 설명하겠다. 살아남기 위해, 사람들은 식량을 사냥하고 모으는 과정에서 굶어 죽지 않도록 에너지를 효율적으로 사용할 수 있어야 했다. 두 번째, 옛날 사람들은 우리가 생각하는 것처럼 활동적이지 않았다. 세계의 다양한 원시인들을 관찰했던 인류학자들은 원시시대 수렵인들의 생활양식은 현대인보다 신체활동이 훨씬 없었다고 한다. 호주의 현재 원주민과 전통 원주민의 생활을 비교해보면, 전통 원주민의 신체활동이 현저히 적었다는 것을 알 수 있다. 따라서 많은 의견에도 불구하고, 늘어난 신체활동은 오늘날 비만의 위기를 해결하는 방법으로 보이지 않는다.

현대 사회에서 비만의 원인은 풍족한 식량 때문이다. 만약 점보사이즈의 화장실 휴지를 잡고 계속 풀어낸다면 아주 긴 화장실 휴지가 될 것이고, 마지막 조각을 남겨두고 떼어낸다면 그 화장실 휴지는 굶주렸던 하루하루의 위협인 인류 역사를 의미한다. 남아 있는 마지막 화장실 휴지 한 칸을 제외하고는 굶주림이 가장 많은 부분을 차지한 역사의 시기를 나타낼 것이다(세상에는 아직 식량 부족으로 고통을 받고 있는 곳이 분명 있다). 대공황과 세계 2차대전이 끝난 이후 굶주림은 선진국에서 일어날 가능성이 없었다. 과거 약 150,000세대 동안 효율적인 지방 저장은 생존에 필수적이었지만, 오늘날 최근 3~4세대들은 이 효율적인 지방 저장이 비만을 만들고 있다.

문제는 오늘날 사람들이 비활동적이지 않다는 것이 아니라, 섭취한 칼로리를 유효하게 소비하는 것이 필요하다. 사람들은 먹는 양만큼 식사의 가치를 판단하고, 외식할 때 만족스러운 포만감을 느끼고자 한다. 이 점에 대해 많은 연구가 보여주는 것은 적당한 포만감과 만족감 사이에는 약 1,000칼로리의 차이가 있다는 것이다. 더 나아가서 적당한 포만감과 과식, 이 두 가지를 비교하면 2,000~3,000칼로리의 차이가 있다. 만약 외식할 때 뷔페의 모든 음식을 먹을 수 있을 것만 같고 실제로 많이 먹었다고 느낀다면, 필요 이상으로 4,000칼로리를 더 섭취한 것이다.

이와 같이 과식을 하게 되면 일반적인 사람들은 다음 날 조깅을 해서 "칼로리를 소모해야지" 하고 말한다. Runners's World website(runnersworld.com/cda/caloriecalculator)에 나와 있는 칼로리 계산법에 따르면, 과식으로 섭취한 많은 칼로리를 소모하기 위해서 185파운드의 남자는 29마일, 120파운드의 여자는 44마일을 지속적으로 달려야 한다. 따라서 운동으로 칼로리를 소비하기에는 너무 많은 칼로리를 섭취하고 있다는 것이다.

피트니스 산업의 거짓: 운동은 많은 칼로리를 소모할 수 없다.

헬스클럽에 가서 스탭퍼나 트레드밀에 올라간 뒤 기계에 몸무게를 입력하면, 전자식 자동 대사 계산을 통해 속도 또는 프로그램이 설정되고 운동을 시작할 것이다. 장비를 따라 터벅터벅 걸으면서 소모되는 칼로리를 보면서 운동에 대한 의욕을 불태울 것이다. 1시간 정도를 운동한 후 이 장비가 300칼로리를 소모했음을 알려주면 엄청난 성취감을 느낄 것이다. 이제 이마에서 흐르는 땀을 닦으며 크게 심호흡을 하는 당신에게, 왜 기계가 당신의 체중으로 프로그램을 설정해야 하는 건지 질문해본다. 만약 "얼마나 많은 칼로리를 소모하는지 알아야 하기 때문이다"라고 말한다면 옳은 대답이다. 하지만, 놓치고 있는 것은 기계에 체중을 입력했던 주된 이유가 기초대사량을 계산하는 것이란 것이다.

기초대사량을 결정하는 계산식에 따르면(Discovery의 웹사이트인 http://health.discovery.com/tools/calculators/basal/basal.html), 35살의 키 5피트 10인치, 몸무게

185파운드의 남성의 하루 기초대사량은 1,866.6칼로리이고, 25살의 키 5피트 4인치, 몸무게 120파운드의 여성은 하루 기초대사량은 1,352.7칼로리이다. 이 두 사람은 그들의 기초대사 과정을 유지하기 위해 각각 시간당 77.775와 56.3625칼로리를 소비하게 된다. 트레드밀에서 300칼로리를 소비한다고 해도 그 소비에는 기초대사량에 포함되어 소비된 칼로리이다.

만약 위 조건의 남자라면 300칼로리를 트레드밀 위에서 소비했다고 하지만 실질적으로는 222.225(300-77.775) 잔여 칼로리를, 또는 위 조건의 여성이라면 243.6375(300-56.3625) 잔여 칼로리를 기초대사량에 기인하여 소비한 것이다. 만약 운동을 끝내고 집에 오는 길에 스타벅스에 들러서 380칼로리의 그란데 사이즈 카라멜 프라푸치노를 주문한다면 트레드밀에서의 운동을 통한 지방 연소 작업을 모두 무효화시키고, 157,775 또는 136,3625칼로리만큼이 체지방으로 축적될 것이다.

생각해보자: 평균적인 인간의 몸이 운동장비에서 보이는 것과 같이 300칼로리의 소모하는 대사적 비효율이 발생하였다면, 인간은 살아남지 못했을 것이다. 사냥과 채집하는 과정에서 사람들이 먹을 것을 찾기 전에 칼로리가 소모되어버리면 긴 굶주림으로 인해 사망으로 이어지게 된다. 그렇게 칼로리를 소비한다면, 식료품 가게로 여행하는 데 있어 살아남기 위한 대사적 경제성이 충분하지 않을 것이다. 대부분의 사람들은 맹목적으로 운동기구에 표시된 정보를 보면서 죄책감을 해결하는 방법으로 운동을 시행하였다. 디저트(600칼로리의 파이)를 먹는 것에 왜 죄책감을 느끼는가? 그저 헬스장에서 화면에 맞춰진 600칼로리 소모 설정에 맞추어 운동하면 되지 않겠는가. 이것은 절대로 원하는 칼로리를 소모시킬 수 없다. 가상의 남자와 여자가 의지와 결단을 가지고 트레드밀 훈련을 주 7일간 한다고 가정해보자. 우리가 알고 있듯이 300칼로리를 연소한다고 설정하고 그들의 기초대사율을 뺀다면, 각각 222.225와 243.6375칼로리가 연소한다는 것을 알 수 있다. 지방 1파운드(3,500칼로리)를 소비한다고 가정하자. 트레드밀 운동을 하면서도 식욕이 늘지 않고 안정된 칼로리를 섭취한다면, 15.74일(3500÷222.225), 여자는 14.36일(3500÷243.6375)이면, 지방 1파운드를 연소시킬 수 있다. 불행하게도 많은 시간이 필요하고 근손실이 요구된다. 스테퍼나 트레드밀에서 300칼로리를 충분히 소모하기 위해서는 낮은 강도로, 항정상태에서 운동을 수행해야 한다.

항정상태에서의 활동은 근육을 고강도로 사용하지 않아, 아주 오랫동안 운동을 할 수 있게 된다. 또한 큰 비율의 근육 섬유를 사용하기보다는 가장 약한 지근 섬유를 반복해서 사용하게 되는데, 이러한 형태의 운동을 수행하게 되면, 인체는 근손실을 일으키며 적응하게 된다. 이는 이러한 운동을 수행할 때 근육 중 적은 비율만 사용해, 근육이 단지 쓸모없고 부담스러운 체중으로 인식되기 때문이다. 실제로, 항정상태로 운동을 일주일 내내 지속하게 된다면, 6개월에서 1년 사이에 5파운드의 근육조직 손실을 가져올 것이다.

근육조직은 대사적으로 인체에서 가장 에너지를 많이 소비하는 조직이다. 생명을 유지하기 위해서 하루에 1파운드당 50에서 100칼로리가 필요하다. 잠시 하루에 1파운드당 50칼로리 이하로 섭취했다고 가정해보자. 트레드밀 위에서 항정상태의 '칼로리 소비' 운동을 수행함으로써 근육의 5파운드를 잃었다면, 결과적으로 250칼로리를 잃게 되는 것이고, 그것은 근육을 유지하는 데 사용하게 된다.

다시 트레드밀 사용자들에 대한 가설로 돌아가면, 현재 약 160과 180칼로리를 연소했지만 이것은 222.225와 243.6375칼로리를 불태운 것과 같다. 왜냐하면 연습을 하게 되면 트레드밀에 적응하게 되고 더 효율적으로 쉽게 할 수 있기 때문이다(대부분 항정상태에서의 운동에서는 실제로 운동을 쉽게 하는 방법을 찾은 것이지, 심혈관 기능이 개선된 것이 아니다. 이것은 왜 마라톤 선수가 사이클을 훈련할 때 항정상태로 운동할 때 숨을 헐떡거리는지 알려준다. 이것은 2장에서 언급했듯이, 겨울에 트레드밀에서 훈련을 시행한 마라토너들이 봄에 훈련을 시작할 때 유산소 능력이 크게 감소하는지 알 수 있다). 따라서 하루 기준치 이상, 160에서 180칼로리 정도 칼로리를 연소시킨 사람들은 근육의 소실로 인해 250칼로리를 소모하게 된다. 그들의 칼로리 소모를 종합해보면, 약 70에서 90칼로리는 잘못된 방법으로 연소하는 것을 알 수 있다.

게다가 이러한 과훈련으로 인한 스트레스호르몬의 생산 역시 지방 저장을 자극한다. 체중 감량 프로그램을 시도해본 사람이면 누구나 좋지 않은 결과로 우울감을 느끼거나 오히려 체중이 더 증가하는 것을 경험해보았을 것이다. 결국 진실은 과도한 칼로리 섭취를 무효화하기 위해 신체활동을 사용하는 것은 쉽지 않다.

근육량을 늘려라: 진짜 칼로리를 연소하는 핵심

10대였을 때 눈앞에 보이는 모든 것을 먹어도 살이 찌지 않던 것을 기억하는가? 30대가 되면서 상황이 바뀌었다. 지금은 눈앞에 음식을 쳐다만 봐도 살이 찔 것이다. 도대체 무슨 일인가?

대부분 사람들의 가장 큰 차이점은 나이가 들어감에 따라서 10대와 20대 초반 때보다 근육량이 줄어들기 때문이다. 또한 노화와 함께 근육 감소증이라 불리는 상태로 인해 근육량은 자연스럽게 감소하는 경향이 있으며, 신체활동이 덜 활발해져 더 많은 근육 감소가 발생한다. 근조직의 손실은 대사율의 급격한 저하를 초래한다. 5파운드의 근육을 잃는 경우, 24시간 동안 연소하는 칼로리의 양은 대략 250칼로리 정도 감소할 것이다. 이와 같은 칼로리 소비량의 감소는 그렇게 많아 보이지 않을 수 있지만, 시간이 지남에 따라 축적되게 된다. 근육량이 감소했지만, 젊었을 때와 같은 식으로 계속 먹게 되면 14일 동안 1파운드의 지방이 늘게 되며, 20주가 지나면 체지방이 10파운드가 늘게 된다.

축적된 체지방을 없애는 확실한 방법은, 감소된 근육량을 회복해 젊었을 때의 신진대사 상태로 돌아가는 것이다. 아마 사람들이 '근육은 기억한다'라는 말을 들어봤을 것이고, 이것은 실제 근거 있는 말이다. 적절한 운동 자극이 가해진다면, 잃었던 근육 조직이 재활성화되어, 다시 이전의 근육 크기로 돌아갈 수 있다. 다시 하루 250칼로리를 필요로 하는 근육을 되찾았을 때, 서서히 체중이 증가했던 문제는 예전과 달리 체중을 감량하는 기술이 될 것이다. 점점 강해질수록, 자연스럽게 보다 활발한 활동을 하게 될 것이고, 이러한 상황은 칼로리 계산과 음식을 선택하는 데 있어 걱정을 줄이고, 이는 체중 감소로 이어지게 될 것이다. 식단이 더 합리적일수록, 더 빠르게 목표를 달성할 수 있다. 당신이 성공 가도를 걷게 되면, 10대 때처럼 다시 먹을 수 있다. 몸에 칼로리를 소비하는 단 5파운드의 근육을 얻게 된다면 이렇게 돌아갈 수 있다.

적절한 운동과 판별적인 지방연소

켄 허친스Ken Hutchins는 지방이 감소하는 방법에 대한 개념을 명확히 설명한 선구자이다. 켄에 따르면 인간의 몸은 이사회에 의해 운영되어지는 회사로 묘사될 수 있다. 신체가 저칼로리 상태일 때는 적자인 회사와 같이 칼로리 적자로 몸은 운영한다고 할 수 있다. 각각의 신체조직은 기업의 각기 다른 부서를 나타낸다고 말할 수 있다. 그리고 그는 두 가지 시나리오를 제시했다.

첫 번째 시나리오는 재정적자이고 어떠한 부서도 특별한 수요가 없는 상태이다. 해고는 모든 부서에서 일어날 수 있다. 지방의 일부분, 근육의 일부분, 뼈, 그리고 결합조직뿐만 아니라 심지어 일부 신경조직에서도 일어난다. 회사는 자체적으로 더 작은 형태가 된다.

두 번째 시나리오는 재정적자의 부분도 있지만, 근육 부서에서 큰 수요가 일어난다는 것이다. 그렇게 되면, 근육 부서에서는 해고가 발생하지 않는다. 이것은 실제로 더 많은 근육을 고용해야 하고, 지방 부서에서 많은 해고를 필요로 할 것이다. 게다가 근육은 강한 결합조직에 의해 뼈에 강하게 붙어 있지 않으면 의미가 없기 때문에 근육 부서를 위해 뼈와 결합 조직은 축소할 필요가 없어지게 된다. 상환하는 데 있어서 지방이 더 많이 사용되게 된다. 새로운 신경조직에 의해 지배되지 않는 한, 새로운 근육이 새로운 신경을 필요로 하지 않는다. 이것은 지방 부서에 더 많은 절감효과를 가져온다. 이러한 조절을 통해, 회사는 눈에 띄게 변화하게 된다. 이 시나리오에서는 체중감량 시 오직 지방을 감소시키는 것에 집중되어 있다. 추가적으로 적당한 근육의 변화와, 많은 양의 지방 파괴가 있을 것이다.

근육량이 증가하면 대사율이 증가하고 그로 인해 기본적으로 하루에 더 많은 칼로리가 소비되긴 하지만, 지방 연소를 위해 식이적인 측면을 고려하지 않는다면, 운동 프로그램을 진행하는 동안 더 많이 먹기 쉽고(따라서 더 살이 찐다), 음식의 선택이 지방 소비와 반대되는 것일 수 있다. 일반적인 양의 음식물을 섭취하는 것을 강조함으로써, 식욕과 지방 저장량을 관리하기 쉬울 것이다. 자연 상태에서 음식을 섭취하는 것을 강조함으로써 식욕과 지방 축적에 대한 관리가 훨씬 수월할 것이다. 이렇게 진행하고 인슐린 수준을 조절할 수 있게 되면, 자동적으로 섭취한 영양소는 최대한 조직을 만들고, 지방 저장을 최소화하는 방향으로 발생한다.

진화라는 도박

지방을 잃는 방법을 이해하기 위해 왜 지방을 얻는지에 대해 이해하는 것은 도움이 된다. 이상하게 들릴지 모르지만, 인간은 큰 뇌를 가지고 있기 때문이다. 각기 다른 진화론적 갈래에 있어서 생존의 주요 도구로 다른 적응을 선택하는 것은 순전히 무작위한 사고에 의한 것이다. 인간에게 생존을 위한 가장 주요한 도구는 생각이다.

인간은 커다란 두뇌를 바탕으로 진화론적 도박을 택한 동물의 한 종이고, 이는 매우 엄청난 도박이었다. 큰 뇌를 위해 출산할 때 사망 위험이 높기 때문에, 신체가 완전히 발달하기 전 신생아를 산모의 산도를 통해, 두개골을 통과시킴으로써 문제를 해결하였다.

또한 보다 큰 뇌를 위해 선택한 도박의 한 부분은 커다란 뇌는 끊임없는 에너지의 공급(포도당 또는 케톤체)을 요구하는 것이다. 높은 양의 칼로리 요구량을 가진 동물이 처음 나타나고, 그 후 수천년 동안 음식이 부족한 환경에서 살아왔다. 살아남기 위해서 지속적으로 뇌에 에너지를 공급할 수 있는 대사 과정이 만들어져야 했으며, 이러한 대사 과정은 잡식을 하게 되면서 가능해졌다. 칼로리가 부족한 시기에 단백질을 포도당으로 전환시키고, 체지방의 형태로 에너지를 저장하여 케톤체로 전환해 에너지원으로 사용할 수 있는 능력이 발달하면서 생존 가능성은 개선되었다.

식량이 부족한 시기에 에너지를 저장하도록 대사가 진화해 현대의 사람들이 지방을 저장했지만, 식량이 풍부한 시기에 인체가 에너지의 저장량을 줄이는 부정적 보상

피드백이 발생하지 않았다. 적어도 지금까지 그런 기간은 존재하지 않았다. 따라서 오늘날과 같이 글리코겐 저장을 완전히 충족시킬 수 있는 정제된 포도당과 같은 식량이 풍부한 환경(결과적으로 포도당은 혈류에 쌓여 인슐린 수치를 상승시킨다)은, 체지방을 쉽게 저장하게 된다. 이러한 순환을 끊지 못하면, 체내 지방 저장은 멈추지 않는다. 병적으로 비만인 사람조차도 몹시 배고픔을 느끼는데 오히려 야윈 사람들보다 배고파했다. 왜냐하면 그들은 근육 세포들에 높은 인슐인 수치와 함께 인슐린 감수성이 최소화되어 있고 지방세포는 인슐린 감수성에 영향을 미치지 않기 때문이다. 이와 같은 몸의 설정은 음식이 풍부한 시기에 영양소를 바로 지방으로 축적시켰다.

인류의 시작에는, 이전 장에서 언급했듯이 정상적이고 건강한 기능인 동화작용과 이화작용 사이클이 포함되어 있다. 간헐적 단식 또는 굶주림과 식량 부족 기간에 영양소는, 신체조직에 다시 활기를 불어넣어주고 회복에 필요한 과정으로 바뀌었다. 본질적으로, 간헐적인 고강도 근력운동을 하고 휴식 기간을 거치면 동화/이화 작용을 일으키며, 이는 근육 조직 내에 단백질을 합성하게 된다. 이러한 운동은 또한 간헐적으로 근육조직의 글리코겐을 비우기 때문에 인슐린 민감도와 글리코겐 저장능력을 유지할 수 있다. 이렇게 쓰이고, 다시 만들어지는 중에 약해지거나 새로이 다듬어지는 것은 하나의 인류가 진화하는 데 필요 요소였다. 결과적으로, 신진대사는 식량이 부족한 시기에 체내 지방을 저장하도록 진화해왔지만, 오늘날 사람들은 대부분의 식량 부족을 해결하여, 서구 사회의 비만 수준은 큰 문제로 다뤄지고 있다.

지방 감소의 열역학

체지방의 효율적인 감소를 위해 열역학의 법칙에 귀 기울일 필요가 있다. 이는 칼로리는 반드시 제한되어야 된다는 것을 의미한다. 흔히 '칼로리는 칼로리가 무엇인지에 상관없이 그냥 칼로리'라고 한다. 이 말에 반대하는 사람은 열역학의 법칙에 반대한다고 비난을 받았지만, 이는 사실이 아니다. 그들은 이 법칙에 반대하는 것이 아니라 무시하고 있는 것이다.

열역학의 법칙은 자동차 엔진부터 신체까지 모든 폐쇄형 에너지 시스템에 적용된다. 열역학의 첫 번째와 두 번째 법칙은 기본적으로, "에너지는 생성되거나 파괴할 수 없다. 형태를 바꿀 뿐이다." 그리고 "어떠한 폐쇄형 시스템에서도, 항상 예측 불가한 방향으로 진행할 것이다." 쉽게 말하자면, 이 법칙은 공짜로 아무것도 얻을 수 없고, 절대 동등해질 수 없다는 것이다. 따라서 시스템 내에서 불확실하게 변화는 것을 막기 위해서, 에너지가 그 시스템에 투입되어야 하고, 어떤 일을 할 때 에너지의 형태를 전환하는 과정에서, 비효율성(주로 열이 환경으로 소실됨) 때문에 어느 정도의 에너지를 잃게 될 것이다.

변하지 않는 것은 섭취한 음식을 소비하는 것이다. 정제된 탄수화물 2,000칼로리를 섭취했을 때, 섭취하는 과정과 저장된 에너지(체지방)로 전환하는 대사적 비용은 0에 가깝다. 대신 고기나 과일, 그리고 야채 같은 식품을 섭취한다면, 사용 가능한 에너지로 전환하기 위한 대사적 비용은 상당히 높다. 이것은 '소화를 위해 사용되는 열'의 개념으로 알려져 있으며, 자연식품이나 정제되지 않은 식품들을 섭취하면 소화를 위한 열역학적 비용을 더 많이 소모한다. 또한 안정적인 혈당은 단백질을 아미노산의 형태에서 포도당으로 전환시키는 포도당신생 과정을 통해 얻을 수 있다. 이 과정은 탄수화물의 소비와 비교했을 때 20단계 이상의 대사 과정으로 구성되어진 대사적으로 값비싼 과정이다. 결과적으로 포도당 신생과정을 통해 간단히 안정인 혈당을 유지시키는 작용은 큰 칼로리 소모를 가져온다. 즉, 이와 같은 과정을 수행하기 위해서는 정제된 당을 소비하기보다는 해당과정을 뒤로 돌리는 것을 의미한다. 게다가, 가공된 식품과 달리 자연식품을 섭취하면 점증적으로 더 포도당 수준을 올리고 내림으로써, 전체적인 혈청 인슐린 수준을 낮게 유지한다.

인슐린을 '으뜸' 호르몬이라고 부르는데 인슐린은 글루카곤, 에피네프린, 노르에피네프린, 성장호르몬 및 테스토스테론을 포함한 지방 동원에 필요한 여러 가지 다른 대사 호르몬보다 우선으로 이용되기 때문이다. 이러한 호르몬들은 인슐린 수치가 상승함에 따라 분비가 멈추게 된다. 다이어트를 할 때(즉 칼로리 부족 상태에 있는 상태), 정제된 탄수화물을 너무 많이 섭취하면, 인슐린 수준이 너무 높아져, 체지방의 동원이 어려워 질 수 있다. 자연식은 소화를 위해 높은 열 발생 비용이 필요하고 인슐린 수준을 낮게 유지하는 두 가지 이점을 제공함으로써 칼로리 결핍 상태를 만들어 지방을 동원하게 한다.

체내 지방 이용을 최적화하기 위한 방법은 다음과 같다.

> 에너지 섭취량 - 기초대사율(근육량에 의해 크게 영향을 받는) + 적절한 운동을 통해 추가된 근육량 증가 + 운동 등, 활동에너지 비용 + 소화열의 비용 + 환경에 대한 열손실 = 지방의 손실(만약 에너지의 소비보다 섭취가 많을 경우 지방은 축적된다.)

이것은 칼로리를 제한하지 않고 할 수 없는 지방 감소 프로그램에서 다루어질 수 있는 모든 요소이다. 만약 칼로리를 초과로 더 사용하게 된다면, 그것은 체지방을 감량하는 거대한 작업이 될 것이다.

인슐린의 재발견

체지방을 감량하기 위한 전제 조건은 이 과정에서 인슐린 수순을 조절하는 중요한 역할을 완전히 이해하는 것이다.[2] 인슐린은 췌장에서 생산되는 호르몬이다. 인슐린의 가장 큰 기능은 영양소의 저장을 관장하는 것이며 매 순간 안정적인 혈당을 유지하는 것이다. 인슐린은 세포 표면(특히 근육 세포)에 있는 수용체와 결합함으로써 작용해, 혈류에서 포도당을 대사시킬 수 있는 세포 내부로 이동시키는 활성 복합체를 생성한다.

인류가 진화하는 동안, 혈당을 빠르게 증가시키는 간단한 당은 좀처럼 접하기 힘들었다. 이러한 촉매제가 없으므로 선조들은 짧은 기간 동안 혈당 수치가 증가하는 경우는 드물었고, 세포들이 저장된 포도당으로 완전히 채워져 있는 경우 역시 드물었다. 세포는 일반적으로 더 많은 포도당을 저장하기 위한 공간을 가지고 있었고, 인슐린 수용체가 순환하는 인슐린에 매우 민감하였다. 어떠한 포도당이든 저장되는 즉시 다시 사용되었기에 글리코겐 형태로 장기간 저장되는 경우는 매우 드물었다. 이러한 환경에서 인체의 포도당과 인슐린의 비특이적 상승은 거의 없었다.

당을 접하기 쉽지 않았던 선조들과는 다르게, 오늘날 현대인들은 당을 쉽게 구할 수 있고, 섭취할 수 있는 환경에 살고 있다. 결과적으로, 글리코겐 저장소는 쉽게 가득 차며, 혈액 내 포도당의 축적으로, 높은 수준의 인슐린이 분비된다. 더 많은 포도당은 바로 이용되기보다는 세포 내로 이동하고 초과되는 포도당은 글리코겐의 형태로 긴 사슬의 포도당 분자로 바뀌게 된다. 일단 세포가 글리코겐으로 완전히 채워지면 더 이상 포도당이 세포로 이동할 수 없다. 이 시점에서, 인체는 미래 식량이 부족 시 사용하기 위해 오랜 진화를 거치면서 습득한 에너지 저장 트릭을 동원한다.

글리코겐 저장이 가득 차지 않았다면 포도당은 해당작용의 분해 과정을 위해 세포 내로 이동된다. 20단계의 일련의 화학 반응은 점차적으로 포도당을 피루브산$_{\text{Pyruvate}}$으로 전환시키고, 피루브산은 미토콘드리아로 이동한다. 미토콘드리아에서는 인체 기본 연료인 ATP를 높은 수준으로 생산하는 유산소대사가 일어난다. 하지만 포도당이 세포로 들어올 때 이미 글리코겐으로 가득 차 있다면, 20단계의 당 분해 과정은 3단계의 과정으로 축소된다. 3단계 과정에서 효소는 높은 수준의 포도당 수준을 나타내는 다른 알로스테릭$_{\text{Allosterically}}$ 억제성으로 변하게 된다. 이런 상황에서 해당과정은 더 이상 진행되지 않고, 대신 글리코겐 합성과정으로 바뀌어 시작된다. 하지만 글리코겐 저장도 가득 채워진다면 합성과정이 중지되고, 대신 포도당은 중성지방(또는 지방)의 합성을 촉진하는 NADH이라는 화학물질로 옮겨진다. 결국 이 이야기의 교훈은 지방 동원이 가능한 환경을 만들기 위해서 인슐린 수치는 반드시 조절되어야 한다는 것이다.

오메가3 지방산의 역할

수소에 연결된 탄소원자 사슬인 오메가3 지방산은 호르몬 민감도에 미치는 영향으로 인해 지방 소비 과정에 필수적이다. 탄소원자는 포화 또는 불포화가 될 수 있으며, 4개의 분자에 결합될 수 있다. 다른 2개의 탄소와 2개의 수소가 결합되면 완전한 포화라 한다. 또한 탄소는 단 하나의 수소와 결합하기 위해 또 다른 탄소와 이중 결합할 수 있는데 이를 불포화라 부른다. 이중 결합이 발생하는 탄소 사슬 위치에 따라 특정 지방산에 이름을 부여한다. 오메가3 지방산은 사슬 끝에 3개의 탄소원자가 이중 결합하고 있는 반면, 오메가6 지방산 또는 오메가9 지방산은 사슬에서 더 멀리 떨어져 이중 결합하고 있다. 이렇게 자세한 사항은 이중 결합의 위치는 지방산의 모양과 유연성을 결정하기 때문에 매우 중요하다. 오메가3 지방산은 잘 드러나고, 꽤 유연한 위치에 이중 결합을 가지고 있는 반면, 오메가6와 오메가9뿐만 아니라 고도 불포화 지방산은 더 단단하게 묶여 있고, 덜 유연한 위치에 이중 결합을 가지고 있다.

체내의 모든 세포벽은 카르복실$_{\text{Carboxyl}}$ 말단과 히드록실$_{\text{Hydroxyl}}$ 말단을 갖는 지방산으로 구성되어 있다. 지방산 분자의 한쪽 끝은 물을 흡수하고 '머리'라고 부르며, 다른 한쪽은 물을 접근하지 못하게 하고 '꼬리'라 부른다. 만약 물에 생선기름이나 올리브기름을 떨어뜨리면 표면에 작은 공 모양의 기름이 형성된다. 그 이유는 지방산의 '머리'가 물 바깥쪽을 향하게 되고 물을 피하는 '꼬리'는 물에서 멀리 중심을 향하게 된다.

그림 6.1.과 이에 대한 논의를 상기해보면, 세포벽의 외부인 세포외 공간에는 물을 가지고 있다. 세포벽의 내부인 세포질 형태에도 역시 물이 존재한다. 세포벽의 모든 층은 지방산의 이중 층으로 구성되어 있다, 두 지방산은 물을 좋아하는 머리는 밖을 보고 있고, 물을 싫어하는 꼬리는 서로 마주보고 있어 꼬리에서 꼬리로 연결되어 있다. 또한 체중 감소를 위한 적절한 호르몬 균형과 적절한 호르몬의 반응은 유지시키는 데 필요한 모든 수용체들은 세포막에 위치하고 있다.

올바른 비율을 가져라

식단이 수렵인과 비슷하게 자연식으로 구성된다면 대략 1:1비율로 오메가3와 오메가6 지방산을 섭취하게 될 것이다. 이와 같은 건강한 비율의 섭취 시, 세포벽의 큰 부분 구성요소가 오메가3 지방산으로 구성될 것이며, 이 지방산은 늘어나고 유연하기 때문에 세포벽을 완전히 확상해, 보든 호르몬 수용체가 순환 호르몬과 적절하세 상호작용할 수 있는 환경인 세포 바깥쪽으로 위치하게 된다.

이상적인 수렵인의 식단에서 벗어나, 오메가6 호르몬과 오메가3 호르몬의 비율이

4:1이 되면 체지방을 분해하는 호르몬의 기능이 붕괴하게 된다. 전체적으로 더 많이 벗어나는 일반적인 서양 식단은 오메가6와 오메가3의 관계가 약 20:1로 보여진다. 이렇게 비정상적인 비율에서, 세포벽은 대부분 짧고, 부서지기 쉬우며 유연하지 않은 지방산으로 구성될 것이다. 따라서 세포벽은 얇아지게 되어 말려 들어갈 것이다. 그러므로, 지방 동원에 필요한 대부분의 호르몬 수용체들 역시 마찬가지로 지방을 분해하는 환경과 상호작용할 수 없는 세포벽 안쪽에 내재되게 된다.

체지방을 제거하려면, 현명한 식단을 통해 적절한 양의 오메가3 지방산을 섭취해야 한다. 이러한 유형의 식단을 선택하고 잘 유지한다면, 지방 동원 과정을 만드는 데 필요한 호르몬들이 특별한 저항 없이 최적으로 세포 표면 위에 있는 수용체들과 연결될 수 있다.

오메가3 지방산의 근원

오메가3 지방산은 등 푸른 생선, 녹색 잎, 식물, 풀에서뿐만 아니라 그 식물을 먹는 동물의 고기에 함유되어 있다. 오메가3 지방산의 충분한 공급을 받으려면 녹색 잎이 많은 채소와 생선을 많이 먹는 것이다. 오메가6 및 다른 '나쁜' 지방산은 주로 곡물 기반 농산물에서 발견되는데, 풀잎과는 대조적으로 식물의 씨앗 머리와 이것들을 먹는 동물들에서 얻을 수 있다.

체지방을 감소하기 위해 쇠고기를 먹고 있는 사람들은 서양 사회에서 소에게 공급되는 것은 곡물이라는 사실을 알고 있어야 한다. 이러한 이유로 붉은 고기를 먹는다면 건강하고 풀이 많은 지역에서 자란 소고기를 먹을 것을 권장한다. 인간은 녹색 식물을 소화시킬 수 있지만, 식물의 씨앗을 소화시킬 수 없다. 씨앗 머리에는 동물이 소화할 수 없는 단백질이 들어 있어, 동물들을 아프게 만들 것이다. 식물의 씨앗에서 파생되는 음식을 먹을 생각이라면, 그것들을 소화하기 위해 밀가루(또는 밀가루 일종)로 분쇄해야 하는 이유가 여기에 있다. 그럼에도 불구하고 아직도 염증을 일으키는 요소들이 남아 있다.

반대로 오메가3 지방산은 광범위한 항염증 효과를 갖는 3계열 프로스타글란딘 Prostaglandins의 전구체이다. 한편 오메가6 지방산은 6계열 프로스타글란딘의 전구물질로서 염증을 유발한다. 오메가6 지방산의 과다 섭취로 인해 세포벽은 부정적인 영향을 받게 되며, 신체 염증조절에 어려움을 갖게 된다. 일반적으로 이런 불균형을 가진 사람들한테서 과민성 장증후군 또는 글루텐Gluten 과민성을 보이곤 한다. 심지어 곡물에 치중된 식이를 섭취하는 가축 역시 일반적으로 위장 계통의 장애를 보인다. 덧붙이면 잔디를 먹인 쇠고기와 달리 곡물을 먹인 쇠고기에서 대장균 오염에 대한 문제들이 제기되었다. 오메가3 지방산은 몸의 호르몬 수용체를 모두 자신의 환경과 가장 잘 상호작용할 수 있도록 세포벽을 적절하게 유지하는 역할을 한다.

수화작용은 필수다

적절한 수분 공급을 하면 운동 자극에 대한 신체 반응을 향상시키는 중요한 역할을 하며, 지방을 줄이는 과정에도 역시 같은 역할을 한다. 이 시점에서 칼로리가 정확히 무엇인지 알아내는 것은 중요하다. 칼로리는 1리터의 물을 1도 올리는 데 필요한 열측정 단위이다. 따라서 하루에 3리터의 차가운 물을 마시게 되면, 37도까지(일반적인 체온) 올리는 데 필요한 열의 양은 1리터당 37칼로리이며, 하루에 3에서 111의 추가 칼로리를 소모하게 된다. 이러한 열효율은 한 주, 달, 해가 지날수록 더 많은 칼로리를 태울 것이다. 차가운 물을 섭취함으로써 몸 중심부의 온도가 낮아지고 다시 몸에 열을 내기 위해 칼로리를 필요로 하게 된다. 앞선 두 가지 상호 연관성으로 소모된 칼로리는 더 높아질 것이다. 일부 연구자들은 하루에 2리터의 차가운 물을 마심으로써 123칼로리만큼을 소모할 것이라고 제시하였다.[3]

충분한 수분 공급의 추가적인 이점은 순환하는 혈액량이 증가된다는 것이다. 지방감소를 촉진시키는 호르몬을 가져오는 내부 환경이 만들어지면, 이 호르몬들은 순환하면서 지방세포를 포함한 다양한 세포들과 상호작용한다. 탈수는 순환하는 혈액량을 감소시켜, 이와 같은 과정을 심하게 악화시킨다. 혈액량이 완전히 증가하고, 적당히 순환하면, 지방을 줄이는 과정을 돕는 모든 호르몬과 처리된 에너지(케톤체나 지방산의 형태, 그리고 글리코겐에서 분해된 포도당)가 순환하기 더 쉽다.

충분한 수분 섭취는 간에 부담을 덜어준다. 지방을 동원하는 데서 발생하는 많은 대사산물은 신체 내에서 제거되어야 한다. 만약 적절한 수분 공급이 이루어진다면 대사 잔여 물질은 신장을 통해 우선적으로 제거되는 반면, 탈수 상태에 있는 경우 간은 대사 잔여 물질을 담즙을 통해 대변으로 이동시킨다. 체지방을 제거할 때, 간은 동원된 지방이 처리되는 주요 장소이다. 간이 지나치게 일을 하고 있다면 체지방을 처리하는 능력이 떨어진다. 에너지로 지방을 사용하기 위해 간에서 체지방대사를 진행하기 위해 수분 공급을 잘 유지해야 한다.

적절한 수분 공급으로 인한 또 다른 이점은 개선된 호르몬의 효율성이다. 적절한 수분 공급은 모든 호르몬 수용체가 호르몬과 최적의 상호작용을 할 수 있는 환경에 노출되도록 늘어날 수 있게, 세포 내부를 가능한 가득 차도록 한다. 만약 탈수 현상이 발생한다면, 호르몬은 쉽게 순환하지 못하고, 수용체에 잘 노출되지 않는다.

적절한 수분 공급의 마지막 이점은 생물학적 안정성을 꼽을 수 있다. 동물의 왕국이나 내셔널 지오그래픽 채널을 보면 아프리카 평원의 건기에 대한 것을 볼 것이다. 만약 관심을 기울여 시청한다면, 이 중요한 생물학적 사실을 이해할 것이다. 가뭄은 항상 배고픔에 앞서 온다. 충분한 수분을 유지하는 것은 배가 고플 위협이 없다고 인체에 생물학적 메시지를 보내게 된다. 이 관계는 칼로리 섭취를 제한하기 시작했을 때 더 중요하게 작용한다. 신체가 탈수현상과 함께 섭취 칼로리의 부족을 견디는 경우 가뭄이 배고프게 만든다고 긴급하게 생물학적 메시지를 전달하게 된다. 이러한 전달은 신체가 신진대사를 늦추도록 자극하게 될 것이다.

이제 칼로리의 제한은 있지만, 충분한 수분 섭취를 할 경우 어떻게 되는지 알아보자. 수분이 충분히 공급된 상태에서는 위험 메시지를 보내는 것을 둔하게 하고, 체지방 동원을 느리게 할 수 있는 대사적 위험 요소를 최소화한다. 과거 우리의 진화 과정은 생리학적 반응을 이렇게 프로그래밍했다. 사람들이 탈수되면, 몸은 반사적으로 신진대사를 늦추고, 굶주림이 곧 있을 것이라는 두려움에서, 그들은 먹을 수 있는 한 최대한 음식을 많이 먹게 되었다. 충분한 수분 섭취가 유지된다면, 생리학적으로 모든 것이 잘 되고, 신진대사가 늦춰질 필요가 없으며, 식욕을 올릴 필요가 없다고 말할 수 있다.

고강도 운동의 역할

우리가 주장하는 훈련의 유형은 주로 체지방 감소를 위한 운동이다.[4] 이미 항정상태의 운동이 대부분의 사람들이 믿는 것처럼 많은 칼로리를 소비하지 않음을 지적했다. 더 중요한 것은, 고강도 운동은 체내에서 인슐린 수준을 조절하는 것을 도와줌으로써 지방을 감량하는 데 매우 중요하다는 점이다. 고강도 운동은 2장에서 논의한 바와 같이 증폭연쇄반응을 통해 아드레날린을 활성화시켜 근육 세포들의 글리코겐 분해 과정을 시작한다(에피네프린 한 분자는 글리코겐에서 수십만 개의 포도당을 분해한다).

엄청난 양의 포도당이 근육에서 나올 뿐 아니라, 근육의 인슐린 수용체들 역시 포도당을 근육으로 들어가게 하고 시간이 지남에 따라 인슐린 수치를 떨어뜨리기 위해 더욱 민감해지며 이는 지방 감소를 위한 합리적인 과정이 된다.

게다가 고강도 운동은 상당한 양의 칼로리를 운동 중에 사용하며, 운동 후에도 지속적으로 대사율을 높여 칼로리 소모를 늘린다. 더 큰 장점은, 고강도 운동에 대한 신체 반응은 대사 활성화 조직인 근육을 활성화하는 것이다. 근육이 커질수록 포도당이 들어갈 공간이 많아지고 인슐린 민감도가 높아진다. 이 모든 과정은 지방 감소에 고무적인 영향을 미친다. 이 일련의 과정은 왜 대부분의 남성이 여성들보다 체지방을 더 쉽

중요한 지방 감소 연구

우리는 노틸러스 노스(Nautilus North)에서 36명의 환자들에게 식이요법과 고강도 훈련을 병행하는 10주간 프로그램을 통해 지질감소 연구를 실시하였다. 이 연구는 낮은 유지관리 수준으로 시작하여, 피험자들의 칼로리 섭취를 매 2주마다 100칼로리를 줄이도록 요구하였다. 피험자들은 1년 이상 트레이닝을 받은 20~65세의 고객들이었다. Bod Pod 측정 장비를 이용하여 그들의 신체 조성을 매 2주마다 측정하였다. 피험자들은 6세트 운동으로 시작하여 일주일에 한 번 훈련했으며, 2주 후 6에서 4세트로 줄이고, 어떻게 진척되는지 체크하였다.

연구의 첫 4주 동안, 측정 장비로 두 번을 측정하였는데, 지방이 감소했다는 걸 알 수 있었다. 그러나 근육도 잃었다. 그래서 피험자의 운동 세트를 3세트로 줄이자 더 이상 근육량을 잃지 않고 지방을 감소시키는 것을 알 수 있었다. 8주에서 10주 사이에 가설을 테스트하기 위해, 그룹을 반으로 줄여, 한 그룹(18명)은 일주일에 한 번 3대 운동을 하는 것을 유지하였고, 다른 한 그룹(18명)은 일주일에 한 번 두 세트만 시행하였다. 연구가 끝나고 데이터를 검토했을 때, 일주일에 한 번 3세트로 훈련한 그룹과 비교해 일주일에 한 번 2세트로 운동량을 감소시킨 그룹에서 평균 두 배의 근육량 증가와, 두 배의 지방이 감소된 것을 보고 놀랐다. 피험자들이 전체 프로그램에서 최소한의 칼로리 섭취를 한 상태에서, 일주일에 한 번씩 2세트로 구성된 운동이 3세트, 4세트 그리고 6세트 운동보다 능률이 좋았다.

이러한 경험에서 배운 것은 신체는 삶에서 일어나고 있는 모든 것에 적응하고 있다는 것이다. 사람들은 시간당 일정량의 적응 에너지를 가지고 있고, 적응 에너지 중 일부는 지방 감소에서 사용되고 있다. 저장된 지방을 동원하고 대사하는 데 상당한 대사적 비용이 발생하며, 잠재적 기아 상태에 적응하기 위해 필요한 영양소를 나누어 둔다. 따라서 이것은 근력훈련을 하고 근육을 얻는 측면에서 설명되어져야 했던, 피험자의 적응 에너지 중 일부를 분명히 소비했으며, 이에 따라서 아마 조금씩 감소한 것으로 보인다.

이것이 많은 사람들이 잘못 생각하고 있는 부분이다. 운동이 칼로리와 지방을 태우는 것이라 생각하고, 그래서 체중감량을 시도할 때, 식단조절을 하는 동시에 활동 수준을 높이기 시작한다. 적응 능력을 위해 너무 많은 스트레스 요인을 생성하고, 과도하게 스트레스를 받게 된다. 결과적으로, 신진대사가 느려지고, 코티졸 수치가 급상승하여, 궁극적으로 신체가 저장된 체지방을 사용하는 것을 힘들게 만든다.

— 존 리틀

게 감량할 수 있는지 그 이유를 설명한다. 남성은 일반적으로 근육량이 더 많아 평균적으로 글리코겐 형태로 더 많은 포도당을 저장할 기회가 주어지며, 남성은 노화 과정에서 더 늦게 인슐린 감수성을 잃는 경향이 있다. 그러나 근육량이 증가하게 된다면 남성이든 여성이든 지방을 감량할 때 좋다. 또한 고강도 운동은 호르몬 민감성 지질가수분해효소에 대한 작용을 통해 지방세포에서 지방산을 동원하기 위한 증폭연쇄반응을 만들어낸다. 아드레날린, 에피네프린, 노르에피네프린과 같은 호르몬의 분비를 유발하여 호르몬에 민감한 지질가수분해효소를 작용시켜 지방세포에서 다량의 지방산을 이용하게 한다.

후생유전학과 일관성의 중요성

오랫동안 유전이 체지방의 '세트포인트'를 지시한다고 주장되어 왔다. 이 이론에 따르면, 몇몇 사람은 다른 이들보다 더 쉽게 체지방을 저장하기 쉽게 진화했다. 이 주장은 '절약 유전자 가설'을 만들었다. 유전자(DNA염기쌍의 정확한 배치)는 본질적으로 사람의 체형부터 생각까지 모든 것을 결정한다고 생각해왔다. 현재 후생유전학 분야에서는 환경(특히 식이요인)이 어떻게 유전자형을 나타내는지 결정한다는 것을 보여준다. 환경이나 식이요법과 같이, 사람이 직접 통제할 수 있는 요소는 실제로 유전자형을 변경하지 않고도 DNA를 변경할 수 있는 힘이 있는 것으로 보인다.[5] 사람의 유전자형은 다양한 트랙 스위치를 조절해 각기 다른 결과를 산출하는 철로와 비슷하다.

또한 모든 신체조직은 모든 유기물질을 위해 협력하고 있다고 생각된다. 다시 한 번 말하면, 후생유전학에서는 신체조직들은 다른 조직과 더 많은 특정 조직 유형을 생산하기 위해 자원 경쟁을 한다. 따라서 좋지 않은 식이 섭취가 지방의 축적이라는 결과를 불러온다면, 유전적 스위치를 작동함으로써 지방세포가 신체 자원에 대해 더욱 효율적으로 작용하는 과정을 마련할 것이다. 이 유전자 스위치는 이런 경쟁에서 우위를 보장하게 행동을 변화함으로써, 많은 비만인이 체지방을 감량하는 행동으로 변경하는 것을 매우 어렵게 만든다.

부정적인 의미에도 불구하고, 유전적 노예가 아님을 인지하고 격려해야 한다. 건강한 식이습관과 운동습관을 지속적으로 적용함으로써 유전자 형태를 유리하게 바꿀 수 있다. 일단 지방조직보다 제지방 조직에 대해 호의적으로 바꾼다면, 자연스럽게 제지방 형태로 경쟁적 구조를 바꿀 것이다. 가장 놀라운 점은, 이런 후생적 변화들은 유전형태의 실제 변화처럼 자손에게 전가될 수 있다는 것이다. 불행하게도, 반대의 경우도 마찬가지이다. 옛말에 "유전자는 총이지만 환경은 방아쇠를 당긴다"라는 말이 여기서 파생되었다.

생활의 한 단면

만약 인체를 마르게 호르몬 밸런스를 유지하는 행동을 하게 된다면, 체지방보다는 인체 조직을 만드는 쪽으로 영양소를 사용할 것이다. 그 반대로 쉽게 소화되고 인슐린 수준을 높게 유지하면, 체지방과 글리코겐 저장량을 급격히 늘리는 많은 양의 정제된 음식을 먹은 경우, 근육세포에서 인슐린 감수성을 잃게 될 것이다. 동시에 지방세포의 인슐린 감수성은 유지하게 되어, 결국 영양소는 체지방으로 저장되는 결과를 가져오게 된다. 이것은 인체를 '내부 기아'로 알려진 상태로 만든다. 병적으로 비만인 사람들은, 섭취한 칼로리가 대부분 체지방으로 전환되게 된다.

나는 의사로 일하면서 이런 것을 자주 본다. 내가 이 환자들에게 포괄적인 대사 검사(혈액 검사)를 하게 되면, 포도당 수치는 상승하고, 단백질과 알부민 수치는 감소된 것을 확인할 수 있다(간에서 생산되는 단백질인 알부민은 제지방 조직의 생성과 일반적인 대사 건강의 지표이다). 병적 비만에 직면한 이런 사람들은 문자 그대로 '죽음에 이르는 굶주림'이었다. 왜냐하면 섭취한 영양소로부터 아무런 가치를 얻지 못했기 때문이다. 환자들의 CT를 통해 알게 된 사실은 비만인 사람들은 지방은 꿀을 발라놓은 햄처럼 두껍고 근육은 종잇장처럼 매우 얇게 위축되어 있다는 것이다. 이 사람들은 하루에 수천 칼로리를 섭취하고 병적으로 비만이지만, 섭취된 것이 전혀 제지방으로 되지 않고, 결국 점점 더 악화된다.

환자의 프로필에서 팁을 가져오는데, 식이요법을 긍정적인 방향으로 이동시키는 후생유전학은 장기적으로 영향을 미쳐, 인체를 위한 새로운 대사를 개척해 체지방이 아닌 제지방 섬유로 쌓이게 할 것이다.

— 더그 맥거프

협력 작용

결과적으로 훈련자는 빠르게 체지방을 제거하기 위해 복합적으로 몇 가지를 할 수 있다.

첫째, 자연적이고 가공되지 않은 식품을 섭취하자. 이런 식품은 일반적으로 무게 단위당 당 칼로리 밀도가 낮다. 연구에 따르면 인간은 매일 체중에 근거해 특정 양의 음식을 섭취한다. 한 연구에서, 피험자들에게 채소 및 파스타 샐러드를 자유롭게 먹을 수 있게 했다. 한번은 80%의 파스타와 20%의 채소, 한번은 반대로 80%의 채소와 20%의 파스타를 섭취하였다. 두 경우 모두 피험자는 파스타의 비중이 높은 샐러드 섭취가 낮은 샐러드 섭취와 비교했을 때, 칼로리 양의 두 배가 들어 있음에도 불구하고 샐러드의 무게를 거의 똑같이 섭취했다.[6] 게다가 가공되지 않은 식품은 가공 식품보다 더 높은 칼로리의 소화열량을 필요로 한다. 비가공 식품은 가공 식품의 동일 무게 단위에서 더 낮은 칼로리를 섭취하는 것뿐 아니라, 소화를 위해 더 많은 칼로리를 태울 수 있다.

둘째, 시원함을 유지해라. 당신의 온도를 낮추고 시원하게 입어라. 이는 호흡과 피부를 통해서 열 발산을 쉽게 할 수 있도록 도와준다. 추운 상태에서 몸을 따듯하게 하려면 열이 필요하고 이는 즉 칼로리가 필요하다는 것과 일치한다. 또한 심부 온도를 유지하기 위해서는 심지어 더 많은 칼로리가 소모되기 때문이다.

셋째, 숙면을 취하고 시원하게 자라. 최소한 8~9시간의 수면을 취하면 좋다. 그렇지 않으면 위해가 되는 요소에 대한 경고를 신체에 전달하지 못한다(늦은 시간에 깨어 있는 것은 음식을 찾게 만든다). 특히 자정 전에 수면을 취하는 것은 성장호르몬과 남성호르몬 분비를 자극하고 세포 치유를 도와주며 이러한 모든 활동은 지방 감소에 효과가 있다. 21도의 온도 상태에서 수면을 취하는 것은 깊은 숙면을 유도함과 동시에 빠른 칼로리 연소에 도움이 된다.

넷째, 최대한 스트레스를 피하라. 스트레스 관리 능력을 키워서 스트레스가 발생할 때 잘 처리할 수 있을 것이다. 스트레스는 생물학적 용어로 해석될 수 있다. 다중 업무와 대수롭지 않은 일들은 아프리카 광야의 메마른 땅과 유사한 생리적인 상태이다. 만약 신체가 곧 다가올 공격이나 혹은 굶주림을 두려워한다면, 신진대사는 느려지고 체지방을 보존하려고 할 것이다. 이는 제 시간에 퇴근하여 축구 연습 중인 아이를 데리러 가야 한다는 걱정과 관련한 스트레스를 받을 때에도 마찬가지이다. 신체가 쉽게 지방을 내줄 수 있도록 현재 상태가 좋다는 메시지를 받아야 한다. 특히 작은 일과 관련한 스트레스는 반대의 메시지를 보내고 이는 신체가 지방을 더욱 보존하도록 돕는다.

다섯째, 고강도 운동을 실행해라. 고강도 훈련은 근성장을 유도하고 심지어 칼로리 감소 다이어트를 진행 중일지라도 도움이 된다.[7] 아마도 칼로리 섭취를 줄이는 동안 운동양을 줄이는 것이 더 좋은 결과를 가져온다는 것을 알 수 있을 것이다. 레그 프레스와 시티드 로우 그리고 체스트 프레스로 구성되어 있는 3대 운동 혹은 한 번씩 교차로 상체운동과 레그 프레스를 번갈아 하는 2대 운동(레그 프레스와 체스트 프레스를 하나의 운동으로 레그 프레스와 시티드 로우를 다음 운동으로) 역시 도움이 될 것이다. 근육량이 증가할수록(혹은 칼로리가 제한된 식단 중에는 유지) 신진대사 속도가 빨라지며 모든 체중 감소는 지방 감소로만 일어날 가능성이 높아진다(근손실과 지방 감소의 복합적인 요소보다는).

마지막으로 사람들은 기아와 기근 문제를 해결하는 데 도움을 준 두뇌처럼, 현대의 비만 문제를 해결하기 위해 더 큰 두뇌에 의존해야 할 것이다. 이는 몇 유능한 과학자들이 여러 큰 문제들을 위한 해결책을 제시해준다는 것을 의미하진 않는다. 각 개인은 문제를 이해하고 해결책을 제시하기 위해 훈련이 필요하다. 끊임없는 음식의 풍요와 편안함을 창조하는 현 시대에, 개인은 지속적으로 섭취하는 음식의 질과 양 그리고 신체활동의 질과 수준에 대해 경계하여야 한다.

체지방을 감소시키기 위해선 칼로리 감소가 필요한데 이는 여분의 칼로리를 피하는 것이다. 심지어는 하루에 150칼로리를 줄이는 것이 오랜 시간 동안 지속된다면 의미 있는 체지방 감소를 기대할 수 있다. 실용적인 면에서, 매일 한 시간씩 트레드밀에서 달리는 노력보다 훨씬 더 쉽게 접근할 수 있다는 것이다.

하루에 500칼로리 소모라는 더욱 많은 감소도 쉽게 성취할 수 있다. 처음은 칼로리 계산을 시작으로 몇 주 이내에는 당신이 섭취하는 식사량을 조절하는 방법을 배울 수 있을 것이다. 그리고 만약 신체에 근육이 조금씩 붙는다면 6주에서 12주 내에 놀라운 신체 변화를 체험할 수 있다.

참고문헌

1. E. J. Fine and R. D. Feinman, "Thermodynamics of Weight Loss Diets," *Nutrition and Metabolism* 1 (2004): 15, nutritionandmetabolism.com/content/1/1/15.
2. J. S. Volek and R. D. Feinman, "Carbohydrate Restriction Improves the Features of Metabolic Syndrome: Metabolic Syndrome May Be Defined by the Response to Carbohydrate Restriction," *Nutrition and Metabolism* 2 (2005): 31, nutritionandmetabolism.com/content/2/1/31; J. S. Volek, et al., "Comparison of Energy-Restricted Very-Low Carbohydrate and Low-Fat Diets on Weight Loss and Body Composition in Overweight Men and Women," *Nutrition and Metabolism* 1 (2004): 13, nutritionandmetabolism.com/content/1/1/13; S. J. Peters and P. J. LeBlanc, "Metabolic Aspects of Low Carbohydrate Diets and Exercise," *Nutrition and Metabolism* 1 (2004): 7, nutritionandmetabolism.com/content/1/1/7; Stephen D. Phinney, "Ketogenic Diets and Physical Performance," *Nutrition and Metabolism* 1 (2004): 2, nutritionandmetabolism.com/content/1/1/2.
3. Ellington Darden, *Living Longer Stronger* (New York: Berkeley Publishing Group, 1995), 112. This calculation is based on the amount of heat energy required to warm ingested chilled water to body-temperature urine, minus a small fudge factor for passive warming.
4. D. L. Ballor, V. L. Katch, M. D. Becque, and C. R. Marks, "Resistance Weight Training During Caloric Restriction Enhances Lean Body Weight Maintenance," *American Journal of Clinical Nutrition* 47 (1988): 19–25.
5. Ethan Waters, "DNA Is Not Destiny," *Discover* 27, no. 11 (November 2006).
6. T. V. Kral and B. J. Rolls, "Energy Density and Portion Size: Their Independent and Combined Effects on Energy Intake," *Physiology and Behavior* 82, no. 1 (August 2004): 131–38.
7. "Muscle Hypertrophy with Large-Scale Weight Loss and Resistance Training," *American Journal of Clinical Nutrition* 58 (1993): 561–65.

CHAPTER 10

운동선수를 위한 이상적인 트레이닝 프로그램

만약 운동경기에 출전하려고 한다면, 몸의 기능과 컨디션을 최상의 상태로 올리고 유지하는 것이 무엇보다 중요하다. 왜냐하면 근육은 운동 중에 일어나는 대부분의 충격을 흡수하고, 부상을 방지하는 역할을 한다. 스포츠에서 부상이 일어나는 많은 원인들 중 하나는 충격에 의한 외상성 상해이다. 약 $2\frac{3}{4}$피트 높이에서 점프를 하면 발목에 몸무게의 20배에 달하는 충격이 가해진다.[1] 그러나 이러한 충격을 지속적으로 주는 것이 신체에 나쁘다고만은 할 수 없다.

체력 훈련 대 기술적인 훈련

운동경기를 하는 데 있어서 가장 먼저 고려되어지는 요소들 중에 하나는 체력 훈련과 기술적인 훈련 사이의 큰 차이이다. 각각의 운동 종목들은 기술적 난이도가 상대적으로 다르다. 그러나 모든 기술들은 상대적으로 어렵거나 또는 그러한 기술의 행위 자체가 애초에 스포츠로서 분류되는 것도 아니다. 2006년 10월 매거진 《포춘Fortune》에 게재된 'Secrets of Greatness'이라는 기사는 각 분야에서 위대한 사람들은 어떻게 그렇

게 될 수 있었는지에 대해 이야기한다. 기사에 따르면,

> 위대함은 누구에게나 주어지지는 않는다. 이것은 많은 노력을 필요로 한다. 그러나 그것만으로는 충분하지 않다. 많은 사람들은 수십 년 동안 열심히 하지만 위대함이라는 것에 다가가지조차 못하고 또는 심지어 현저하게 나아지지도 않았다. 그들은 무엇을 놓치고 있는 것일까? 각 분야에서 최고라고 하는 사람들은 대부분의 시간을 진지하고 신중하게 반복 연습하는 것에 쏟는다. 이러한 행위는 성과를 향상시키기 위한 목적으로, 본인의 현재 수준을 뛰어넘는 목표를 향해 노력하고, 결과에 대한 피드백을 스스로 제공하며, 수많은 반복연습을 포함한다. 예를 들어 단순하게 한 바구니의 공을 치는 것은 신중한 연습이 아니다. 대부분의 골프선수들의 실력이 더 나아지지 못하는 것이 그런 이유이다. 8번 아이언으로 300번 쳤을 때 80% 확률로 핀에서 약 6미터 내로 들어오도록 연습하는 것, 그리고 지속적으로 결과를 관찰하고 적절하게 조정하는 과정을 매일 수많은 시간 노력하는 것, 그것이 신중한 연습이자 노력이다. 이러한 방식의 연습을 일관적으로 매일 하는 것이 실력 향상을 가져오는 매우 결정적이고 중요한 요소이다. 플로리다 주립대학교 교수 에릭슨Ericsson은 "다양한 영역의 최상위 계층 사람들은 주말을 포함해 매일 평균적으로 같은 양의 시간을 연습하는 데 투자하는 것으로 밝혀졌다"라고 말한다. 많은 증거들이 주목할 만한 영역의 범위 내에서 보여진다. 에릭슨과 동료들이 연구한 20세의 바이올린 연주자들을 예로 들면, 가장 최상위의 그룹은 살아오면서 평균적으로 10,000시간 이상을 연습했고, 그다음의 상위 그룹은 7,500시간 이상, 그다음 그룹은 5,000시간 이상을 연습했다.[2] 이런 결과는 외과 수술, 보험 판매, 심지어 모든 스포츠 종목에서도 똑같이 적용된다. 수많은 시간과 노력이 곧 위대한 성과인 것이다.

이런 이슈는 사업가와 운동선수처럼 각계각층의 뛰어난 사람들의 프로필을 참고하며 이야기한다. 그들 모두는 어떤 특별한 성과에 대해 똑같은 말을 되풀이한다. 인디아나 폴리스 콜트Indianapolis Colts의 플레이스키커Placekicker(땅에 볼을 놓고 차는 선수)이자 다수의 챔피언십 팀 포스트시즌 선수인 아담 비나티에리Adam Vinatieri의 이야기 한 구절을 발췌하여 소개한다.

> 그는 압박감을 지혜롭게 극복하고 '아이스맨(냉정을 잃지 않는 사람)'이라는 별명을 얻게 되었다. 여기 그가 경기 중에 부상당하기를 원하는 75,000명의 상대팀 팬들과 실수에 대해 언급하지 않는 팀의 코치들과 같은 압박감이 몰려오는 상황에서도 집중력을 유지할 수 있는 그의 팁을 소개한다.
>
> "자기 자신에게 스트레스를 주어라." 평온한 상태에 익숙하다 갑자기 긴장하게 되면 경기를 잘 해낼 수 없다. 그것은 연습 중이거나, 시즌이 끝나고 난 후, 또는 다른 누구도

거기에 없을 때 밀려오는 긴장감을 말한다. 그것이 언제인지는 중요하지 않다. 나도 물론 날이 좋지 않을 때 경기가 열리는 것을 원하지는 않는다. 연습을 할 때, 나는 항상 헬멧과 버클을 착용하고 또한 시끄러운 관중 소리를 틀어놓은 상태로 공을 찬다. 모든 사람들이 이런 식으로 연습하지 않지만 이런 환경적인 상황을 만드는 것은 내가 실제로 경기 중에 있는 것처럼 느끼게 해주는 나만의 연습 방법이다. 그리고 매 순간마다의 킥 연습은 실제 경기에서처럼 중요하다. 연습을 실전처럼 하고, 실제 경기와 연습 사이의 집중력과 중요성에는 차이가 없어야 한다.

비나티에리는 확실히 어떻게 기술적인 훈련을 하는지 잘 알고 있다. 그는 반바지와 티셔츠를 입고 그냥 밖으로 나가 필드에서 공을 차지 않는다. 그는 실제 경기에서 일어날 수 있는 상황적인 조건을 평소의 훈련에도 똑같이 만들어 그 상황을 이겨내고 적응하도록 노력한다.

구체적이고 명확한 연습이 완벽함을 만든다

'연습이 완벽함을 만든다'는 속담은 좋은 말이다. 하지만 '오직 완벽하게 연습을 했을 때'라는 조건이 붙어야 한다. 유전적으로 타고난 것 이외에, 과연 어떤 요인이 운동선수가 뛰어난 기량을 갖는 데 결정적인 역할을 할까? 그것은 바로 기술 훈련의 연습에

운동 기술과 바람 빠진 축구공

사우스 캐롤리나에 있는 한 대학교 축구 코치와 나는 축구공에 대해 의견 대립을 한 적이 있다. 그는 축구공 내부의 공기를 빼내어 힘없게 만드는 것이 축구 연습에 도움이 된다고 이야기했다. 그의 이론은 이러했다. 선수들이 공기가 빠져 힘없는 공으로 연습을 하면, 원하는 지점으로 공을 보내기 위해 킥을 잘 하려고 할 것이고, 실제 경기에 투입되어 공기가 꽉 찬 축구공으로 시합을 하면 공을 더 세게, 더 멀리 찰 수 있고, 더 잘 다룰 수 있다고 생각했다. 그는 이런 방식이 선수들에게 더 민감한 반응을 이끌어내고, 그런 차이점이 그들에게 좋은 이점이 될 것이라고 생각했다.

나는 그에게 축구공을 다루는 기술은 매우 구체적이고 명확하며, 축구는 그런 이유 때문에 표준화된 PSIs와 함께 규격화된 공을 사용한다고 지적했다. 실제 경기에서 활용 가능한 상태에 가깝게 기술 연습을 해야 한다. 축구는 공기가 빠져 힘 없는 공으로 하는 것이 아니다. 실제로 어떤 스포츠이든 대단한 선수들은 실제 경기에서 사용되는 운동 도구의 상태로 기술을 연습하는 데 수천 시간을 쏟는다. 그 도구의 무게, 모양, 느낌을 바꾸지 않고 말이다.

— 더그 맥거프

수천 시간의 노력을 쏟는 것이다. 운동학습 전문가들은 어떤 특정한 기술을 완벽하게 자기의 것으로 만드는 데 대략 1만 시간의 기술 훈련이 필요하다고 주장한다.[3] 또한 어떤 기술이 훈련되어야 한다는 건 단순하게 경기에서 수행하는 것과 비슷한 정도가 아니라 정확하고 완벽하게 수행할 수 있는 정도여야 한다고 말한다. 뛰어난 기술 향상을 가져오는 신경망 훈련은 매우 구체적이고 명확해야 하며 완벽하게 연습을 하는 것만이 그 기술을 완벽하게 자신의 것으로 만드는 방법이다. 만약 실제 경기에서 하는 것처럼 기술적 훈련을 하지 않는다면, 결코 그 기술을 완성하지 못하고 실제 경기에서 사용하지 못해 당황할 것이다.

대부분의 스포츠에서, 선수들은 일반적으로 연습과 경기에서 체력적으로 회복 자원을 소비하는 데 많은 시간을 보낸다. 그때 컨디셔닝 운동을 하면서 이러한 부담이 더해진 선수는 회복을 느리게 할 뿐만 아니라, 점차적으로 더 약해질 수가 있다.

신체적 컨디셔닝

신체적 컨디셔닝은 전체적인 신체적 근력과 신진대사를 향상시키는 데 목적이 있는 트레이닝의 한 종류이다. 이 훈련은 선수의 퍼포먼스를 향상시키는 데 유용하고, 어떤 스포츠에도 광범위하게 적용될 수 있도록 고안되었다.

향상된 신체적 컨디셔닝은 부정적 자극으로 인식되는 스트레스 요인을 신체에 적응시킴으로써 일어난다. 생물학적 유기체로서 볼 때, 신체는 그러한 부정적 자극에 신체적으로 향상되는 형태로서 적응 반응을 만들어낸다. 신체적 컨디셔닝은 적절하게 수행된다면 그렇게 많은 시간을 필요로 하지 않는다. 왜냐하면 훈련의 생산성을 높이기 위해, 운동자극은 고강도여야만 하고, 운동이 고강도로 수행되었을 때, 신체는 오랫동안 지속할 수 없기 때문에 시간이 오래 걸리지 않는 것이다. 고강도 훈련의 목적은 긍정적 적응 반응을 일으키는 적절한 양의 스트레스를 야기시키는 것이다. 하지만 지나치게 오래 하는 훈련은 신체의 회복과 적응력의 한계를 넘어서는 정도의 많은 스트레스를 생산해낼 것이고, 이러한 오버 트레이닝은 신체를 약화시킬 것이다.

이러한 원리에 따라서 이 책 전반에 소개된 프로그램들은 고강도이지만 훈련 시간은 짧은 편이다. 기술적 컨디셔닝 프로그램이라는 다른 중요한 부분에도 더 많은 시간을 더 투자할 때, 신체는 더 회복하게 되고, 더 강해지게 된다.

기술적 컨디셔닝

기술적 컨디셔닝은 스포츠에서 복합적 움직임을 수행하는 데 필요한 신경근육 조직으로 이루어져 있다. 예를 들어 농구공을 드리블하고, 덩크를 하고, 공이나 퍽을 다루면서 움직이는 스틱핸들링을 하고, 슈팅을 하고, 달리고, 스케이팅을 하고, 풋볼이나 야구공을 던지고, 패스를 하거나 받거나, 치거나 하는 것들을 말한다. 기술적 훈련은 신체적 훈련과 많은 점에서 다르다. 가장 큰 차이점은 신체적 컨디셔닝은 운동선수에게 광범위하게 적용되는 반면에, 기술적 컨디셔닝은 특정한 스포츠의 어떠한 측면의 수행을 위해 구체적이고 제한적으로 적용된다. 예를 들어 축구의 기술적 컨디셔닝은 오직 축구에 대한 기술만을 향상시켜줄 것이다. 축구와 관련 없는 기술을 연습하는 것은 축구 기술 향상에 도움이 되지 않을 것이다.

기술은 정말 구체적이고 명확하다. 실제 경기에서 필요한 바로 그 기술들을 연습해야 한다. 또 많은 코치들이 하듯이 기술 연습과 신체적 훈련 연습을 함께 결합하여 수행하지는 말아야 한다. 예를 들어 실제로 경기 중에 사용되는 하키 퍽보다 더 무거운 퍽으로 연습해서는 안 된다. 무거운 퍽으로 연습하다가 실제 경기용인 비교적 가벼운 퍽으로 슈팅하면 더 쉽게 슈팅이 되는 것처럼 느껴지더라도, 그것은 기술을 세밀하게 수행하는 데 어려움을 줄 것이다. 무거운 퍽을 슈팅할 때 퍽 변화의 최대 들어올림에 대한 레버리지 점과 운동단위의 숫자는 가벼운 퍽을 슈팅할 때와는 매우 다르다. 마찬가지로, 무거운 중량을 달고 스케이트를 타거나 달리기를 하지 말아야 한다. 그 추가된 중량은 스케이팅과 달리기와 관련된 특정한 신경 경로를 변화시킬 것이고, 그것은 신경계를 혼란스럽게 만들 것이다.

참여하고 있는 스포츠에 큰 목적성이 없는 신경근의 연결을 버리지는 마라. 어떤 하키 협회도 리그 경기에서 2파운드 퍽을 사용하지 않고, 어떤 야구 리그에서도 기존의 표준화된 배트보다 더 무거운 것을 사용하지 않으며, 어떤 스포츠도 선수들의 손목, 발목에 중량을 매달고 경기에 참여하라고 요구하지 않는다. 체육관에서 특정 근육 발달을 목적으로 하는 운동을 함으로써 신체적 훈련을 진행해라. 그리고 경기에서 실제로 하는 것처럼 똑같이 기술적 훈련을 진행해라. 다시 한 번 말하지만 오직 완벽한 연습만이 완벽함을 만든다.

신체적 훈련과 기술적 훈련을 하나로 합쳐 동시에 수행하는 것은 문제가 있다. 만약 고강도의 신체적 훈련을 하고 피곤한 상태에서, 기술 연습을 한다면 그것은 두 가지 범위의 기술을 향상시킨 것이다. 새로운 기술 세트와 피로한 기술 세트이다. 이러한 이중성은 신경계 혼란을 야기하고 그 기술들을 제대로 수행하지 못하게 만든다. 기술 훈련은 어느 정도 신체적 훈련의 이점을 갖고는 있지만, 그 이점은 올바른 컨디셔닝 훈련의 이점과 비교했을 때는 그다지 크지 않다. 그리고 신체적 훈련과 기술적 훈련을 조합할 때 나타나는 피로는 기술의 정확한 수행능력을 떨어뜨릴 것이다.

간단한 예를 하나 들면, 프로 운동선수들은 수많은 시간을 기술 훈련에 쏟고, 그런 과정 내에서 신체는 피로를 회복하기 위해 힘쓴다. 최대한 실제 경기와 비슷하게 제대로 기술 훈련이 수행된다면, 그 기술을 향상시킬 수는 있지만, 그것은 신체적 훈련과 비교했을 때 자극에서 지나치게 저강도이다. 그렇게 때문에, 올바른 신체적 훈련을 위해 별도의 훈련 카테고리가 필요하다. 경기 중에 선수를 부상으로부터 보호하고 신진대사를 조절하기 위해 근육과 관절 기능을 강화할 수 있는 운동 종류로 구성되는 것이 이상적이다.

신체적 컨디셔닝 훈련에 선호되는 방식의 고강도 훈련

신체적 컨디셔닝을 강화하기 위해서, 선수들은 고강도 훈련을 우선시해야 한다. 대체로 고강도 훈련은 실제 경기에 가장 효과적으로 도움이 되는 전반적인 신체적 컨디셔닝을 향상시킨다. 선수들은 자신들의 경기에 필요한 기술들을 연습할 시간을 필요로 하고, 신체적으로 고된 훈련을 하는 중 또는 그 후에 기술 훈련을 수행하는 것만이 기술의 습득과 신체적 컨디셔닝 프로그램 두 가지 모두를 만족시키고, 실질적으로 가장 효율적인 방법으로 전반적인 신체적 향상을 가져올 것이다.

철저한 안정성 확보를 위해, 훈련 수행 시 반드시 근육과 관절의 상태를 점검해야 한다. 해당 훈련은 근육에 큰 피로감을 줘야 정상이다. 다시 말해, 선수들은 가능한 많은 근섬유들을 자극하고, 회복하는 기회를 갖기 위해 반드시 근육의 실패지점까지 훈련해야 한다.

1. 그 결과 선수는 그 훈련으로부터 최고의 성과를 얻을 것이다.
2. 그 결과 선수는 시간적으로 효율적인 신체적 컨디셔닝을 얻을 것이다. 따라서 필수적인 기술 연습에 더 많은 시간을 투자하고, 가능한 충분히 회복할 수 있는 시간을 갖도록 한다.

회복 그리고 경기 시즌

코치들은 특히 비시즌 동안 책임감 있게 준비하고 싶다면, 신체적 컨디셔닝과 기술적 컨디셔닝의 목적과 그 두 가지 컨디셔닝 사이의 차이에 대해 정확히 이해할 필요가 있다. 그다음에 시즌이 시작되면, 코치들은 그것들을 경쟁력 있고 효율적인 스케줄과 함께 지속적으로 적용시켜나가야 한다. 많은 코치들은 선수들에게 "이제 시즌이 시작됐다. 지금은 정말 진지하게 임해야 할 시기이다. 그러므로 월요일, 수요일, 금요일에는 근력을 더 강화하기 위해 웨이트 트레이닝을 실시한다. 화요일, 수요일, 목요일에는 필드로 나와서 스피드와 민첩성 훈련을 실시한다. 화요일에는 풀패드 연습을 하고, 목요일에는 달리기를 실시한다"라고 말한다. 이러한 방식은 시즌기 선수 또는 팀의 발전을 위해서 좋은 훈련방식이 아니다.

훈련에 대한 올바른 접근은 작년 시즌의 방식, 이전의 우승팀의 방식, 관습, 일주의 7일 훈련에 의한 것이 아니다. 과학적인 방법을 아는 코치는 우선 시즌기 동안의 경기 수를 파악한다. 그다음에 스포츠 종류에 따라 다르겠지만, 코치는 지역 내 경기, 국가대항전, 또는 하키, 농구, 야구, 축구, 풋볼 등의 플레이오프 같은 가장 중요한 경기들을 구분해야 한다. 그러한 경기들의 스케줄에 기반을 둔 상태에서, 선수들의 훈련이 신체적 컨디셔닝 운동의 적절한 시기와 함께 계획되어야 한다. 그래야 결과적으로 선수들이 중요한 경기에 나설 때, 그들이 완전히 회복된 상태로 준비되어 경기에 참여할 수 있다.

특히 선수들이 스스로 훈련을 진행하는 스포츠나 선수들이 끊임없이 나아지기 위해 작은 시간도 활용하려고 찾는 팀 스포츠인 경우에, 선수들은 연습훈련 중간에 무언가를 하지 않으면 불안해한다. 아이러니한 점은 그것이 아무것도 하지 않거나 또는 회복 중인 기간이라는 점이다. 무언가는 훈련을 통한 자극으로부터 나오는 것이다. 개의치 않고, 선수들은 회복해야 하는 시점에 코치의 허락하에 스스로 컨디셔닝 훈련을 관리해야 한다. 그들은 본인들이 훈련을 쉬고 회복 중일 때, 다른 경쟁 선수들은 신체 훈련을 한다는 이유를 들며 자신들도 무언가를 해야 한다는 욕구를 합리화하고, 경쟁 우위에 없다고 생각한다. 우리는 이러한 현상을 록키 영화의 어떤 특징들에 비추어 '록키 발보아증후군Rocky Balboa syndrome'이라고 부른다. 록키는 그의 경쟁자가 어디선가 훈련을 하고 있을 생각에 불인김을 느낀다. 그리고 그는 매일 닭을 쫓기나, 눈을 맞으며 통나무를 던지거나, 나무를 자르거나, 소고기를 주먹으로 치거나 하는 등의 구식의 훈련을 하지 않으면, 그의 경쟁자는 그를 밟아 올라설 것이라고 생각한다.

이것은 어떻게 운동과 회복이 진행되는지에 기초한 물리적 진행 과정에 대한 심리적인 오해이다. 많은 선수들이 회복 중에 훈련의 욕구가 더 커진다. 이러한 경향은 코치만큼이나 선수들에게 운동의 자극 반응 관계에 대한 이해를 강조한다. 이러한 이론에 따르면, 선수들은 곧 다가올 스케줄을 미리 확인하고, 경기가 있는 날들을 구별하여

하키선수의 체성분에 있어 연습과 경기의 효과에 대한 비공식적인 연구

노틸러스 노스 스트렝스 앤 피트니스 센터Nautilus North Strength & Fitness Centre에서 하키선수들과 함께 진행한 비공식적인 연구 도중, 대규모의 체성분 테스트를 통해서 시즌기 중에 실시하는 추가적인 신체 훈련이 선수들에게 전혀 도움이 되지 않는다는 사실을 밝혀냈다. 우리는 주니어 하키 팀 선수 출신의 트레이너인 블레어 윌슨과 함께 이 현상을 발견했다. 윌슨은 훈련에 대한 선수의 반응에 영향을 미치는 회복과 강도의 중요성 그리고 그러한 변수들에 대해서 잘 알고 있었다.

이번 여름, 그는 또한 기량이 뛰어난 수상스키선수였던 때부터, 수상스키 쇼나 경기에 일주일에 한 번 정도 참여했다. 그가 원판 무게를 최대로 올리면서 운동하는 경우는 거의 없었고, 중량 운동은 여름 시즌을 통틀어서 3번 정도밖에 하지 않았다. 중량 운동을 자주 하지 않는데도 불구하고, 그가 여름 이후 9월에 하키를 막 시작하려고 했을 때, 그의 근육량은 눈에 띄게 좋았다.

그는 나에게 다가와서 시즌 중에 얼마나 훈련을 해야 하는지 물었다. 하지만 나는 평소 코치들이 선수들에게 시켰던 훈련의 강도와 정도를 알지 못하기 때문에 대답하기 어렵다고 말했다. 그래서 우리는 체성분 검사로 체성분 변화를 정확히 측정할 기회를 갖게 되었고, 연습과 경기들이 하키선수들의 체성분에 끼치는 영향을 알려준다는 결론을 내렸다.

우리는 경기와 연습들이 체성분에 어떠한 영향을 끼치는지 보기 위해서 블레어가 시즌 내내 연습하기 전에 그의 체성분을 먼저 체크하도록 결정했다. 우리는 그가 훈련을 진행하는 시즌 동안에 확인할 수 있는 기회가 있기를 바랐다. 그래서 그가 근력 향상을 위한 훈련을 계속 하거나 또는 최소한 현재의 근력과 근육량을 유지하기를 희망했다. 블레어는 일지를 쓰는 것에 동의했고, 그것을 통해서 결과적으로 우리는 그가 훈련 전날 저녁에 무엇을 했는지, 그리고 매일 진행하는 성분 검사를 통해 그의 행동 습관들이 신체에 어떤 영향을 끼쳤는지 볼 수 있었다.

우리가 빠르게 결론 내린 것은 시즌 동안 그를 전혀 훈련시킬 수 없다는 사실이었다. 9월에 시즌기가 시작된 후부터 12월 중순까지, 그는 3kg 이상의 근육량을 손실했다. 그의 코치들은 그에게 일주일에 두세 번씩 훈련을 시켰고, 그는 매주 한 경기에서 두 경기까지 출전해야 했다. 그래서 근력과 근육량을 유지하기 위한 운동마저 그의 에너지 출력량을 급격히 증가시켰고, 그 결과 더 많은 근육손실을 야기시켰다. 만약 운동의 이화작용 영향이 적절한 휴식의 동화작용 기간으로 메워지지 않는다면, 건강을 해치기 시작할 것이다.

하키선수에게, 근육의 감소는 힘, 근력, 그리고 부상에 대항하는 능력의 감소를 뜻한다. 예를 들어 100% 회복되고 최대한으로 강한 사타구니 근육이 100파운드 무게의 힘이 가해졌을 때, 일반적으로 찢어진다면, 그 말은 선수가 99파운드의 무게의 힘까지는 안전하다는 뜻이다. 만약 그 똑같은 사타구니 근육이 더 작아지거나 더 약해지게 되면, 버틸 수 있는 무게의 숫자는 60파운드까지 떨어질 수 있고, 그가 부상을 당할 확률이 33.3% 더 높아지는 셈이다. 블레어와 우리 기관 그리고 트레이너로 근무하는 그의 아버지 데이비드는 다른 선수들에게도 성분 검사를 실시했는데 블레어의 결과와 정확히 일치하는 현상에 주목했다.

연습과 경기들이 신체를 약하게 만드는 데 영향을 끼치는 것은 명백한 사실이기 때문에, 코치들은 충분한 휴식 기간을 훈련 프로그램에 포함시킴으로써 제일 약한 팀을 얼음 위로 보내지 않아도 되고,

결과적으로 선수들이 그들이 최고로 강해지고 신체 약화로부터 안전하다 느낄 때 얼음을 챙길 것이다. 대부분의 코치들은 안타깝게도 "너희들은 지난 경기 후반부에 무기력하고 매우 느렸다. 너희들은 지금 확실히 좋은 컨디션이 아니다. 그렇기 때문에 내일 아침 모두 운동장으로 나온다!"라고 말한다. 만약 팀이 경기를 잘 하지 못했다면, 선수들이 최근 마지막 경기나 연습으로부터 완전히 회복이 안 됐을지도 모르는 사실을 코치는 거의 알 수가 없다. 오히려 정반대이다. 팀은 대체적으로 육체적인 행동을 하도록 요구되어지고, 그것은 제한된 회복 능력에 더 심각한 타격을 입히게 된다. 결국 선수들은 코치의 의해 운동장으로 불려나와 연습한 결과로 아프거나 부상을 당하게 된다.

선수들의 휴식을 꽤 필요로 하는 질병이나 경미한 부상과 같은 이 정도의 일은 그나마 운이 좋은 편이다. 만약 운이 안 좋으면, 그들은 선수생활을 마무리해야 할지도 모르는 큰 부상, 그러나 혹독한 신체적 컨디셔닝 훈련과 경기가 선수의 몸에 큰 타격을 준다는 사실과 회복 능력에 대해 잘 대비했다면 예방할 수 있었던 큰 부상으로 고통받을 것이다.

— 존 리틀

완전히 회복된 상태로 경기에 참여할 수 있게 휴식을 포함하여 적절한 전략을 세워야 한다. 이와 반대로 불안해하면서 경기 전 3~4일 동안 운동을 한다면, 선수들은 경기 직전까지 완전히 회복할 수가 없을 것이다.

다시 말해서 시즌 중에는 신체적 컨디셔닝 운동이 자주 필요하지 않다. 긍정적인 적응 반응을 자극하기 위해 실패지점까지 수행하는 고강도 운동은 실제 경기와 연습에서 사용해야 할 에너지를 아끼기 위해 미뤄두어야 할지도 모른다. 무엇보다도, 선수들은 그들 스스로를 더 약하게 만들거나 또는 선수 생활을 마무리해야 할 정도의 부상을 얻고 싶다면 아무것도 하지 않아도 된다.

현재 상황에서 연습을 계속해서 코치하는 동안은, 선수들이 비시즌 동안에 현명하게 훈련하는 것과 그들이 트레이닝 캠프, 테스트, 또는 시즌이 시작하기 전에 최상의 컨디션을 만드는 것은 의무이다. 비시즌기 동안, 선수들은 시즌기 때 근육층의 많은 부분들을 잃을 수 있다는 것을 인지하면서 근육층을 증가시키는 데 최선을 다해야 한다.

위와 비슷한 방식은 의학 요법에도 적용된다. 예를 들어 화학치료를 받는 환자는 사전에 근력과 군살 없는 세포조직을 증대시켜야 마땅하다. 왜냐하면 일단 화학 요법이 효과가 나타나기 시작하면, 신체는 근육을 소모하기 시작하기 때문이다. 근육이 태워지는 시점이 가능한 최대한 높은 단계에 시작하는 것이 가장 이상적이기 때문에 미리 준비하는 것이 좋다. 이런 똑같은 상황은 빡빡한 경기 스케줄을 소화해야 하는 스포츠에서도 적용된다.

경쟁은 훈련이다

경쟁은 신체를 녹초로 만들 정도의 힘든 과정을 동반한다. 왜냐하면 육체적인 관점으로 볼 때, 경쟁은 훈련이기 때문이다. 그러한 면에서, 경쟁이라는 행위는 더 구체적으로 선수들의 기술 습득을 위해 훈련을 시킬 것이고 또한 특정한 스포츠의 수행능력을 위해 높은 수준의 필수적인 신진대사 조절을 제공할 것이다.

모든 종류의 스포츠 선수들을 훈련시키는 데 있어서, 우리는 선수들이 스포츠 종목을 수행하는 동안 달성하는 신진대사 조절과 기술적 컨디셔닝이 둘 다 모두 정확하게 특정 목적에 맞춰 구체적이고 명확하다는 점에서 비슷하다는 것을 알았다.

대부분 어떤 특정 스포츠에 요구되어지는 신진대사 컨디셔닝은 해당 스포츠 자체의 수행과정(경기의 움직임을 따라하는 신체적 컨디셔닝이 아니라) 또는 실제 경기와 가능한 똑같이 하려는 기술 연습을 통해서 가장 잘 만들어질 수 있고, 경기 자체의 참여도가 운동 기술을 향상시키는 최고의 방법이다. 시즌기 동안에, 만약 한 선수가 근력훈련을 한다면, 신진대사 요인을 최대한으로 이용하기 위해서 운동 사이에 최소한의 휴식

특정한 대사 적응 현상

나는 타바타 방식을 활용하여 BMX(자전거 모터크로스) 선수들을 훈련시켜왔다. 이 전력질주 방식은 20초 동안 고강도 전력질주를 실시하고, 10초 동안 휴식하고, 다시 20초 동안 고강도 전력질주를 실시하고, 10초 동안 휴식하는 방식으로 반복 횟수는 총 5번에서 7번 정도로 진행된다. 이 훈련의 목적은 젖산을 축적하고, 유산소 운동 시스템을 사용하는 것이다. 이러한 경험으로부터, 나는 만약 자전거선수들이 실제 레이스 경기와 같은 시간만큼의 신진대사 훈련을 하지 않는다면, 그들은 경기를 잘 치르지 못할 것이라는 사실을 알게 되었다.

일반적인 BMX 경기는 약 35초 동안 이뤄지고, 거리가 긴 트랙 같은 경우는 약 40초 정도 걸린다. 내가 타바타 방식을 활용하면서 발견한 것은 객관적으로 측정했을 때 선수들의 신진대사 작용 컨디션이 좋다고 하더라도, 경주의 3분의 2 지점이 되면 선수들은 지쳐서 경기를 망칠 것이라는 사실이다. 왜냐하면 그 선수들은 내가 사용한 타바타 훈련 방식에 의해서 20초 동안 최대한의 힘을 쏟아내고, 그다음 휴식을 취하는 방식에 컨디션이 맞춰져 있었기 때문이다. 내가 40초 동안 전력질주를 하고, 20초 동안 휴식하며 회복하는 것으로 훈련방식을 바꾸고 난 뒤에는 모든 것이 완벽하게 되었다. 그래서 신진대사 컨디셔닝은 매우 특정한 목적에 적합하게 구체적이라는 점에서 기술적 컨디셔닝이다. 이것은 매우 특별하다.

— 더그 맥거프

만을 취해야 한다. 그럼에도 불구하고, 신진대사의 유용성 관점에서 우선적으로 수행되는 특정한 훈련은 아마 필요가 없을지도 모른다. 선수는 스포츠 경기에 참여하면서 어느 정도의 신진대사 훈련 효과를 갖게 될 것이다. 이런 종류의 컨디셔닝은 완벽하게 해당 스포츠에 특정하게 적용된다는 점에서 이상적이다. 하지만 선수 자신을 부상으로부터 보호하고 기능적인 강점을 향상시키는 강도 높은 훈련이 신체적 컨디셔닝의 중요함과 함께 여전히 필요하다. 이러한 훈련들은 신체 전반적인 근력 향상을 위해 3번에서 5번 정도의 기본적인 운동 동작의 수행을 통해서 선수를 더 강하게 만들려는 목적과 함께 근육과 관절 기능의 전개 과정을 추적하여 관찰하는 것이 필요하다.

스포츠의 특수성

신체적으로 스포츠에 관여하는 것은 신진대사 컨디셔닝의 시간단위를 잘 알려주는 것뿐만 아니라, 최고의 신경근 훈련을 제공하는 것이다. 예를 들어 하키에서 이 내용은 최저 수준부터 프로선수 수준까지 적용된다. 변화의 일반적인 시간은 40~60초 사이이다. 그 시간 동안에 한 선수가 얼음판으로 나가서 가능한 최대한 열심히 훈련하고 벤치로 돌아오면, 그다음 선수들이 나가 똑같이 반복한다. 막 훈련을 마친 선수들은 1분 30초에서 2분 정도 신진대사 회복을 위해 벤치에 앉아 휴식을 취해야 한다. 그래야만 다음 순서에 다시 얼음판에서 훈련을 이어갈 수 있기 때문이다. 선수들은 이 훈련 과정을 20분 단위로 3번 반복한다.

훈련을 통해서, 선수들이 특정한 스포츠에 대해 강화된 신진대사 컨디셔닝을 위해서 훈련을 열심히 하고, 코치들이 40초에서 1분 정도 되는 짧고 강력한 훈련을 선수들에게 지속적으로 지도한다면, 그들은 더 나은 컨디션의 하키선수가 될 것이다. 선수들의 신진대사 컨디셔닝의 특수성을 강화시키기 위해서, 코치들은 스톱워치를 손에 들고 경기를 보며 선수들이 경기 내에서 전력을 하고 쉬는 시간적인 패턴을 기록하며 잘 관찰해야 한다. 이 과정은 훈련 내에서 적용될 최대의 신진대사 시간 프레임을 결정하는 데 큰 도움이 된다. 경기 관찰을 통해 알게 된 정보들은 신진대사 컨디셔닝을 조정하기 위해 훈련에 적용되어지고, 그 결과 경기 중에 선수들의 활동과 휴식의 비율을 정확히 추적할 수 있다.

하키 코치들이 현재 훈련 중에 적용하는 대부분의 훈련 기술들은 게임과 같은 일반적인 상황에서 적용되기보다는, 선수들이 고립되고 제한된 상황에서 훈련하도록 만든다. 결과적으로, 선수들은 제한된 상황에서 기술들을 효과적으로 수행하는 능력을 발전시킬 수 있지만, 실제 경기 상황에서는 그 능력을 발휘하기 힘들다. 제한된 연습 훈련과는 또 다른 경기 내의 새로운 상황들이 나타나게 되면, 선수들은 훈련 내에 마련된 상황에서 보여주던 기술들을 경기 내에서 할 수 없게 된다. 훈련의 대부분에서 선수와 코칭스태프는 마치 훈련이 실제 경기인 것처럼 해야 한다.

예를 들어 제한된 상황에서 퍽을 패스하는 흔한 기술은 문제가 될 수 있다. 실제 경기 중에 얼음에서 스케이팅을 위아래로 거리를 재면서 다른 팀 동료에게 앞뒤로 패스하고 받아내는 기술은 제한된 훈련 상황과는 완전히 다른 것이다. 더하여, 제한된 상황에서의 퍽 패스 훈련은 얼음 위의 다른 선수들과 하키 경기의 박진감 넘치는 환경의 다양한 요소들을 제거한다. 다양한 환경에서의 훈련이 선수들이 언제, 어떻게 패스해야 하는지에 대한 반사적인 운동신경을 발전시키는 데 좋다. 이러한 교훈은 모든 스포츠, 특히 경기를 승리하기 위해 상대방의 움직임과 반응을 예상하는 능력이 중요한 팀 스포츠에 적용된다.

선수가 가능한 최상의 기술과 신진대사 능력을 갖추기 위해서 코치들은 단순한 훈련을 시키기보다 실제와 같은 연습경기를 진행하는 것이 더 좋다. 연습경기 중에 코치는 원한다면 언제나 휘슬을 불어서 경기를 멈추고, 누구를 특정 포지션에서 빼거나 실제 경기에서 일어날 수도 있는 문제점 또는 실점을 어떻게 고치고 줄일 것인지 결정할 수 있기 때문이다. 이제 훈련을 지도할 때 경기 환경에 적합하게 맞추어 진행하는 핵심을 알게 된 것이다.

이러한 내용의 측면은 특정한 스포츠를 위한 최고의 훈련은 특정한 스포츠 그 자체라는 특수성에 대해서 이야기한다. 그다음 최고의 훈련은 경기의 구체적이고 명확한 측면들에 집중하여 기술을 연습하는 것과 필수적인 근육군들의 작용과 더 나은 신경근 타이밍을 발전시키는 것이다. 이러한 훈련의 결과로서 어떤 신체적인 컨디셔닝이 일어나기는 하지만, 대부분의 발전과 향상은 기술 연습 내에서 얻어진다. 신체 자세, 사용 요소들, 움직임 시스템, 그리고 기술에 있어서 미세한 발전은 운동선수의 스피드를 향상시키는 것이다. 이것이 시작, 멈춤, 중심축으로 도는 것, 그리고 전력질주 하는 것들을 포함하는 엄격한 훈련들이 왜 기본 초석이 되는 기술들인지에 대한 이유이다.

전통적 방식의 코칭

스포츠에서 일어나는 부상들의 약 60%는 연습 중에 일어나고, 그로 인해 코치들은 비난을 받게 된다. 스트레칭은 생리학적 목적 없이 매우 중요한 관습처럼 행해져왔다. 운동선수들은 두 가지 중요한 이유 때문에 스트레칭을 해야 한다고 생각한다.

1. 운동을 시작하기 전에 먼저 근육을 예열시키는 것
2. 경기 중에 부상을 당할 확률을 감소시키는 것

근육과 결합 조직들이 경기 전에 예열되고 점성이 운동경기 전에 감소되어야 한다는 사실은 아무도 반대하지 않는다. 그러나 위의 두 역할을 모두 수행하지 못하는 스트레칭이 이 목적에 맞는 방법으로 대체되어 있다.

스트레칭

질병통제예방센터에서 발행된 한 보고서는 스트레칭과 트레이닝 부상을 방지하는 다른 방법들을 비교한 연구 조사 데이터베이스를 통해 찾은 결과를 보여준다. 보고서는 어떤 이점이 패턴화되어 나타날 수 있는지를 조사한 다섯 가지의 연구 데이터를 모았다. 해당 보고서는 스트레칭을 실시하는 사람들이 스트레칭을 하지 않는 사람들보다 근육이 접질리는 것과 같은 부상을 겪을 확률이 더 적거나 하지 않으며, 스트레칭은 부상을 예방하는 데 아무런 도움이 되지 않는다고 결론 내렸다.[4] 심지어 스트레칭에 대해 신랄한 비판을 하는 호놀룰루 마라톤 선수들의 연구도 존재한다. 그 연구는 운동 전에 실시하는 스트레칭은 부상을 예방하기보다는 부상을 더 일으킬 가능성이 많다고 밝혔다.[5]

스트레칭에 대해 수백 개의 연구를 조사한 기사들 또한 같은 결론을 지었다. 스트레칭은 부상 또는 근육통을 예방하지 못한다.[6] 한 연구는 임의대로 스트레칭 또는 통제하도록 배정된 1,538명의 육군 남자 신병들의 막대한 데이터베이스를 조사했다. 이어지는 12주간의 트레이닝 동안, 두 그룹 모두 체력 훈련 시간 전에 활동적인 준비운동을 실시했다. 여기에 추가로 스트레칭 그룹은 감독하에 6개의 주요 다리 근육군 각각에 맞춰 약 12초의 정적 스트레칭을 진행했다. 통제 그룹은 스트레칭을 하지 않았다. 그 결과 연구자들은 '운동 연습 전에 준비운동으로서 실시되는 전형적인 근육 스트레칭은 운동과 관련된 부상의 위험에 있어서 임상적으로 의미 있는 감소를 나타내지 않는다'고 결론 내렸다.[7]

스트레칭은 또한 선수들의 근육을 더 유연하게 만들지도 않는다. 근육과 관절이 부상으로부터 보호받기 위해 제 자리에 순서대로 있어야 하는 것처럼, 근육 또한 제한된 범위 내에서만 스트레칭 될 수 있다. 근육이 가동할 수 있는 만큼만 스트레칭을 할 수 있다. 근육의 제한 가동범위를 넘어서 스트레칭을 하는 것은 힘줄과 인대에 부상을 일으켜 약화시키는 매우 위험한 일이다. 영국 스포츠 의학저널에 게재된 한 연구에 의하면, 유연성 지수가 스트레칭 훈련 이후에 상당히 감소했다는 결과를 볼 수 있다.[8]

근육 수축은 혈액을 근육 안으로 이동시키고 웜업을 일으키는 신진대사 활동을 발생시키는데, 스트레칭은 근육을 수축하지 못하기 때문에 스트레칭에 의해서 웜업이 될 수 없다. 다시 말하자면, 근육이 웜업되기 전에 스트레칭을 하는 것은 오히려 부상 확률을 증가시킨다. 아직 차가운 근육을 완전히 스트레칭하여 가장 약한 상태에 위치하는 것과 몸무게 또는 근력과 같은 저항을 스트레칭에 적용하는 것은 부상을 일으킬 확률이 매우 높다.

2006년 미국 스포츠의학대학American College of Sports Medicine에서 발표된 한 연구는 스트레칭이 힘에 대해 어떤 영향을 끼치는지를 조사했다. 힘은 운동선수가 더 빠른 스피드와 파워를 내도록 만들고, 또한 부상으로부터 보호한다는 점에서 매우 중요한 요소이다. 연구는 18명의 선수들이 한 번부터 여섯 번까지의 30초의 햄스트링 스트레칭 이후에 무릎 굴곡의 1회 최고 중량 테스트를 진행했다. 한 번의 30초 스트레칭은 1회 최고 중량을 5.4% 정도 감소시켰다. 여섯 번의 30초 스트레칭을 한 이후에, 선수들의 힘은 12.4% 감소했다.[9] 이와 같이, 스트레칭은 30초보다 적게 하더라도 힘을 약하게 만들 뿐, 강하게 만들지 않는다. 선수가 더 강해지고 부상에 덜 노출되려면 스트레칭은 어떤 운동선수든 하면 안 되는 것이다.

쉽게 말하면, 스트레칭은 더 약한 근수축을 야기하고 우리가 흔히 스트레칭의 효과로 생각되어지는 워밍업, 부상 예방, 근육통 감소, 유연성 증가와 같은 것들에 전혀 영향을 끼치지 못한다. 스트레칭은 그냥 더 약하게 만들 뿐이다. 훈련이나 경기 전에 선수들에게 스트레칭을 지도하는 것은 과도한 훈련의 결과와 같은 것이다. 선수를 더 약화된 상태로 중요한 경기에 출전시키고, 워밍업이 안된 상태로 부상에 더욱 노출시키며, 경기 중에 폭발적인 스피드를 내고, 강한 슈팅을 하고, 전력을 다해 달리기 위한 힘을 만들지 못하게 하는 것이다. 그 선수들은 평균 이하 수준의 경기를 할 것이다.

또한 많은 코치들이 생각하는 스트레칭 운동은 스트레칭 되는 근육군에 능동적 또는 소극적으로 만들어내는 단순한 움직이다. 어떻게 그러한 움직임들이 근육 기능을 향상시키는 것 같은 일을 할 수 있는지 이해하기 어렵다. 왜냐하면 그것이 하는 단 한 가지는 한 근육을 적극적으로 수축할 수 없는 생체역학의 불리한 조건에서 한 장소에 위치시키는 것뿐이기 때문이다. 그 말은 스트레칭은 아무것도 못한다는 것이다.

교차 훈련

코치나 선수들이 버려야 하는 또 다른 신화는 교차 훈련이다. 하나의 스포츠에서 사용되는 기술들을 연습하는 것이 다른 스포츠에 필요한 특정 기술들을 향상시킨다는 이 생각은 과학적으로 전혀 말이 안 되는 이야기이다.

교차 훈련이라는 단어는 본래 나이키가 운동선수용 신발을 광고하기 위해 마케팅 도구로써 만든 것이다. 운동선수들이 과도한 훈련을 하면서도 계속 조깅을 하던 1970년대와 1980년대 초반, 달리기가 대유행인 시절에 선수들에게 많은 부상들이 일어났다. 그들은 정강이 통증의 악화로 달리기를 계속할 수 없었다. 그때가 에어로빅댄스 클래스들과 철인 3종 경기가 유명세를 탈 때였다.

이때 나이키는 당신이 다른 스포츠에 참여함으로써 과도한 달리기의 결과로 인한 부상을 악화시키지 않으며, 에어로빅 컨디션을 유지할 수 있다는 컨셉의 '교차 훈련' 신발 라인을 만든다(그래서 과사용으로 인한 부상 상태인 한 부위를 쉬게 하지만, 신체의 또 다른 부위에 부상을 가져올 수 있다). 나이키 회사는 달리기, 에어로빅댄스 클래스, 테니스, 농구, 그리고 심지어 체육관에서의 웨이트 트레이닝에까지 사용할 수 있는 신발 종류를 생산했다. 그것은 '교차 훈련'이라는 개념에서 만들어진 다목적 신발이었다. 그리고 모순적인 단어인 신체를 위한 '활동적 휴식'이라는 형태로 발전했다. 나이키는 또한 노이로제에 시달리는 달리기 선수들에게 그들의 몸 상태가 "너희들이 쉬지 않고 운동한다면 우리 몸을 악화시킬 거야"라고 경고하는데도 불구하고, 계속적으로 무언가를 해야 한다고 말했다.

이렇게 만들어진 컨셉은 교차 훈련이 기술 훈련에도 효과가 있을 거라는 믿음을 만들어낸다. 이러한 생각이 유행하고, 특히나 BMX와 같은 스포츠에 도움이 될 것처럼 보였다. 오토바이를 타고 산을 내려오면 자전거로 경기하는 것에 이점이 될 것 같다고 믿었다. 그러나 근본적으로 거의 평평한 BMX 트랙으로 다시 돌아오면, 한층 느린 스피드로 움직일 것이다. 탑승자의 반응 시간이 향상되고, 모든 것들은 더 느리게 나타나고, 그래서 퍼포먼스가 향상되었다고 믿게 된다. 왜냐하면 그 선수는 다른 비슷한, 그러나 다른 스포츠를 수행하는 교차 훈련을 진행했기 때문이다. 그 연습시간 동안에, 오토바이에 대한 과학적 데이터는 선수가 했던 것은 현재의 스포츠와 비슷하지만 똑같지는 않으므로 실제 기술처럼 진행되는 비슷한 기술 능력을 만들어냈고, 그래서 기술 세트를 혼동하게 된다는 것이다.

신발 생산자의 마케팅 캠페인에 대해 언급할 필요가 없다. 마케터의 직업은 과학을 파는 것이 아니다. 그들의 직업은 달리기가 만들어낸 큰 부상들 때문에 잠재적으로 고갈될 수도 있는 시장을 살리는 것이다. 그들은 모든 사람들이 그들의 고가 달리기용 신발을 떨어질 때까지 신기를 바라는 것이 아니다. 그들은 판매가 지속될 수 있는 방법이 필요하고, 그 해결책은 '교차 훈련'이라는 개념인 것이다.

다른 영역에서는, 이렇게 명백히 잘못된 개념은 관심을 얻지 못한다. 예를 들어 위의 교차 훈련 개념으로 타자를 치는 수업을 수강 중인 콘서트 피아니스트를 보며 더 나은 피아니스트가 될 거라고 믿지는 않을 것이다. 운동의 전통문화는 아직 뮤지션들의 세계에 스며들지 않았다. 한 번 더, 만약 특정 스포츠의 기술을 향상시키고 싶다면, 그 해당 스포츠의 기술들을 연습할 필요가 있다. 그게 전부다.

어린 선수 훈련시키기

더 어린 아이들과 5~15세의 청소년들을 훈련시키는 것에 대해서 큰 혼란이 있는 것처럼 보인다. 몇몇 코치들은 아이들의 근육과 뼈가 완전히 자라지 않았기 때문에, 그들은 근육 훈련을 수행하지 못할 것이라고 생각한다. 다른 코치들은 완전히 반대로 생각한다. 아이들은 어리고 아직도 자라고 있기 때문에, 그들은 넘치는 에너지를 갖고 있고, 그래서 과도한 훈련에 대한 두려움 없이 열심히 할 수 있다고 믿는다. 사실은 아이들도 과도한 훈련에 노출될 수 있다는 것이다. 국제 안전 어린이 캠페인National Safe Kids Campaign과 미국 소아과 학회(AAPAmerican Academy of Pediatrics)의 통계에 따르면

> 반복적인 움직임이 지속적으로 일어나면서 생기는 과사용 부상은 중고등학교 모든 스포츠 부상들의 거의 반을 차지한다. 미성숙한 골격, 부상 후의 불충분한 휴식, 낮은 질의 훈련과 컨디셔닝은 아이들에게 과사용 부상을 야기한다.[10]

이를 위해, 적정한 근력훈련 프로그램은 어떤 나이의 어린이에게도 이익이 될 것이다. 아이들이 아직 최대의 효과를 내기 위한 호르몬적 환경을 갖고 있지는 않지만, 근육(호르몬 환경과는 별개로)은 저항과 피로에 반응하여 어느 정도는 더 강해진다. 모든 아이들은 약해지는 것보다 강해짐에 따라 더 좋은 대우를 받는다. 어린 선수들 또는 선수가 아닌 어린 아이들을 훈련시키는 데 있어서 현실적인 장래를 최우선으로 생각하고 있어야 한다.

특정 스포츠를 위한 신진대사 컨디셔닝이란 점에서, 대부분의 아이들은 단순히 스포츠 경기에 참여함으로써 신진대사 컨디셔닝을 빠르게 증가시킬 수 있다. 아이들에게 엄격한 훈련을 시킬 필요가 없으며, 지나친 훈련은 스포츠에 대한 아이들의 흥미를 사라지게 만들 수 있다. 일단 시즌이 시작되면, 아이들은 경기에 참여하고, 아이들의 신진대사 컨디셔닝은 필요한 만큼 향상된다. 시즌 중에 12세 아이에게 "너는 시즌 중에 일주일에 한 번씩 체육관에 가서 운동할 거야"라고 말하는 것은 별로 큰 의미가 없다. 하지만 아이들이 비시즌 중에 다음 돌아올 시즌을 준비하며, 근육 강화를 위해 하는 운동은 도움이 될 수 있다.

심지어 비시즌 때도 아이들이 하는 근력훈련은 성인 선수들이 하는 것처럼 똑같은 기대를 갖고 지도해서는 안 된다. 경기 또는 대부분의 것들에서 아이들에게 거는 기대를 실제로 성취하기 위해서는 수년간의 연습을 필요로 한다. 스포츠 활동에 대한 아이들의 열정은 대부분 아이들을 통해서 자신의 부족한 점을 만회하여 대리만족하려는 부모님들에 의해서 만들어진다. 대부분의 코치들과 부모님들은 경기는 단지 그 자체라고 생각하며, 아이들에 대한 기대치를 좀 낮출 필요가 있다.

8세 또는 10세인 아이에게 식스팩 같은 근육을 원하는 것은 잘못된 요구다. 근력훈련은 아이들에게 좋으며 어느 정도 도움이 될 것이다. 하지만 아이들의 발달 한계를 인지하며 적절히 절제하는 것이 중요하다.

특정 스포츠를 위한 근력훈련 프로그램

모든 선수들이 최상의 신진대사 컨디셔닝과 더 강한 신체에서 얻는 이점처럼, 5대 운동은 대부분의 운동선수들을 위한 이상적인 신체적 컨디셔닝 프로그램이다. 신체의 모든 주요 근육군들이 이 5대 운동에 의해 자극되는 반면에, 어떤 특정한 스포츠들은 5대 운동에서 특별히 자극하지 않는 보조 근육군들을 집중 자극한다. 그 과정은 운동 수행 중에 어떻게 보조 근육군들이 자극되는지에 따라 구체적인 보강이 필요하다. 이를 위해, 우리는 선수들이 특정 스포츠에서의 경쟁에 걸맞게 아래 5대 운동의 수정본을 제안한다. 보시다시피 몇몇 운동들은 이전 장에서 소개되지 않은 것들이다. 이 운동들은 바로 뒤에 설명된다.

미식축구

미식축구에서 더 강해지기 위해, 우리는 5대 운동 중 4가지를 선정했다. 이 운동 세트는 두 개로 나눠진다. 운동 1은 7일간의 휴식 기간이 따라오고 그때 운동 2가 시작된다. 다음 7일이 지나고 나서, 다시 운동 1을 함으로써 두 가지 운동 주기를 반복한다. 시즌기에는 두 운동 세트 사이에 더 긴 휴식 시간을 가져도 된다.

운동 1

1. 넥 플렉션/익스텐션(전방/후방)
2. 레터럴 넥 플렉션(좌측/우측)
3. 레그 프레스
4. 풀다운

5. 체스트 프레스

운동 2

1. 카프 레이즈
2. 데드 리프트
3. 오버헤드 프레스
4. 리스트 컬
5. 리버스 리스트 컬

이 운동들을 위한 추가적인 훈련은 넥 플렉션(앞쪽/뒤쪽), 레터럴 넥 플렉션(오른쪽/왼쪽), 카프 레이즈, 데드 리프트, 리스트 컬, 그리고 리버스 리스트 컬이다(데드 리프트는 4장의 프리웨이트 5대 운동에서 설명되었다). 직접적인 목, 전완 운동은 근육 조직의 내재된 보호하는 본성 때문에 추가되었다. 각각의 운동들은 상호교류를 기반으로 포함되었다. 그래서 하나의 운동에서 목을 훈련하고 다음 운동에서는 전완을 훈련한다. 한 번의 운동 세트에 5가지 이상의 훈련을 수행하지 말고, 과도한 훈련의 위험을 주의해야 한다.

모든 훈련은 천천히 그리고 부드럽게 수행되어야 한다. 움직임이 잦은 중단과 시작들이 되지 않게 하고 부가적인 움직임이 불가능할 때까지 계속하면서, 저항을 천천히 움직여야 한다. 움직이는 사이에 휴식을 취하면 안 된다.

4방향 넥 머신

우리는 목 동작과 함께하는 운동으로 시작할 것을 권한다. 선수들은 목 근육군에 집중할 수 있고, 기운이 있을 때 목 훈련을 진행한다. 목 운동을 운동 프로그램의 맨 앞에 위치하는 것은 목 운동이 매우 중요하게 다뤄진다는 것을 확실히 보여줄 수 있다. 미식축구 경기 중에 일어난 가장 충격적인 부상은 마비와 함께 오는 경추(목등뼈) 부상이며, 강한 목은 이러한 부상에 맞서 훌륭하게 보호할 수 있다. 우리는 목 근력을 키우는 것을 고려하는 선수들이 메드엑스 또는 노틸러스에서 생산하는 4방향 넥 머신을 사용하는 것을 추천한다. 훈련자극을 최적화하는 수행 중에 요구되는 근 활동과 자세를 이해하는 것은 매우 중요하다.

하나의 대안으로써, 손으로 저항받는 넥 익스텐션과 넥 플렉션은 다른 전문가의 도움을 받아 수행될 수 있다. 그러나 그 대안은 많은 선수들이 같은 시간에 함께 훈련하는 환경에서는 실행이 어렵다.

— 존 리틀

넥 플렉션(앞쪽)

- **근육 활동:** 목을 구부리는 근육은 목의 앞쪽에 위치해 있고 쇄골부터 두개골 기저까지 움직인다. 넥 플렉션에 연관되는 모든 근육들은 목 내부에 들어 있어서 이 운동을 실시하면, 몸통을 고정하고 목을 앞으로 구부리면서 오직 머리만 회전한다.
- **수행:** 패드를 마주하고 머신에 앉고, 코를 두 패드 사이에 위치시킨다. 손잡이를 잡고, 등을 바르게 유지하며 마치 땅바닥을 내려다 보는 것처럼 천천히 목을 구부린다. 정점 수축 자세에서 잠시 정지하고 천천히 시작 자세로 돌아온다. 횟수를 더 이상 못할 때까지 이 과정을 반복한다.

넥 플렉션(뒤쪽)

- **근육 활동:** 목을 앞으로 구부리는 근육들이 목의 앞쪽 면에 위치하고 목내에 들어 있는 반면에, 머리 위를 쳐다보듯이 목을 뒤쪽 면으로 늘리는 근육은 아래 천골 쪽으로 내려가는 곳에 발생지점을 갖고 있다. 결과적으로, 만약 4방향 넥 머신에서 넥 익스텐션을 수행한다면, 목을 늘릴 때 수축하는 근육을 포함하기 위해 전체 흉곽과 허리 척추의 아치형 같은 전만 확장을 실시한다.
- **수행:** 넥 플렉션(전방)을 수행할 때 앉는 방법과 반대 방향으로 머신에 앉는다. 이번에는 머리의 뒤쪽을 두 패드 사이에 위치하여 중앙이 접촉점이 되도록 한다. 손잡이를 잡고, 앉은 상태로 자세를 앞으로 숙이면 그 결과, 다리는 거의 완전히 쭉 뻗어지고 둔부는 의자 끝에 걸쳐진다. 천천히 머리를 뒤쪽으로 이동하고 후두를 둔부 쪽으로 밀어낸다. 또한 등을 아치형으로 살짝 구부리면서 둔부를 머리 쪽으로

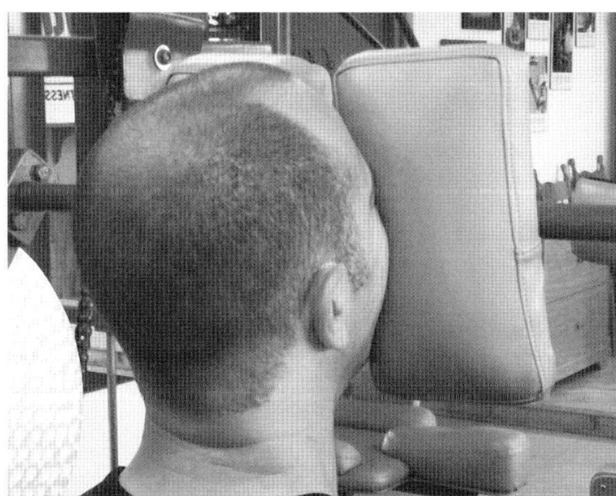
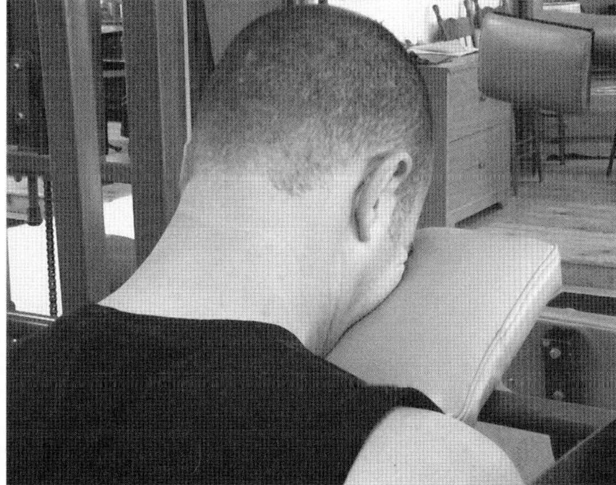

넥 플렉션(앞쪽)(시작과 끝 자세)

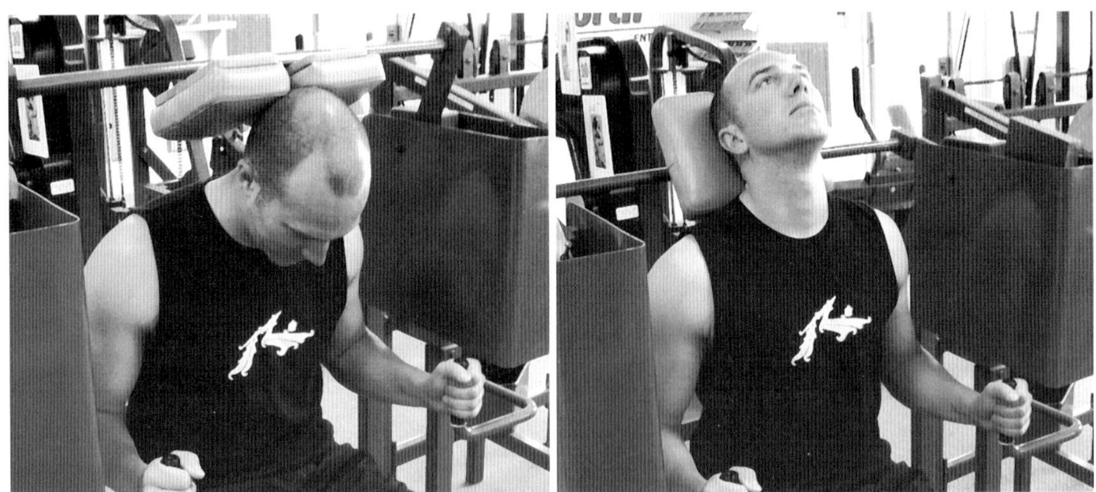

넥 플렉션(뒤쪽)(시작과 끝 자세)

끌어당기려고 시도하여 완전한 정점 수축 자세를 만들어라. 그 자세에서 잠시 멈추고, 그다음 천천히 시작 자세로 돌아간다. 이 과정을 더 이상 반복하지 못할 때까지 반복한다.

레터럴 넥 플렉션(우측과 좌측) 4방향 넥 머신은 간단히 앉는 자세만 바꿈으로써 목의 옆면을 사용하도록 할 수 있다. 목의 오른쪽 면을 작용하기 위해서, 머신에 앉아 오른쪽 귀를 두 패드의 가운데에 위치시킨다. 손잡이를 잡고, 몸통을 똑바로 세운 상태를 유지하며, 마치 오른쪽 귀가 오른쪽 어깨에 접촉하는 것처럼 천천히 머리를 아래쪽으로 끌어당긴다. 정점 수축 자세에서 잠시 멈추고, 그다음에 천천히 시작 자세로 돌아간다. 이 과정을 더 이상 반복할 수 없을 때까지 반복한다.

- **근육 활동:** 넥 레터럴 플렉션은 목의 오른쪽 면 또는 왼쪽 면의 앞쪽과 뒤쪽의 근육들을 동시에 포함하고, 귀가 어깨에 접촉하는 움직임을 만든다.
- **수행:** 목의 왼쪽 면을 훈련하기 위해, 간단하게 다시 자세를 바꾸고, 왼쪽 귀를 두 패드 중앙에 위치한다. 손잡이를 잡고, 가슴을 바르게 유지하며, 마치 왼쪽 귀를 왼쪽 어깨에 접촉하려고 시도하는 것처럼, 천천히 머리를 아래로 잡아당긴다. 정점 수축 자세로 잠시 멈추고, 그다음에 천천히 시작 자세로 돌아온다. 이 과정을 더 이상 반복할 수 없을 때까지 반복한다.

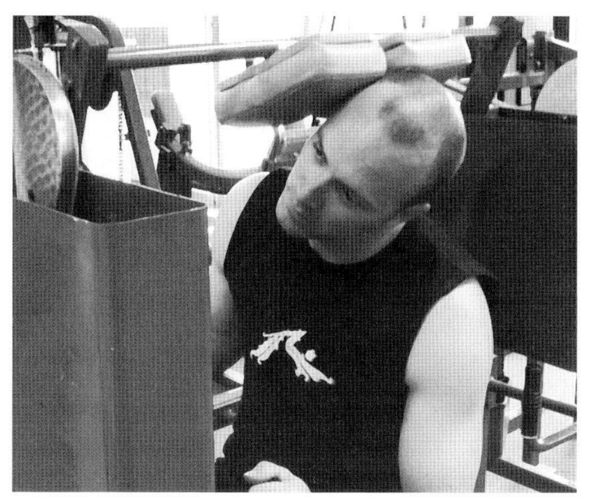
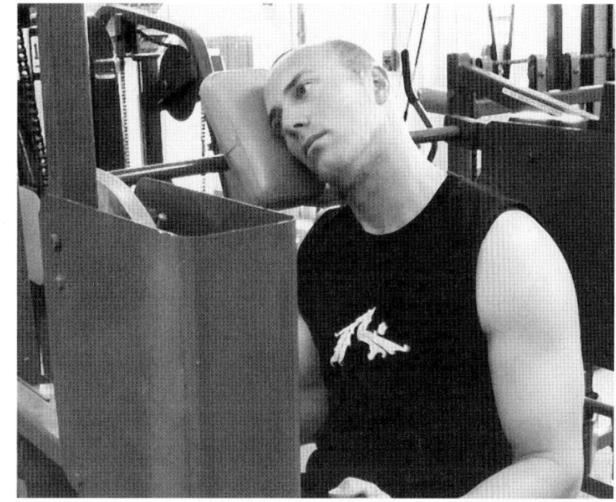

레터럴 넥 플렉션(우측)(시작과 끝 자세)

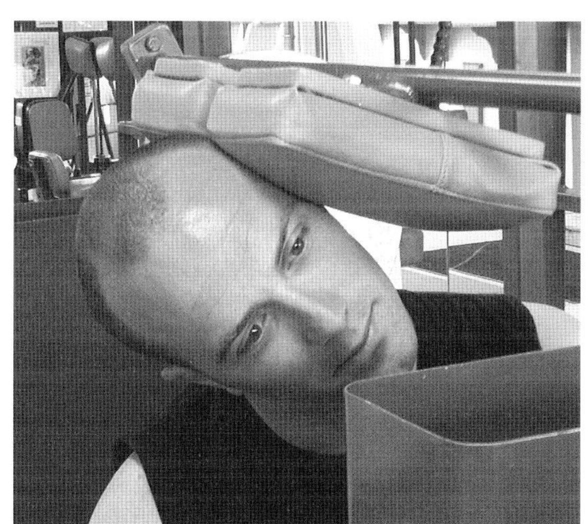
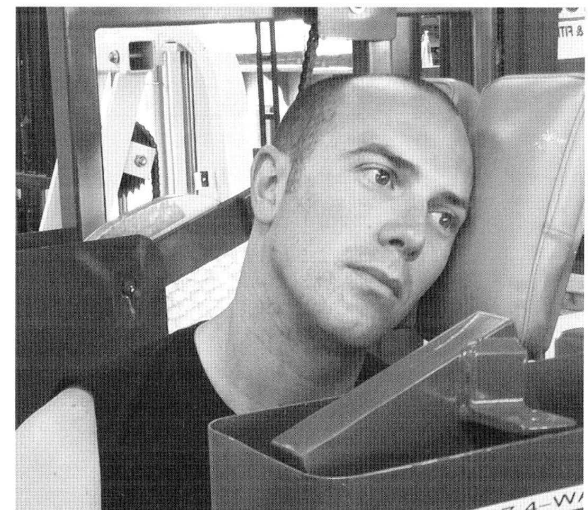

레터럴 넥 플렉션(좌측)(시작과 끝 자세)

전완근 트레이닝 아래 설명되는 운동은 손목을 구부리고 늘리는 근육을 훈련시켜주고 강하게 꽉 쥐는 힘을 길러준다.

리스트 컬

- **근육 활동:** 리스트 컬을 수행할 때 강하게 작용하는 전완근은 완요골근, 굴근지대, 원회내근, 장장근이다.

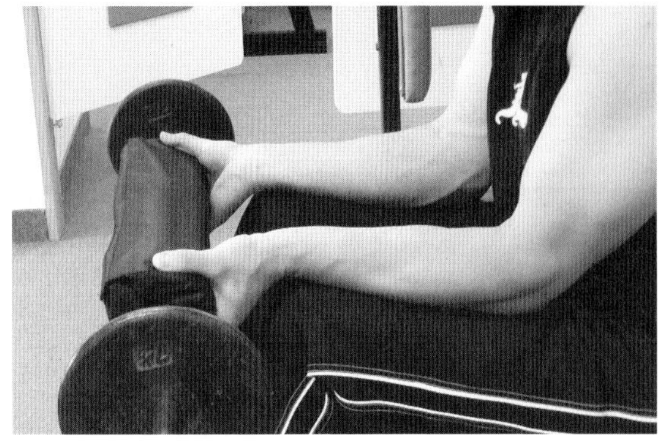
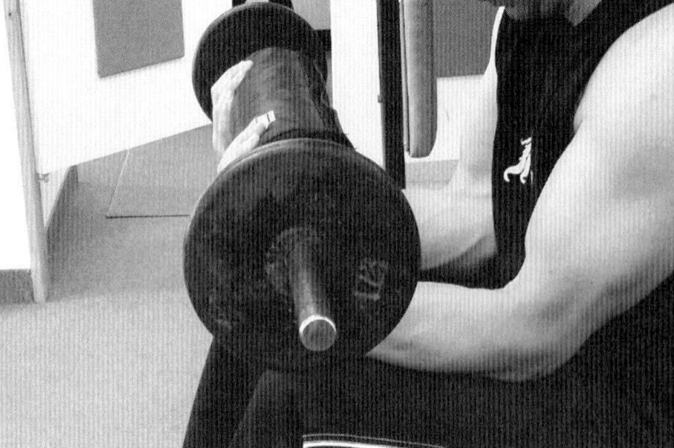

리스트 컬(시작과 끝 자세)

- **수행:** 손바닥을 위로 향하면서 되도록이면 두꺼운 바벨을 잡고, 플랫 벤치에 앉는다. 전완의 뒷면을 허벅지에 올려두고, 손의 뒷면을 무릎 위에 올려둔다. 상완과 전완 사이의 각도가 90도 이하로 내려갈 때까지 조금씩 앞으로 기울인다. 이제 천천히 손을 위로 향하게 컬을 수행한다. 정점 수축 자세로 잠시 멈추고, 그다음에 천천히 시작 자세로 돌아온다. 이 과정을 더 이상 반복할 수 없을 때까지 반복한다.

리버스 리스트 컬

- **근육 활동:** 리버스 리스트 컬을 수행할 때 가장 강력하게 연관되는 전완근은 완요골근, 단요측수근신근, 장요측수근신근, 척극수근신근, 소지신근, 단모지신근, 장지신근, 신근지대, 장무지외전근, 주근이다.
- **수행:** 이번에는 손바닥을 아래로 향하면서 되도록이면 두꺼운 바벨을 잡고, 플랫 벤치에 앉는다. 전완의 배면을 허벅지에 올려두고, 손의 앞면을 무릎 위에 올려둔

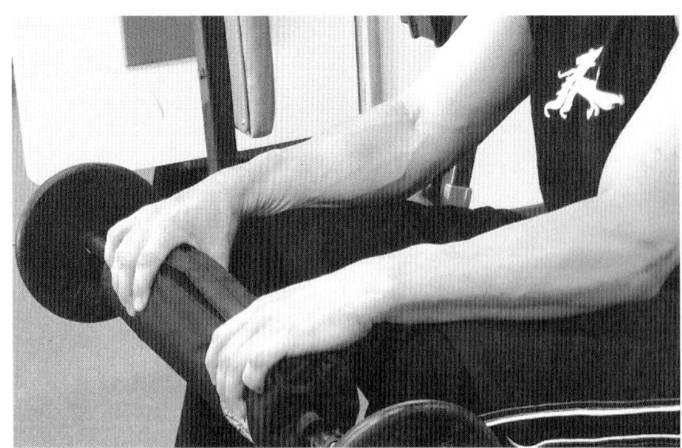
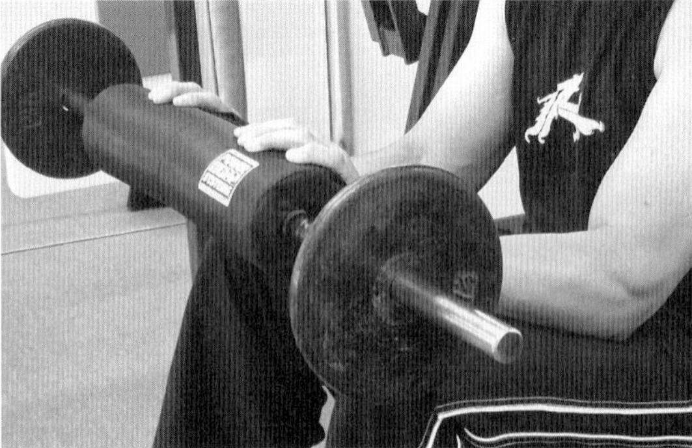

리버스 리스트 컬(시작과 끝 자세)

다. 상완과 전완 사이의 각도가 90도 이하로 내려갈 때까지 조금씩 앞으로 기울인다. 이제 마침 손가락 마디가 몸통을 향하듯이, 천천히 손의 뒷면을 위로 향하며 컬을 수행한다. 정점 수축 자세로 잠시 멈추고, 그다음에 천천히 시작 자세로 돌아온다. 이 과정을 더 이상 반복할 수 없을 때까지 반복한다.

하키

하키선수에게 가장 이상적인 운동은 5대 운동(레그 프레스, 풀다운, 오버헤드 프레스, 시티드 로우 그리고 체스트 프레스)을 포함시키는 것이다. 하지만 이 운동들에 추가로 하키 경기에서 집중적으로 사용되는 근육들을 위한 특별한 운동들을 해야 한다. 경기 후 대부분의 하키선수들의 가장 뻣뻣한 부분은 요추와, 허벅지 내측의 내전근, 허리의 외복사근 그리고 둔근이다. 스케이팅을 위한 자세는 경기 시 어느 정도 허리를 구부리게 만들고 거의 경기 내내 허리근육의 지속적인 정적 수축을 유지하게 된다. 이와 같은 부위는 스케이팅 동안 대퇴골을 신체의 가운데 부분으로 이동시키는 데 중요 역할을 하는 내전근과 함께 특별한 강화훈련을 받게 된다. 슈팅과 스틱 조절 역할을 하는 전완근을 위한 훈련도 필요하며, 이 외에도 선수들에게는 패스를 주고받을 때 강한 목이 필요하다. 스케이팅과 슈팅 그리고 패스 시에 몸통을 회전시키는 외복사근도 중요하다. 하키선수들의 운동은 4개의 운동 세트로 나누어지고 이는 교대로 실행된다. 한 운동 세트는 7일 동안 진행된다(혹은 시즌 동안엔 그보다 적은 일수로).

운동 1

1. 힙과 백 머신
2. 시티드 로우
3. 오버헤드 프레스
4. 어덕션 머신
5. 로터리 토르소

운동 2

1. 레그 프레스
2. 풀다운
3. 체스트 프레스
4. 리스트 컬
5. 리버스 리스트 컬

운동 3

1. 로워 백 머신
2. 시티드 로우
3. 오버헤드 프레스
4. 어덕션 머신
5. 로터리 토르소

운동 4

1. 넥 플렉션 (전방/후방)
2. 레터럴 넥 플렉션 (좌측/우측)
3. 레그 프레스
4. 풀다운
5. 체스트 프레스

운동 1을 시작으로 매일 한 가지의 운동 세트를 실시한다(경기 시즌 내에는 운동 빈도를 줄인다). 다음 주는 운동 2를 실시하고, 그다음 주는 운동 3을 실시, 또 그다음 주에는 운동 4를 실시한다. 이제 다른 7일(혹은 그 이후)에는 이 4가지의 운동 세트 사이클을 다시 시작한다. 이전 장에서 포함되지 않던 운동들은 다음과 같이 실시한다.

힙과 백 머신

- **근육 활동:** 점프, 찌르기 그리고 스케이팅 동작(특히 파워가 요구되는)은 둔근에 상당히 의존한다.
- **수행:** 힙과 백 머신의 패드에 누워서 고관절이 2개의 캠축과 정렬될 수 있도록 조절한다. 팔과 다리를 이용해서 두 다리가 끝까지 펴질 수 있도록, 즉 바닥과 수평을 이루고 허리가 아치모양이 될 때까지 밀어준다. 완전한 근육 수축이 일어난 이 지점

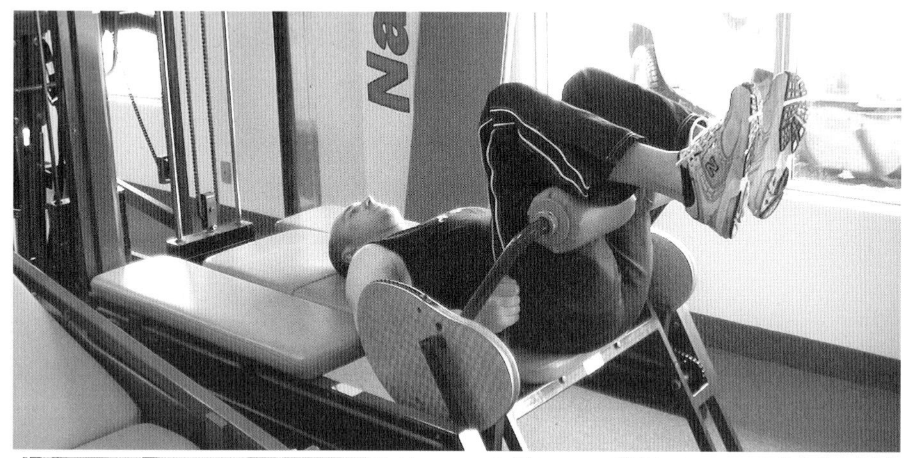

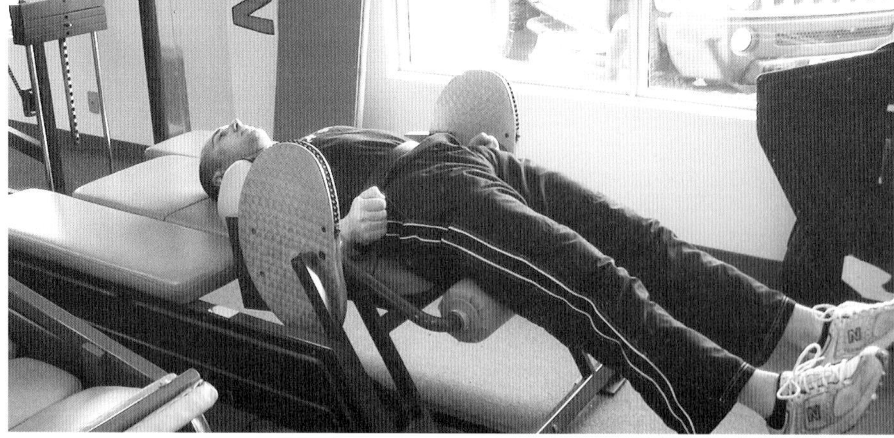

힙과 백 머신(시작과 끝 자세)

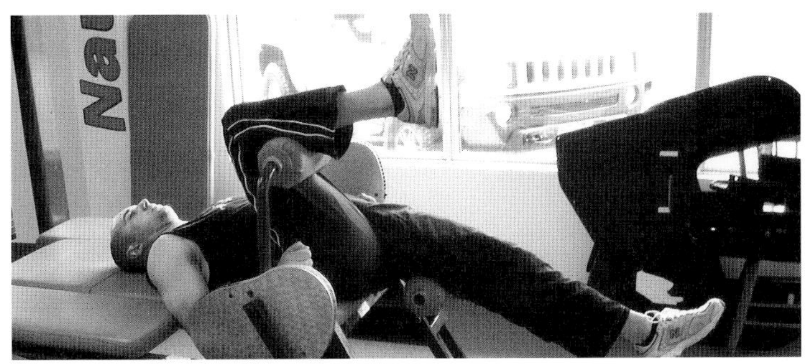

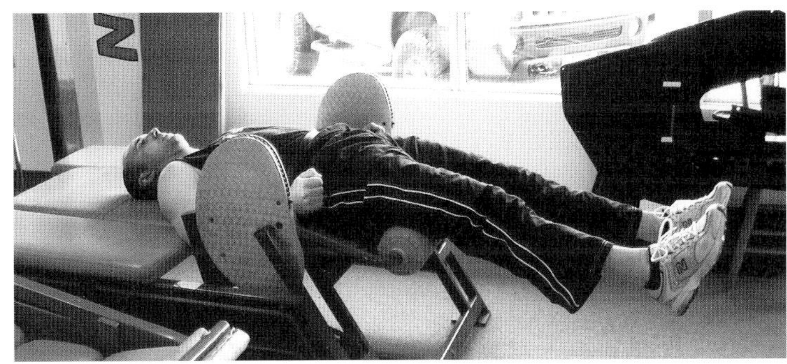

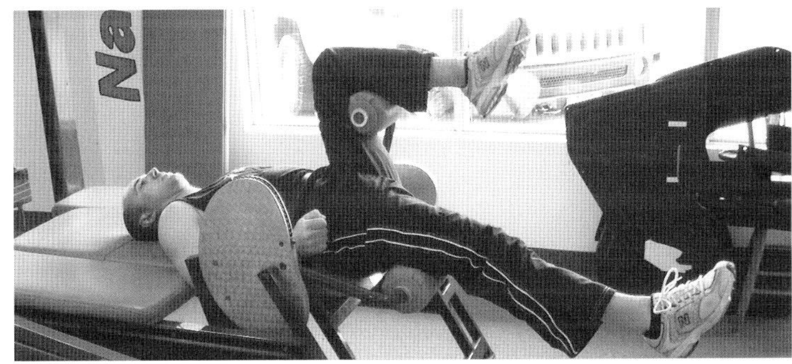

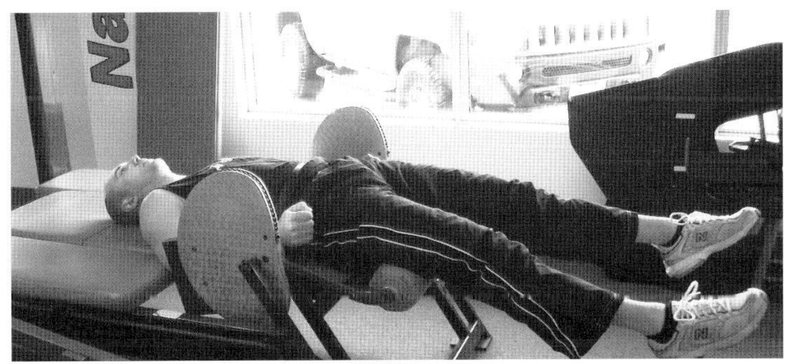

힙과 백 머신

에서 잠시 멈춘다. 한쪽 다리는 완전한 신전 상태를 유지하고 다른 한쪽 다리는 신전되어 있는 한쪽 다리가 버티지 못할 정도까지 시작 자세로 돌아온다. 천천히 시작 자세의 한쪽 다리를 다시 두 다리가 완전한 신전 상태가 될 때까지 편다. 등을 아치모양으로 만들어주고 둔근을 수축시킨다. 같은 방법으로 나머지 한쪽 다리로 실시해준다. 완벽한 운동수행이 불가능할 시점까지 한쪽씩 번갈아가면서 실시한다.

어덕션 머신

- **근육 활동:** 허벅지 내측의 내전근은 스케이팅 시 크로스 오버 동작과 같이 다리가 가운데로 들어올 때 사용된다.
- **수행:** 어덕션 머신에 앉아서 무릎과 발목을 무브먼트 암에 다리를 벌린 채로 위치시킨다. 내측 허벅지와 무릎을 저항패드에 견고하게 한다. 레버를 조절해서 완전한 신전 상태에서 저항이 느껴지게 만들어라. 머리와 어깨는 패드 뒷면에 계속적으로 붙어 있게 유지하며, 천천히 무릎과 허벅지를 서로 붙는 지점에 도달할 때까지 천천히 안쪽으로 밀어준다. 양 무릎이 서로 붙은 위치에서 잠시 멈춰주고 다시 시작 자세로 돌아간다. 완벽한 자세에서의 반복이 불가능할 때까지 같은 방법으로 실시한다.

로터리 토르소

- **근육 활동:** 이 움직임은 허리의 내외 복사근이 사용된다. 그 근육들의 기능은 척추를 옆으로 수축시켜주는 역할과 하키에서 슈팅을 하거나 야구에서 타격 혹은 공을 던질 때 그리고 골프에서 스윙할 때 같은 몸통을 회전시키는 동작에서 사용된다.
- **수행:** 오른쪽 혹은 왼쪽에 상체를 곧게 편 상태에서 앉는다. 만약 오른쪽부터 시작한다면, 다리를 꼬아주고 패드 오른쪽에 앉는다. 이렇게 하면 하체가 견고해지므로 몸통을 회전시키는 (복사근) 근육이 모든 움직임을 담당할 것이다. 팔을 패드에 위치시키고 한 손씩 수직 바를 잡는다. 상체를 세운 상태에서 앉게 되면 코의 위치가 바 중간에 위치할 것이다(운동 내내 이 자세를 유지해야 한다). 몸통을 서서히 오른쪽으로 회전시켜준다(중량판이 걸려 있는 방향으로). 운동 중 최대한 상체를 세운 상태와 코는 바 중간에서 유지한다. 완전한 수축 지점까지 도달하게 되면 잠시 멈추었다가 다시 시작 자세로 돌아간다. 시작 자세로 돌아갈 때 들려 있는 중량판이 밑에 있는 중량판과 닿지 않게 한다(근육에 부하가 걸리지 않게 된다). 다시 오른쪽으로 상체를 돌려주고 완벽하게 운동수행을 반복할 수 없을 때까지 반복한다. 운동을 마친 후 기구에서 나와 왼쪽으로부터 중심을 맞춰준다. 오른쪽과 같은 방법으로 왼쪽도 실시한다.

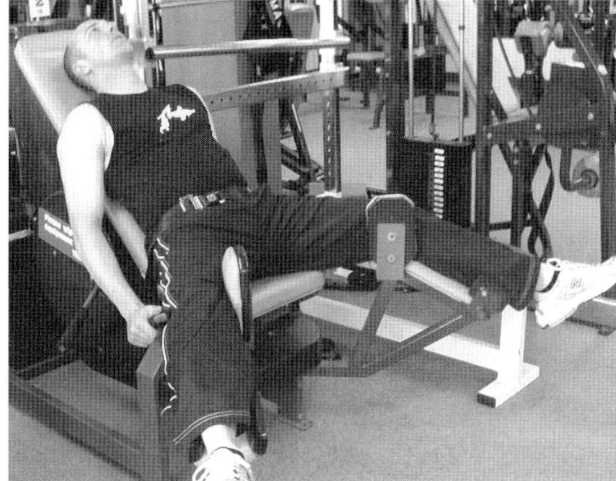
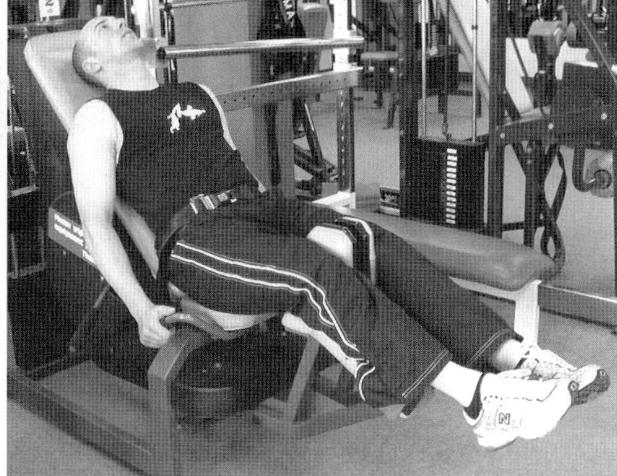

노틸러스 어덕션(시작과 끝 자세)

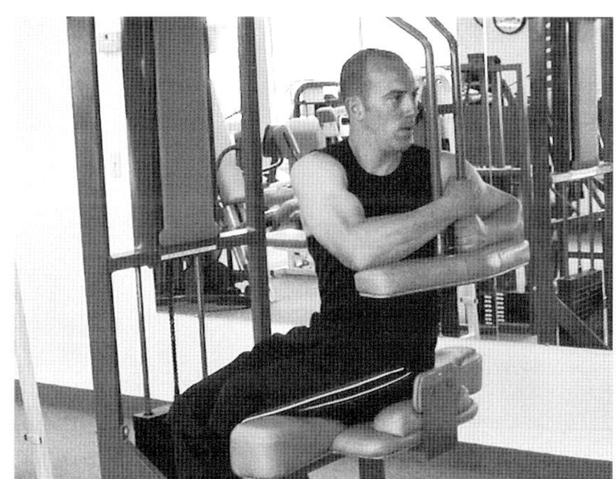
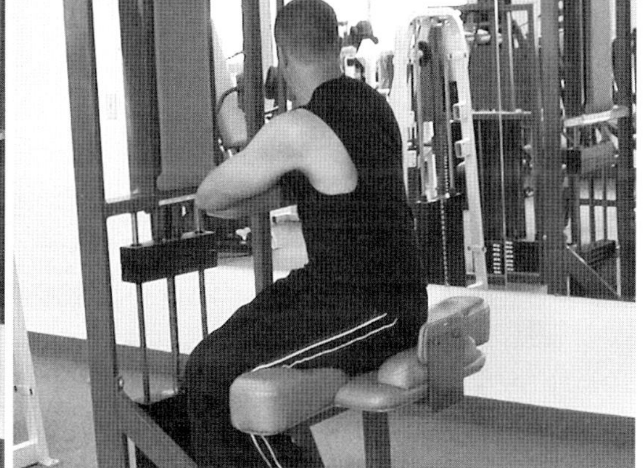

로터리 토르소(시작과 끝 자세)

야구

풋볼 트레이닝 프로그램의 대부분의 운동은 야구선수들의 근력강화 훈련에 적용될 수 있다. 그러나 던지는 데 개입되는 특정한 근육 구조로 인해서 어깨 근육과 허리 양쪽의 복사근을 운동시킬 수 있는 몇 가지의 구체적인 트레이닝이 요구된다.

운동 1

1. 레그 프레스

2. 풀다운
3. 체스트 프레스
4. 레터럴 레이즈
5. 리어 델토이드

운동 2
1. 카프 레이즈
2. 쉬러그
3. 로터리 토르소
4. 리스트 컬
5. 리버스 리스트 컬

야구선수들은 두 운동 프로그램을 7일 동안 한 운동씩 번갈아 실시해야 한다.

리어 델토이드

- **근육 활동:** 리어 델토이드는 선수가 공을 던지기 위해서 팔을 뒤로 당기는 동작과 같이 팔을 신체 뒤로 움직이는 동작을 담당한다.
- **수행:** 기계에 앉아서 등을 등 뒤 패드에 위치시킨다. 팔꿈치는 앞에 있는 팔꿈치 패드에 위치시키고 팔의 상완은 몸통에 90도 각도가 된다. 천천히 상완이 몸통 뒤쪽으로 넘어가는 지점까지 밀어준다. 완전한 근육수축 지점에서 잠시 멈춘 후 다시 늘어난(혹은 시작 자세) 상태로 돌아간다. 완전한 반복을 수행할 수 없는 지점까지 반복한다.

골프

전반적인 근력 외에도, 골프 선수는 전완과 복사근에 주의를 기울여야 한다. 이러한 이유 때문에 다음의 운동들을 7일 동안 번갈아가면서 실시하기를 권장한다.

운동 1
1. 레그 프레스
2. 시티드 로우
3. 체스트 프레스
4. 리스트 컬

5. 리버스 리스트 컬

운동 2

1. 카프 레이즈

2. 로워 백 머신

3. 풀다운

4. 오버헤드 프레스

5. 로터리 토르소

최종 단계

앞서 소개된 프로그램들은 선수들의 근력 향상을 최대수준으로 끌어올리는 데 이상적인 방법들이다. 매 운동 시 해당 운동에 100%를 사용하기 때문에 이 운동 프로그램들 안에 5가지 운동 이외에 다른 운동을 추가하는 것을 추천하지 않는다. 이 운동 프로그램들 중 한 가지라도 실행한 선수는 이틀 이내에 기술 훈련을 실시한다. 근력훈련을 한 다음 날은 경쟁이 치열했거나 최근의 경기를 재검토하며 휴식을 취하는 것도 좋은 방법이다.

선수에게 있어 신체훈련과 기술훈련 모두 중요하다. 그러나 선수의 성공과 우위를 결정하는 중요한 요인은 유전적 요소이다. 적절한 근력훈련과 기술훈련으로 좋은 선수가 될 수는 있지만, 세계 최고 정상의 선수가 되기 위해서는 적절한 기술과 신체훈련 그리고 유전학적 요소가 필요하다. 안타깝게도, 대부분은 이러한 유전적 요소를 갖고 있지 않다. 승리하는 팀의 비율 분석을 통해서 코치가 아닌 우수한 선수를 영입하는 것은 팀의 성공을 위해 중요한 점이다. 성공적인 영입은 뛰어난 팀을 만드는 데 중요한 역할을 한다. 만약 팀 구성을 위해서 유전적으로 타고난 선수들을 알아볼 수 있는 안목이 있다면 성공하는 팀을 만들 가능성이 크다. 만약 이상적인 유전적 요소가 이 장에서 언급된 이상적이고 과학적인 훈련과 병행된다면, 그 선수의 성공은 당연히 따라오게 될 것이다.

참고문헌

1. D. Schmidtbleicher, "An Interview on Strength Training for Children," *National Strength and Conditioning Association Bulletin* 9, no. 12 (1988): 42a–42b.
2. K. A. Ericsson, et al., "The Making of an Expert," *Harvard Business Review* 85, (July–August, 2007):

114–21, 193.

3. K. A. Ericsson, R. Krampe, and T. H. Tesch-Romer, "The Role of Deliberate Practice in the Acquisition of Expert Performance," *Psychological Review* 100, no. 3 (1993): 379–84.

4. S. B. Thacker, J. Gilchrist, D. F. Stroup, and C. Dexter Kimsey Jr., "The Impact of Stretching on Sports Injury Risk: A Systematic Review of the Literature," *Medicine and Science in Sports and Exercise* 36, no. 3 (March 2004): 371–78.

5. D. Lally, "New Study Links Stretching with Higher Injury Rates," *Running Research News* 10, no. 3 (1994): 5–6.

6. R. D. Herbert and M. Gabriel, "Effects of Stretching Before and After Exercising on Muscle Soreness and Risk of Injury: Systematic Review," *British Medical Journal* 325 (August 31, 2002): 468.

7. R. P. Pope, R. D. Herbert, J. D. Kirwan, et al., "A Randomized Trial of Preexercise Stretching for Prevention of Lower-Limb Injury," *Medicine and Science in Sports and Exercise* 32, no. 2 (February 2000): 271–77.

8. E. Witvrouw, et al., "The Role of Stretching in Tendon Injuries," *British Journal of Sports Medicine* 41 (January 29, 2007): 224–26.

9. A. G. Nelson, J. B. Winchester, and J. Kokkonen, "A Single Thirty Second Stretch Is Sufficient to Inhibit Maximal Voluntary Strength," *Medicine and Science in Sports and Exercise* 38, Suppl. no. 5 (May 2006): S294.

10. SafeKidsUSA, usa.safekids.org/tier3_cd.cfm?folder_id=540&content_item_id=1211.

CHAPTER 11

노인을 위한 이상적인 트레이닝 프로그램

운동 조건과 관련해 노인들은 그들의 나이 때문에 젊은 사람들과 자신들이 다르다는 생각을 버릴 필요가 있다. 사실 노화는 운동 조건과 관련된 많은 것을 변화시키지는 않는다. 사람의 신체는 운동이 자극하는 생리학적 적응에 필요한 과정이 모든 삶의 단계에서 온전하게 남아 있다. 노인들이 젊은 사람들과 생리학적 관점에서 다른 점이 있다면 손상 후 회복시간의 차이뿐이다. 신진대사적으로 젊은 사람들보다 저항운동 프로그램이 대상부전Decompensatory의 깊이가 더 클 뿐이다.

한 번도 저항운동을 해본 적 없는 평균 35세 남자의 경우를 생각해보자. 적절한 근력 강화를 위한 자극이 없다면 자연스럽게 제지방의 상당한 양을 잃기 시작할 것이다. 35세에도 70세에도 같은 현상이 일어나지만 그 70세가 되기까지 35년 동안 계속해서 체크하지 않았을 뿐이다. 노인들은 근육의 상태가 악화된 시점부터 시작하는데, 훨씬 더 오랫동안 퇴화(혹은 약화)의 과정이 근육계에서 진행되었던 것이다.

어쨌든 젊은 사람이든 노인이든 악화된 부분들을 개선시키기 위한 생리학적 메커니즘은 동일하다. 운동을 위한 사전 대책도 모든 사람들에게 동일하게 적용되지만, 노인들에게는 좀 더 엄격한 기준이 필수적이다. 이것은 노인들이 할 수 있는 만큼의 최대

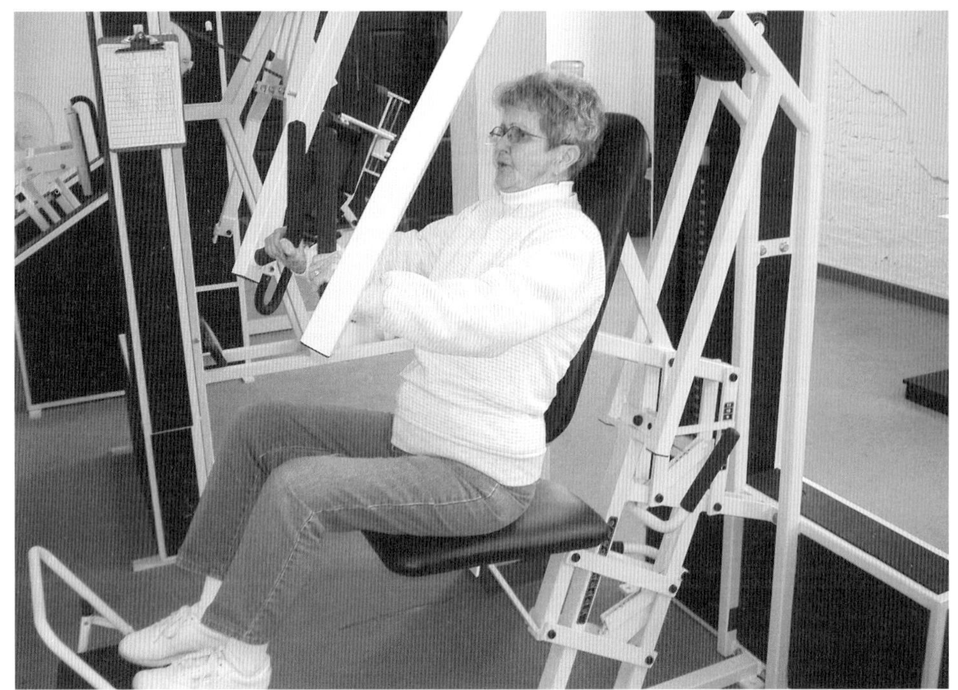

노인들은 고강도 근력훈련 프로그램에서 많은 것을 얻을 수 있다.

관절운동 범위 내에서 생체역학적으로 정확한 운동을 실시하는 것이다. 또한 운동은 근육과 관절의 기능을 적절하게 따르는 방법으로 수행되어야 한다. 가장 중요한 것은 어떤 운동이든지 부상의 가능성을 완전히 줄이기 위해 근육, 관절, 결합 조직들이 견딜 수 있는 힘을 적절하게 조절하는 방법으로 수행되어야 한다는 것이다. 다시 한번 말하지만 젊은 사람들에게 적용하는 모든 가이드라인은 노인에게도 적용할 수 있다.

우리 시설에서 직원으로 있는 모든 관리자와 강사들은 우리가 트레이닝시키는 모든 사람들에게 조심하며, 노인들도 어떠한 방식으로든 제외하지 않는다. 일반적으로 주어진 트레이닝 프로그램을 수정할 필요가 있는 경우는 고객(그리고 전반적으로 이를 다시 적용한다)이 부상 또는 관절염과 같은 제한된 관절 가동범위를 가지는 경우이다. 이때는 기구의 설정을 약간 변경할 수는 있지만, 운동 프로토콜을 적용하는 방법에서는 차이가 없다(앞으로도 없을 것이다).

노인을 위한 근력 강화의 이점

근력운동으로 얻을 수 있는 이점들은 다른 사람들보다는 노인들에게서 훨씬 많기 때문에 노인들에게 운동은 매우 매력적이다.[1] 예를 들어 적절한 트레이닝 자극이 노인의 생리작용에 적용되면, 그들이 향상되는 비율은 믿기 어려울 정도이다. 노인들의 근육은 자신들을 깨워서 재활성화하는 자극을 원하는 휴면기에 있기 때문에, 그들이 정상적인 기준으로 되돌아오는 데는 많은 자극이 필요하지는 않다. 6~12주의 짧은 기간 동안 근력이 2배(100% 증가)가 되는 것을 보는 것은 흔한 일이다. 이는 인간의 신체, 그리고 활력이 얼마나 많이 변할 수 있는지와 관련해서 '죽음에서 되돌아오는 것'과 같은 대사 작용이다.

연구에 따르면, 노인들을 대상으로 한 적절한 근력훈련 프로그램은 근육의 증가로 인한 건강에 여러 이로운 변화를 가져다준다.

- 근육의 근력과 기능을 다시 얻는다.[2]
- 양로원에 거주하는 노인들을 포함한 노인들의 근력과 근육의 크기가 증가한다.[3]
- 보행지구력을 향상시킨다.[4]
- 체지방량을 줄인다.[5]
- 대사율을 증가시킨다.[6]
- 안정 시 혈압을 감소시킨다.[7]
- 혈중 지질 농도를 개선시킨다.[8]
- 소화 속도가 증가된다.[9]
- 포도당 사용을 향상시킨다.[10]
- 요통을 완화시킨다.[11]
- 골밀도를 증가시킨다.[12]
- 관절염 통증을 완화시킨다.[13]
- 우울증을 경감시킨다.[14]
- 관상동맥 수술 후 움직임을 향상시킨다.[15]

또한 이 연구들에서 트레이닝과 관련된 어떠한 부상도 보고되지 않았다는 것은 주목할 만하다.

근육의 발열 이점

근육이 신체 온도를 조절한다는 것이 노인들에게는 더욱 중요한 점이다. 신체는 98.6도(섭씨 36.5도)의 내부 온도를 유지하고자 하지만, 사람들은 근육을 잃어가면서 근육이 제공하던 열도 잃게 된다. 결과적으로, 더위와 추위 모두에서 취약해지고 이는 건강에 좋지 않은 신체 온도 변화를 야기한다. 이 상태는 노인들에게, 특히 지병이 있는 노인들의 경우에는 심각한 문제가 될 수 있다.

의사들은 폐렴이나 요로감염증이 있는 대부분의 사람들은 열이 나지만 노인 환자들은 그렇지 않다는 것을 알고 있다. 그러한 환경에 있는 노인들은 대부분 저체온이다. 이는 열역학으로 지배되는 모든 에너지 활동들과 함께 신체의 대사활동 때문에 근육은 상당한 열을 발생시키기 때문이다. 예를 들어 차를 타면 엔진은 상당한 양의 열을 생산한다. 그래서 자동차 제조사는 라디에이터를 설치한다. 열역학의 제1법칙을 기억한다면, 이는 사실 아무것도 얻을 수 없다고 말하는 것이다. 에너지는 항상 시스템에 입력되어야 한다. 열역학의 제2법칙은 절대 본전치기는 할 수 없다고 말한다. 이는 에너지가 변환될 때, 시스템 외부로 낭비된다는 것을 의미한다. 이것이 신체에 열이 생성되는 방법이다. 근육 조직에 의해 소비되는 에너지의 기계적 비효율의 생산물인 것이다. 만약 신체가 충분한 근육 조직을 가지고 있지 못한다면, 신체의 온도를 유지하기 위한 충분한 열을 생산하지 못할 것이다

대부분의 사람들은 노인들이 저체온증에 얼마나 취약한지 알지 못한다. 샤워하다 미끄러져 몇 시간 동안 발견되지 못한 노인들은 넘어질 때 생긴 부상이 아닌 저체온증으로 사망한다. 반복적으로 말했듯이, 근육은 노인들을 위한 중요한 보호 조직이다. 많을수록 좋다.

앞에서 언급한 12가지 이점들은 근력 트레이닝의 직접적인 효과라기보다는 신체가 근육을 생산하거나 회복시키기 위해 발달한 간접적인 효과이다. 관절염의 경우에, 약한 근육보다는 강한 근육이 관절을 제어한다면 관절염에 걸린 관절은 더욱 효과적으로 움직이게 될 것이다. 골다공증의 경우, 연구에서는 노인들에게서 근력 트레이닝이 이점을 보이는 저항의 정도가 중요하다. 대상의 한 번 반복할 수 있는 최대 무게의 75~80%. 그보다 적은 것은 신체가 골밀도를 바꾸도록 자극하는 데는 불충분하다. 노인들의 적절한 근력 트레이닝 프로그램은 효과적인 무게의 저항을 사용해야 하고 시간이 지나면서 근력 증가에 따라 저항도 증가해야 한다.

이것이 노인들을 상대로 하는 피트니스 전문가가 일반적인 노인들의 치료와 같이 접근하여 운동을 지도하는 것은 해로운 이유이다. 물론 노인의 운동은 늘 조심스러워

야 한다. 관절에 가해지는 힘을 제어하기 위해 움직임의 속도를 제어하고 가속도를 줄이는 등의 운동을 관리하는 방법으로 실시해야 한다(하지만 이는 모든 회원에게 적용된다). 회원과 트레이너는 무게를 선택하고 에너지를 쏟아내는 데 있어 소극적이면 안 된다. '감소된' 접근을 한다면, 운동의 이점은 줄어들거나 전혀 나타나지 않을 것이다.

의약적 효과

근력 트레이닝은 인간이 할 수 있는 가장 효과적인 예방책이다. 많은 예시에서, 노인들은 건강지표 리스트를 향상시키기 위해 그들의 능력 안에서 적절한 저항 트레이닝을 통해 동일한 효과를 얻을 수 있다고 듣지도 못한 채, 약을 처방받는다. 근육증가와 함께 증가하는 신진대사의 이점 대부분은 노인들이 주로 고혈압(혹은 저혈압)과 높은 콜레스테롤 수치의 합병증과 같은 증상을 치료하기 위해 하는 약물치료의 필요성을 없앨 수 있다.

적절한 근력 트레이닝 프로그램에 참여하고 당뇨와 같은 증상을 치료하기 위해 약물치료를 하는 노인들은(혹은 누구든) 약을 줄여야 할 것이기 때문에 주의 깊게 관리되어야 한다. 2장에서 나왔던 증폭연쇄반응을 다시 생각해보자. 예를 들어 비의존형 인슐린 당뇨 환자에게 경구 혈당강하제가 처방되고, 운동 중 글리코겐 이용증폭반응 Glycogen mobilization cascade이 나타난다면, 인슐린 민감도는 체력 및 근육량과 함께 크게 향상된다. 6에서 12주의 근력훈련 프로그램에 참여한 인슐린 비의존성 당뇨 환자의 적당량 혈당 강하제 복용은 인슐린 민감도 향상으로 말미암아 운동의 효과와 중복되어 저혈당을 일으킬 수도 있다.

비슷한 상황은 혈압약에서도 발생한다. 근력 트레이닝은 근육량을 증가시키며, 그 근육을 지원하기 위해 더 많은 혈관 조직이 성장한다. 새롭게 성장한 근육에 공급하기 위해 더 많은 혈관을 만들면서 혈관들의 전반적인 용량이 증가하고 말초혈관 저항은 감소하기 시작할 것이다. 그래서 혈압약이나 혈압강하제를 복용하는 사람들은 혈압을 적절하게 조절하던 복용량이 저혈압을 만들고 어지럼증을 느끼게 한다. 근력 트레이닝은 그것 자체로 신체가 강한 결과를 만들도록 자극하는 '강한 약'이다.

독립과 자유

이전에 언급한 적절한 근력 트레이닝 프로그램이 주는 이점들은 노인들에게 독립성과 자유를 되찾아줄 수 있는 기회이다. 생리학자인 웨인 웨스콧Wayne Wescott이 수행한 최근 연구에서 걸을 수 없었던 노인들을 양로원에서 데려와 6가지의 다른 운동을 한 세트로 14주 간격으로 간단한 운동에 참여시켰다. 실험 대상들의 평균 나이는 88세였다. 연구 말미에 그 노인들은 평균적으로 4파운드의 근육을 얻었고 3파운드의 지방을 줄였으며 하반신 근조직에서 근력이 80% 이상 증가했고 상반신 근조직에서는 근력이 거의 40% 증가했다. 그들의 엉덩이와 어깨 유연성은 평균적으로 각각 50%, 10%씩 향상됐다. 더욱 중요한 것은 연구 말미에 이전에 휠체어를 타던 많은 사람들이 다시 걸을 수 있게 됐다는 것이었다. 그들은 휠체어에서 벗어났고 혼자 생활할 수 있게 되었다.[16]

노년에 스스로 돌아다니고 무언가를 하는 능력은 독립성이라고 정의된다. 간단하고 기본적인 근력 트레이닝 프로그램에 참여하는 것으로 노인들은 그들이 젊었을 때 즐겼지만 그들의 근육이 점점 위축되면서 줄어든 독립성과 존엄성을 회복할 수 있다. 이는 인생에서 새로운 기회가 될 수 있다.

노인을 타깃으로 하는 TV 광고에서 그들의 이동성을 확장시켜주는 수단으로 내세우는 전자 휠체어와 스쿠터를 본 적이 있을 것이다. 이 장비들은 그들이 가고싶어 하는 만큼 멀리 갈 수 있도록 해주어 좋다. 그러나 그들은 절대 잃어버린 이동성을 회복할 수 없다. 그 휠체어와 스쿠터는 그 것을 이용하지 않았을 때보다 사람들이 더 많은 장소에 갈 수 있도록 한다. 하지만 많은 일상적인 활동들에서 여전히 외부적인 도움이 필요하다. 다른 사람들의 친절에 끊임없이 의존하는 것은 사람들을 신체적으로뿐만 아니라 정신적으로도 취약한 환경에 놓이게 한다.

오늘날의 노인들은 특히 활동적인 것에 익숙한 세대이다. 그래서 일반적으로, 활동할 수 있는 능력을 다시 얻으면 그들은 곧장 다시 활동적으로 변한다. 노인들이 충분한 활동 수준을 얻기 위해서 '걷기 프로그램'이나 쳇바퀴 위에 있거나 자전거를 타는 등의 운동은 필요가 없다. 노인들이 더욱 강해졌을 때, 당연히 그들의 활동 수준도 향상할 것이다. 성형의 관점에서 외모, 자세, 거동, 피부톤을 포함해 모든 것이 향상된다. 노인의 근육량이 증가함에 따라, 그 밖의 모든 것도 그것을 따라간다.

노인을 위한 3대 운동

대부분의 노인들은 다른 사람들과 같은 기본 운동 프로그램을 수행한다. 그다음 예외사항이 있다. 그 프로그램이 너무 힘들다고 느끼는 사람들에게 주어진 운동에서 세 가지만 수행하도록 하자 좋은 결과가 있었다. 여기 예시가 있다.

1. 시티드 로우

2. 체스트 프레스
3. 레그 프레스

일반적인 프로그램이 너무 힘들게 느껴지는 노인들은 7일에서 14일마다 한 번 이상의 트레이닝을 시키지 않는다. 운동량이 부족할 것 같지만 결과적으로 충분한 근력이 가동성을 회복하자마자, 노인들의 활동 수준도 자발적으로 증가한다.

요약하자면, 노인을 위한 이상적인 트레이닝 프로그램으로 4장에서 설명한 기본적인 5대 운동을 추천한다. 그러나 가동성 문제나 다른 요인들이 그 접근을 불가능하게 한다면, 기본적인 3대 운동을 하고 이 기본적인 움직임의 진행에 집중하는 것이 평균적인 노인들에게 대사 개선에 도움이 되고 기력을 얻게 할 것이다.

혁신적인 연구

끝으로, 우리는 근력 트레이닝과 노인들에게 주는 영향이 '혁신적이다'라고 묘사되는 한 연구를 공유하고자 한다. 그렇지 않을 것 같지만, 그 연구에서 근력 트레이닝은 실제로 노화작용을 역행시킬 수 있다는 것을 밝혔다.

온라인 의학저널《Public Library of Science》에서 출판된 결과인 그 연구를 위해 연구자들은 25명의 건강한 노인(평균 나이 70세)과 동일한 숫자의 대학생(평균 나이 26세)을 모집했다. 모든 연구 대상들은 근육 생체 검사를 제출했고 24,000개의 유전자를 각 참가자별로 비교했다. 600개의 유전자가 노인과 젊은이 사이에 현저하게 다르다는 것이 알려졌다. 이전의 연구에서, 비록 기대한 대로 젊은 사람들이 노인들보다는 상당히 강하긴 했지만, 노인과 젊은이 그룹은 비슷한 활동 수준을 보였다. 그러고 나서 노인들은 여섯 달 동안 근력 트레이닝 프로그램에 참가했다. 그후, 연구자들은 노인들의 59%가 젊은이들보다 약했었는데 오직 노인의 38%만이 젊은이들보다 약하다는 것을 발견했다. 더욱 중요한 것은 노인들의 유전자 변화이다. 노인들의 유전자 프로필(혹은 유전자 지문)이 현저하게 변했고, 젊은 사람들의 유전자에 가까운 것을 발견했다. 연구자들은 이 연구에서 다음과 같이 결론지었다.

> 노인 트레이닝은 나이와 운동에 영향을 받은 대부분의 유전자가 젊은 수준으로 눈에 띄게 역행되었다. 우리는 건강한 노인들은 미토콘드리아의 감소와 근육 약화의 증기를 보이지만, 6달 동안의 저항성 운동 트레이닝은 부분적으로 바꿀 수 있으며, 전사체 Transcriptome 수준에서 상당히 역전되는 효과를 낼 수 있다고 결론내렸다.[17]

인류의 역사에서 그 어떤 것도 분자 수준에서 인간 나이를 기능적으로 뒤집을 수는 없었다. 레스베라트롤Resveratrol 약이 쥐와 벌레의 노화를 약간 반전시키는 것을 보였을 때, 그 약이 인간에게도 비슷한 효과를 갖는다는 어떠한 증거도 없었지만 그 약은 나이를 뒤집는 약으로 날개 돋친 듯 팔려나갔다. 이제 '젊음의 샘'(고대 문학 『길가메시The Epic of Gilgamesh』에서 생명을 연장하거나 인간의 나이를 객관적으로 뒤바꾸어주는 것)을 찾아온 지 천년이 지난 지금, 임상 연구는 근본적으로 "여길 봐! 분자 수준에서 노화의 실제적인 기능적 전환이야!"라고 말한다. 나이가 들어 제대로 기능하지 못하던 유전자가 노인에게서도 보통 수준의 기능을 하도록 만들었다는 것은 놀라운 일이다.

하지만 이는 더 이상 놀라운 일만은 아니다. 노인들이 최소한의 무게에서 운동을 시작해서 짧은 시간에 평균 25세와 동일하게 혹은 더 높은 근력을 갖는 것을 자주 보곤 한다. 우리는 센터에서 75세와 80세 고객의 트레이닝을 하고 있는데, 25세의 다른 고객을 데려왔을 때 그 젊은 사람이 시작을 하는 무게는 우리 노인 고객이 최근에 사용했던 대부분의 무게에 가까이 도달하지 못할 때도 있다.

2007년에 밝혀진 이 연구 후 일어난 가장 놀라운 일은 아무 일도 없었다는 것이다. 이 정도의 소식은 우리의 인생에서 꼭 밝혀져야 했지만 어떠한 신문의 일면에도 나오지 않았고, 어떠한 저녁 뉴스 프로그램도 이 연구를 다루지 않았다. 아마도 사람들은 노화를 역전시킬 방법으로 약을 먹는 것을 더욱 선호하고 그러한 뉴스를 보고 "나는 내 스스로 땀 흘리면서 무언가를 할 수 있어. 내 노력과 근면함으로, 나는 이것을 스스로 성취할 수 있어"와 같은 말을 하는 사람은 제한적이기 때문에 주의를 끄는 데 실패했기 때문일 것이다.

이 이점이 생기기 위해서는 어떠한 연령대의 사람이든지 우리 사회에서 거의 볼 수 없는 노력을 쏟아부어 트레이닝을 해야 한다. 아름다운 일은 이러한 원리들을 이해하고 적용한 사람들은 우리와 함께 일한 사람들이며, 이 책에서 발견한 모든 이점을 반복하는 사람들이라는 것이다.

참고문헌

1. J. R. Meuleman, et al., "Exercise Training in the Debilitated Aged: Strength and Functional Outcomes," *Archives of Physical Medicine and Rehabilitation* 81, no. 3 (March 2000): 312–18. Fifty-eight elderly subjects with at least one impairment in activities of daily life completed an eight-week strength-training program. Strength increased an average of 32.8 percent, with the most debilitated showing the greatest improvement. The article states: "This group of debilitated elderly patients effectively performed resistance training and increased their strength, with the most impaired gaining the most function."

2. R. A. Fielding, "Effects of Exercise Training in the Elderly: Impact of Progressive-Resistance Training on Skeletal Muscle and Whole-Body Protein Metabolism," *Proceedings of the Nutrition Society* 54, no.

3 (November 1995): 665–75. This review article states: "The overwhelming evidence presented in the present review suggests that loss of muscle strength and function observed with advancing age is reversible even in the frail elderly. Exercise programs designed to improve muscle strength are recommended for older individuals as an effective countermeasure to the sarcopenia of old age."

3. W. Frontera, C. Meredith, K. O'Reilly, H. Knuttgen, and W. J. Evans, "Strength Conditioning in Older Men: Skeletal Muscle Hypertrophy and Improved Function," *Journal of Applied Physiology* 64, no. 3 (1988): 1038–44; M. Nelson, M. Fiatarone, C. Morganti, I. Trice, R. Greenberg, and W. J. Evans, "Effects of High-Intensity Strength Training on Multiple Risk Factors for Osteoporotic Fractures," *Journal of the American Medical Association* 272, no. 24 (1994): 1909–14; M. Fiatarone, E. O'Neill, N. Ryan, K. Clements, G. Solares, M. Nelson, S. Roberts, J. Kehayias, L Lipsitz, and W. J. Evans, "Exercise Training and Nutritional Supplementation for Physical Frailty in Very Elderly People," *New England Journal of Medicine* 330, no. 25 (1994): 1769–75.

4. P. A. Ades, et al., "Weight Training Improves Walking Endurance in Healthy Elderly Persons," *Annals of Internal Medicine* 124, no. 6 (March 15, 1996): 568–72. Twenty-four subjects sixty-five to seventy-nine years old underwent a three-month weight-training program. Participants increased their walking endurance by 38 percent. There was no change in peak aerobic capacity to account for the improvement. The article states: "Resistance training for 3 months improves both leg strength and walking endurance in healthy, community dwelling elderly persons. This finding is relevant to older persons at risk for disability, because walking endurance and leg strength are important components of physical functioning."

5. W. J. Evans, "Reversing Sarcopenia: How Weight Training Can Build Strength and Vitality," *Geriatrics* 51, no. 5 (May 1996): 46–47, 51–53, "Progressive resistance exercises can produce substantial increases in strength and muscle size, even in the oldest old. For many older patients, resistance training represents the safest, least expensive means to lose body fat, decrease blood pressure, improve glucose tolerance, and maintain long-term independence."

6. W. Campbell, M. Crim, V. Young, and W. J. Evans, "Increased Energy Requirements and Changes in Body Composition with Resistance Training in Older Adults," *American Journal of Clinical Nutrition* 60 (1994): 167–75; R. Pratley, B. Nicklas, M. Rubin, J. Miller, A. Smith, M. Smith, B. Hurley, and A. Goldberg, "Strength Training Increases Resting Metabolic Rate and Norepinephrine Levels in Healthy 50 to 65 Year-Old Men," *Journal of Applied Physiology* 767 (1994): 133–37.

7. K. Harris and R. Holy, "Physiological Response to Circuit Weight Training in Borderline Hypertensive Subjects," *Medicine and Science in Sports and Exercise* 10 (1987): 246–52.

8. M. Stone, D. Blessing, R. Byrd, J. Tew, and D. Boatwright, "Physiological Effects of a Short Term Resistive Training Program on Middle-Aged Untrained Men," *National Strength and Conditioning Association Journal* 4 (1982): 16–20.

9. K. Koffler, A. Menkes, A. Redmond, W. Whitehead, R. Pratley, and B. Hurley, "Strength Training Accelerates Gastrointestinal Transit in Middle-Aged and Older Men," *Medicine and Science in Sports and Exercise* 24 (1992): 415–19.

10. B. Hurley, "Does Strength Training Improve Health Status?" *Strength and Conditioning Journal* 16 (1994): 7–13.

11. S. Risch, N. Nowell, M. Pollock, E. Risch, H. Langer, M. Fulton, J. Graves, and S. Leggett, "Lumbar Strengthening in Chronic Low Back Pain Patients," *Spine* 18 (1993): 232–38.

12. A. Menkes, S. Mazel, R. Redmond, K. Koffler, C. Libanati, C. Gundberg, T. Zizic, J. Hagberg, R. Pratley, and B. Hurley, "Strength Training Increases Regional Bone Mineral Density and Bone Remodeling in Middle-Aged and Older Men," *Journal of Applied Physiology* 74 (1993): 2478–84.

13. See Chap. 5, n. 10.

14. N. Singh, K. Clements, and M. Fiatarone, "A Randomized Controlled Trial of Progressive Resistance Training in Depressed Elders," *Journal of Gerontology* 52A, no. 1 (1997): M27–M35.

15. K. Stewart, M. Mason, and M. Kelemen, "Three-Year Participation in Circuit Weight Training Improves Muscular Strength and Self-Efficacy in Cardiac Patients," *Journal of Cardiopulmonary Rehabilitation* 8 (1998): 292–96.

16. The summary of this study has been published at seniorfitness.net/strength.htm.

17. S. Melov, M. A. Tarnopolsky, K. Beckman, K. Felkey, and A. Hubbard, "Resistance Exercise Reverses Aging in Human Skeletal Muscle," plosone.org/article/info:doi%2f10.1371%2fjournal.pone.0000465.

부록: 고강도 훈련의 이론적 기초

가장 시간적으로 효율적이고, 생산적인 운동 프로그램은 고강도 훈련의 원리에 기초한 것이다. 그러므로 생산적인 운동은 반드시 역치 수준의 강도여야 한다(이 역치 수준의 아래의 자극은 좋은 결과를 이끌어낼 수 없다). 결과적으로 고강도 운동 세션은 비교적 짧고 드물게 수행해야 한다(기존 운동 프로그램과는 대조적으로).

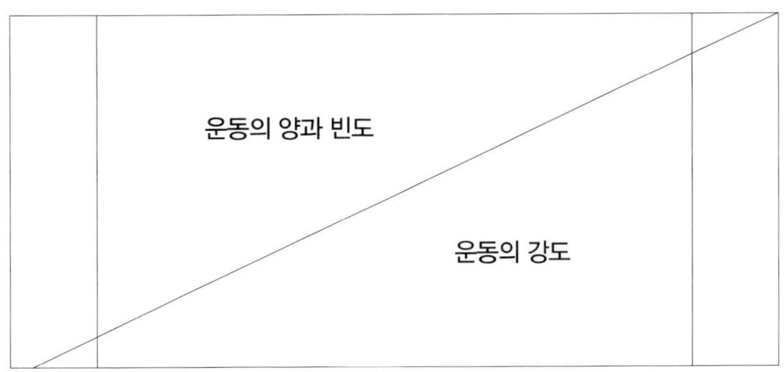

약해진 정도와 약해지는 데 걸린 시간(약 2분)은, 신체의 관점에서 다루어져야 할 위협을 보여준다. 효과적인 저항 훈련에 대한 긍정적인 적응 반응은 더 크고 강력한 근육을 형성하는 것이므로, 자극에 대해 다음 운동 때 더 강한 근력을 내기 위해서 근육을 더 크고 강하게 만드는 것이다. 이 과정을 반복함으로써 근육은 매번 발생하는 비슷한 반응에 대한 수축력이 더 증가하게 될 것이지만, 그렇게 하는 것은 사실 대사적으로 무리가 따른다. 이 다이어그램에서 알 수 있듯이, 더 강한 운동을 수행하면 운동의 빈

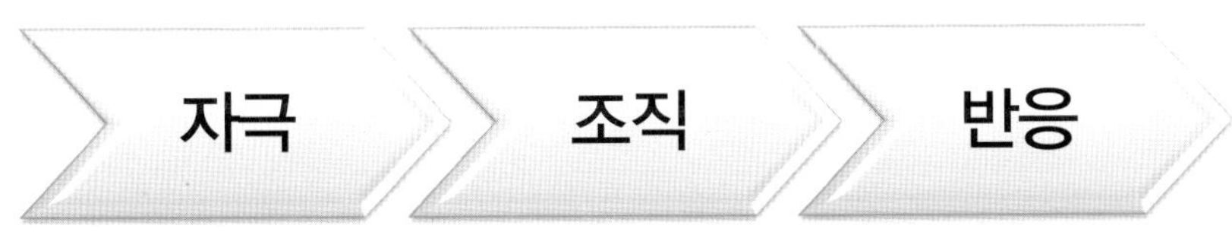

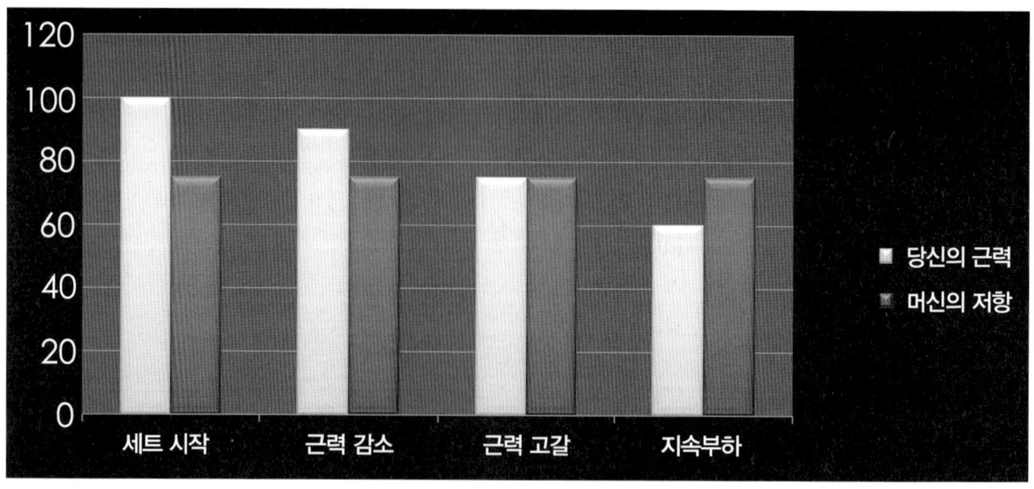

도와 양은 반드시 줄여야 하며, 그 반대의 경우도 마찬가지이다.

고강도의 운동 세션에서 최상의 결과를 얻기 위해, 이 책의 필자들은 운동의 지속부하(Inroad) 이론을 지지한다. 지속부하는 순간적 근육의 약화를 의미한다. 위 그래프는 운동을 하면서 근력이 어떻게 변화하는지를 보여준다. 시간은 아래 X축에서 보여주고, 근력은 Y축에서 나타낸다. 진한 막대는 75유닛으로 유지되는 머신의 저항을 나타낸다. 진한 막대와 밝은 막대는 각각의 세트마다 진행을 알려주고, 특히 밝은 막대는 운동을 하고 있는 근육이 시간이 지남에 따라 근력이 감소되는 것을 보여준다. 지속부하 현상이 달성되는 방법은 다음과 같다.

1단계: 세트 시작. 세트를 시작할 때 100유닛의 순수한 근력을 가지고 있을 것이다(밝은 막대에 의해 보이는). 지속부하가 발생하기 위해서는, 저항이 반드시 근력의 75~80%로 유지되어야 한다. 저항이 너무 가벼우면, 근육에 지속부하는 발생하지 않고 피로보다 더 빠르게 회복한다. 제어된 수축과 이완의 느린 속도를 사용하여, 무게를 들 때 6~10초 동안 움직이고, 내릴 때도 6~10초 동안 움직인다.

2단계: 근력 감소. 운동을 할 때마다 처음의 근력 강도 수준은 감소하고, 피로는 증가하게 된다. 호흡이 증가하고, 근육 내 젖산이 타는 듯한 기분을 느끼기 시작한다. 이제 초기의 100유닛 근력은 어느 정도 감소한다(밝은 막대가 천천히 내려가는 것을 보여주고 있다). 그러나 아직은 머신의 저항인 75유닛보다는 강하다.

3단계: 근력 고갈. 이제 근육은 아주 약해져서 저항을 들어올리는 데 드는 시간은 15~20초 또는 30초가 걸릴 것이며, 저항을 아래로 내리는 것이 매우 힘들게 느껴진다. 근력과 저항은 실제로 같은 수준이지만, 결국 근력은 저항보다 계속 떨어져 약해진다. 이 시점이 바로 지속부하가 시작되는 시점이다.

4단계: 지속 부하. 저항을 들려고 시도하지만 실패하게 된다. 머신의 저항 수준보다 근력이 훨씬 낮아진 이 시점에서 운동을 10초 동안 계속한다. 10초의 카운트다운이 끝나면 머신에서 내려온다. 세트가 끝날 때쯤이면, 근력은 대략 60유닛 정도 감소되었고, 근육은 40% 정도 지속부하되었다.

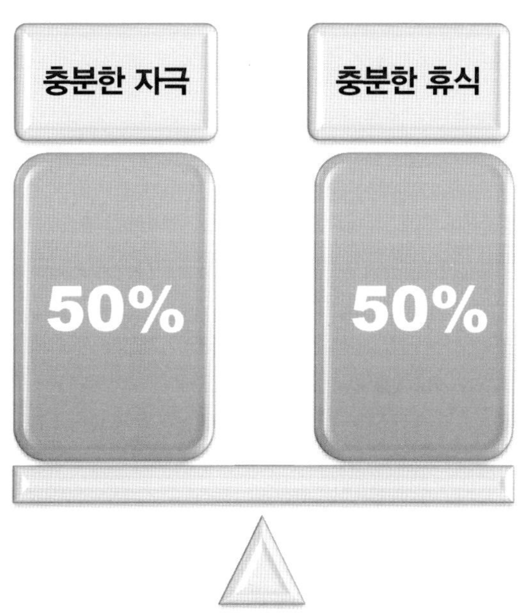

지속부하는 반드시 보충해야 할 자원을 소모한다. 따라서 몸이 반응을 완료하기 전에 실시되는 지속부하는 근육의 긍정적인 반응을 방해한다. 충분한 자극을 제공하는 것은 몸이 만들어지는 과정의 50%에 불과하며, 회복이 다른 나머지 50%를 차지한다. 이러한 이유로 주 2회 이상의 운동을 권장하지 않는다.

운동을 통한 지속부하가 성공적으로 이루어질 때 근육의 성장은 촉진될 뿐만 아니라 추가적인 효과들도 생기게 된다.

심폐 자극

심폐계통은 근육의 기계적 기능을 담당한다. 근력운동의 강도가 높을수록 심혈관 및 호흡계에 대한 자극의 질이 높아진다.

신진대사 자극

지속부하 동안, 대사성 노폐물(대부분 젖산)은 제거할 수 있는 것보다 빨리 축적된다. 이것은 성장 요인이 방출되며 근육 성장의 첫 번째 단계가 촉진되는 환경을 조성한다.

근육과 뼈의 향상

강해질수록 더 무거운 저항이 지속부하가 일어나는 데 필요하다. 무거운 저항은 근육에 미세한 손상을 일으켜 근육의 적응이 시작되고, 뼈의 미네랄 밀도 증가 자극을 시작하는 데 필수적이다. 이어지는 페이지의 그림들은 5대 운동으로 논의된 각 운동이 목표로 하는 근육들을 살펴본다.

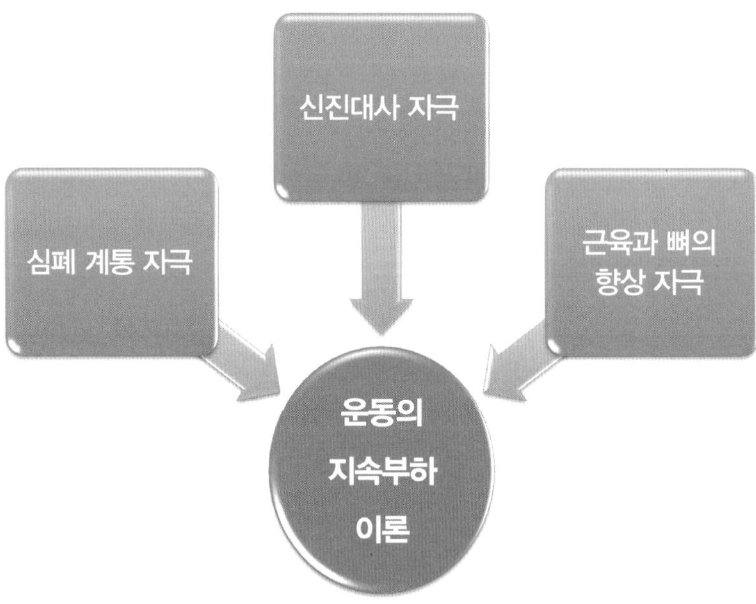

시티드 로우

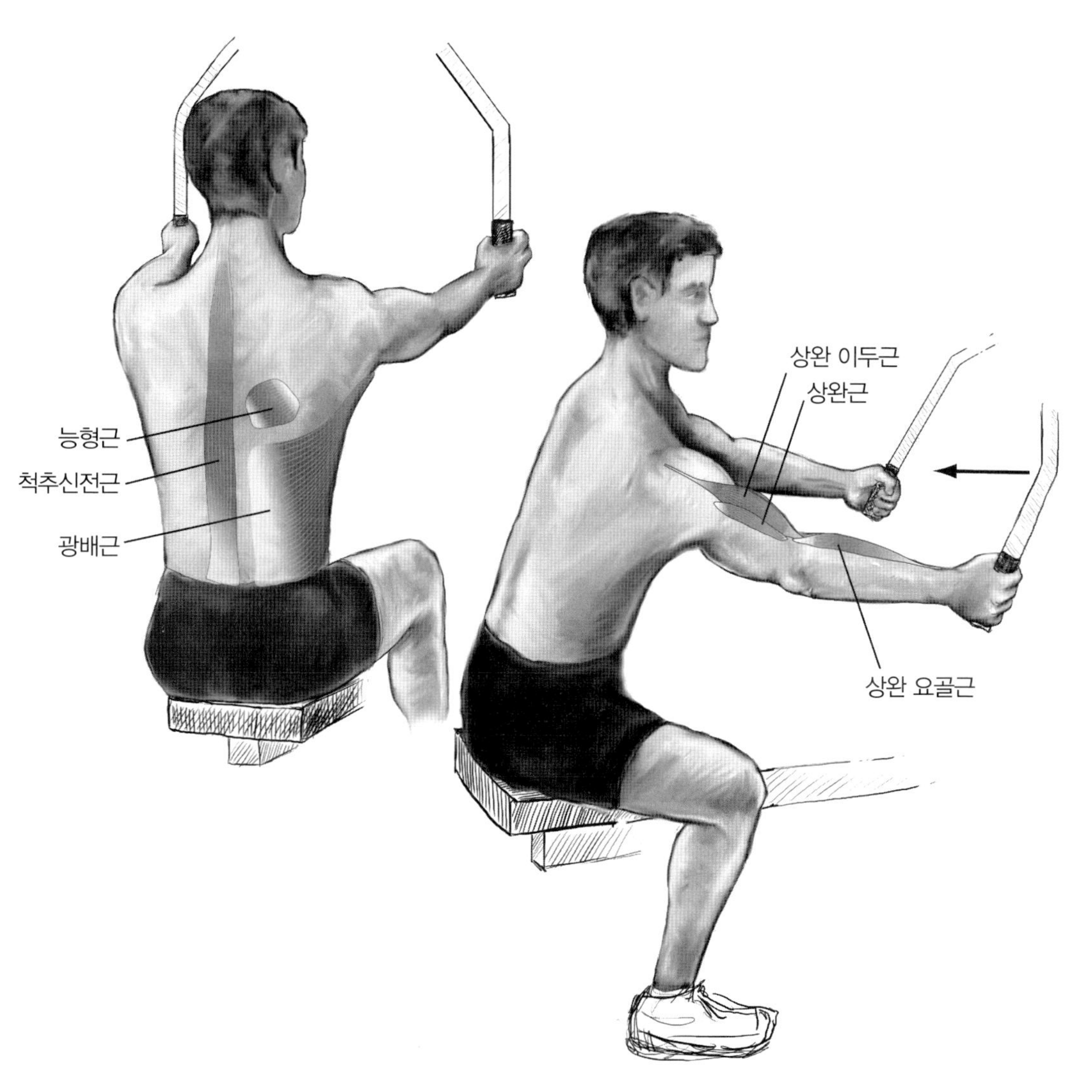

체스트 프레스

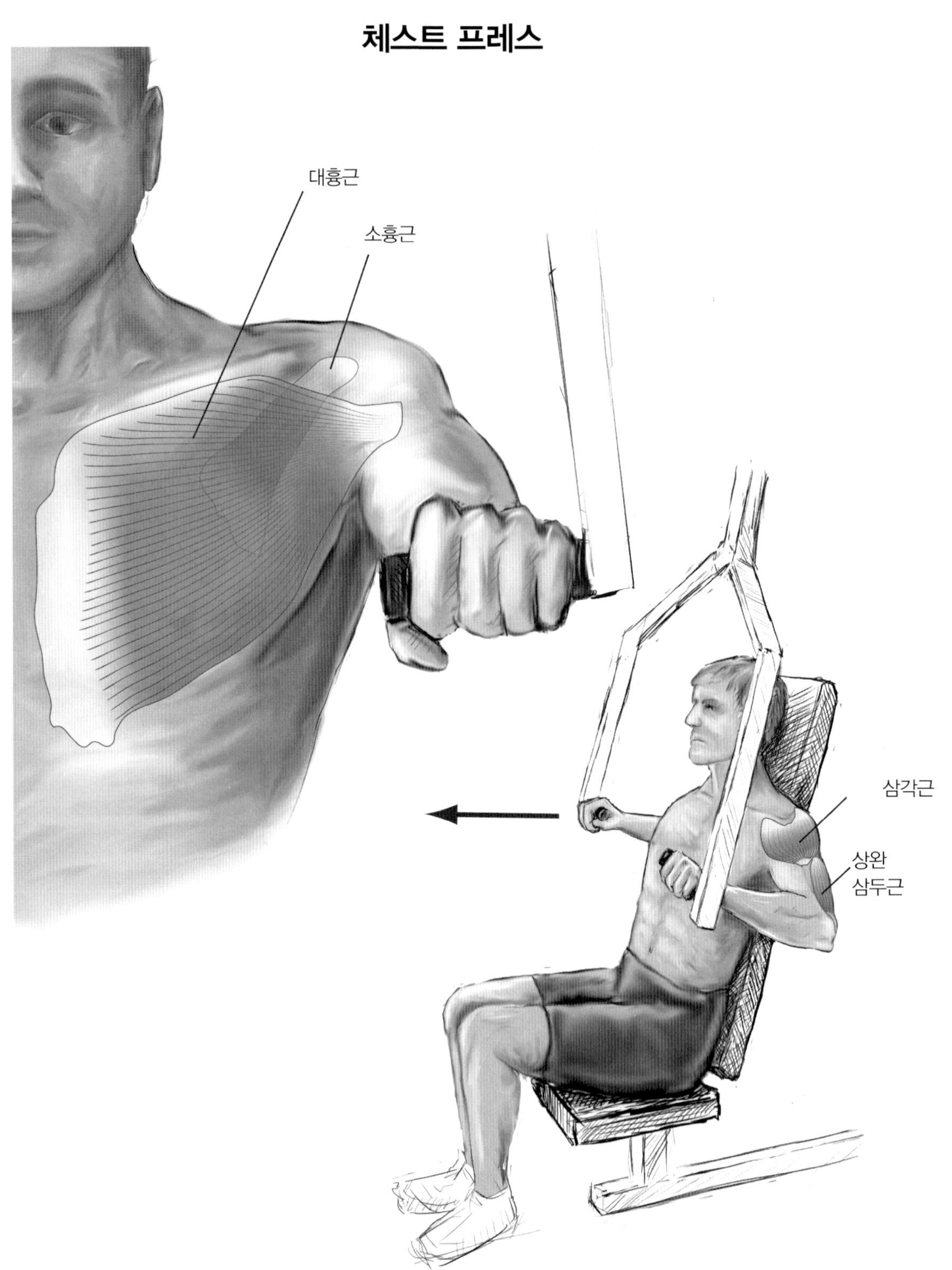

풀 다운

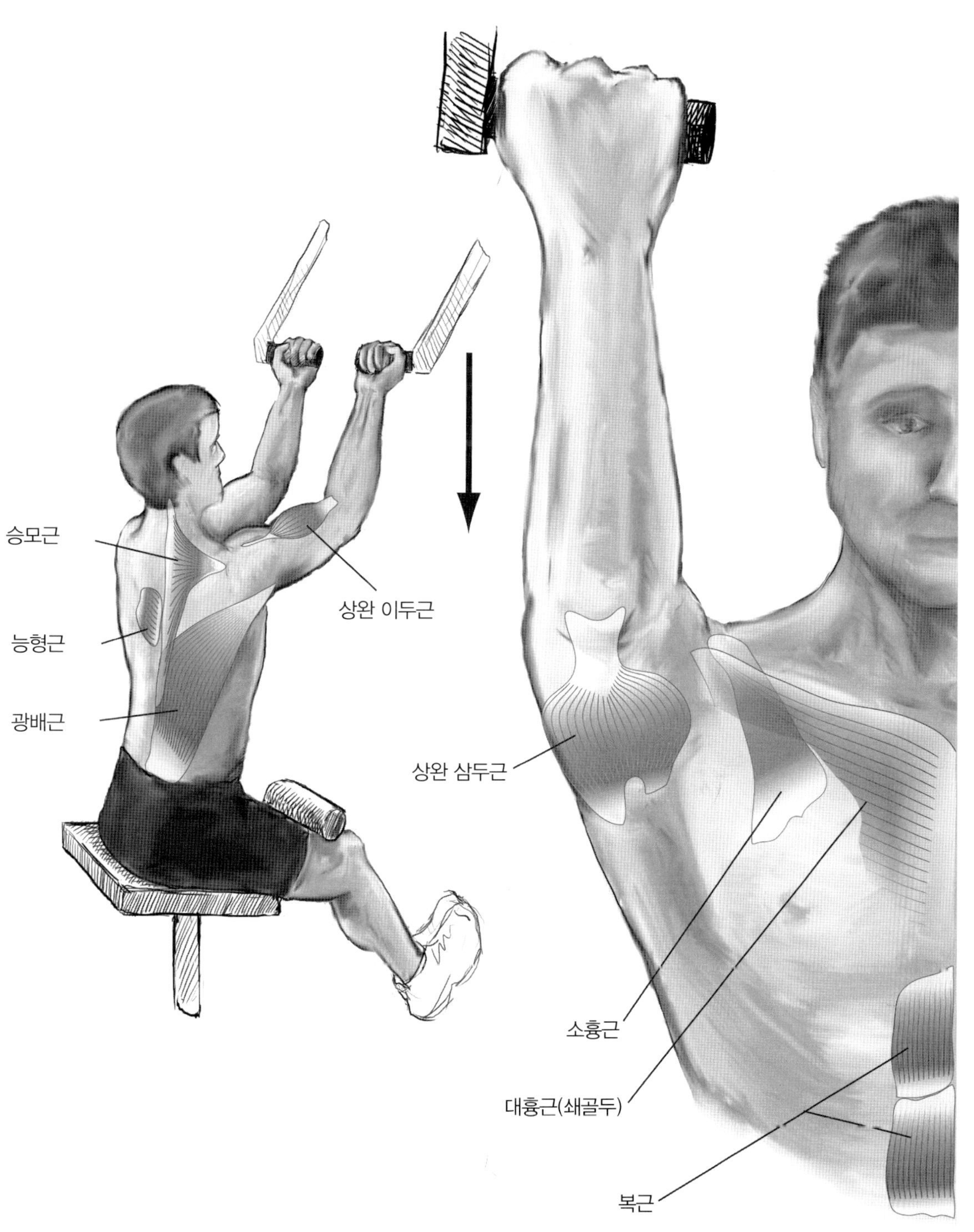

오버헤드 프레스

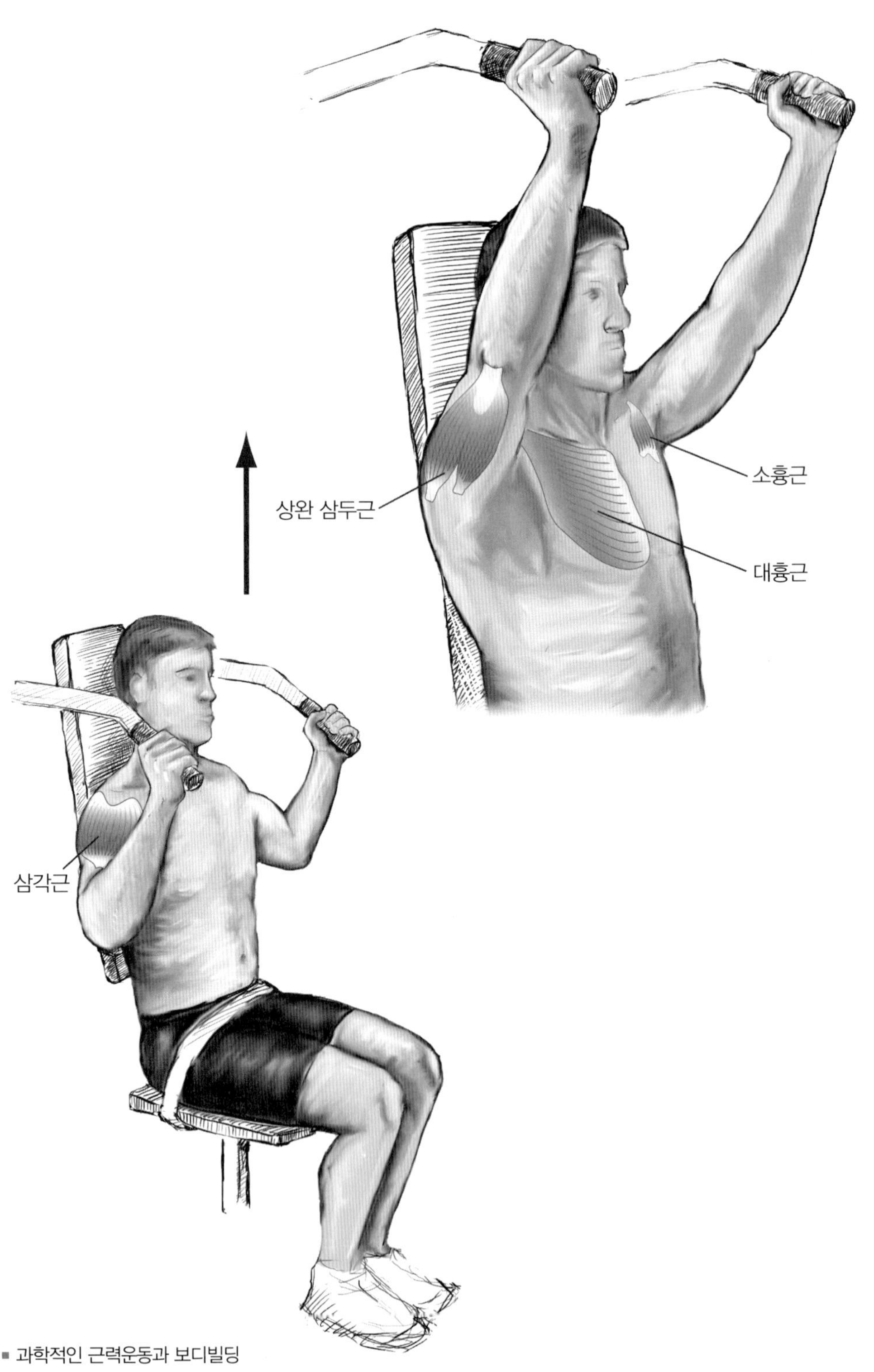

레그 프레스

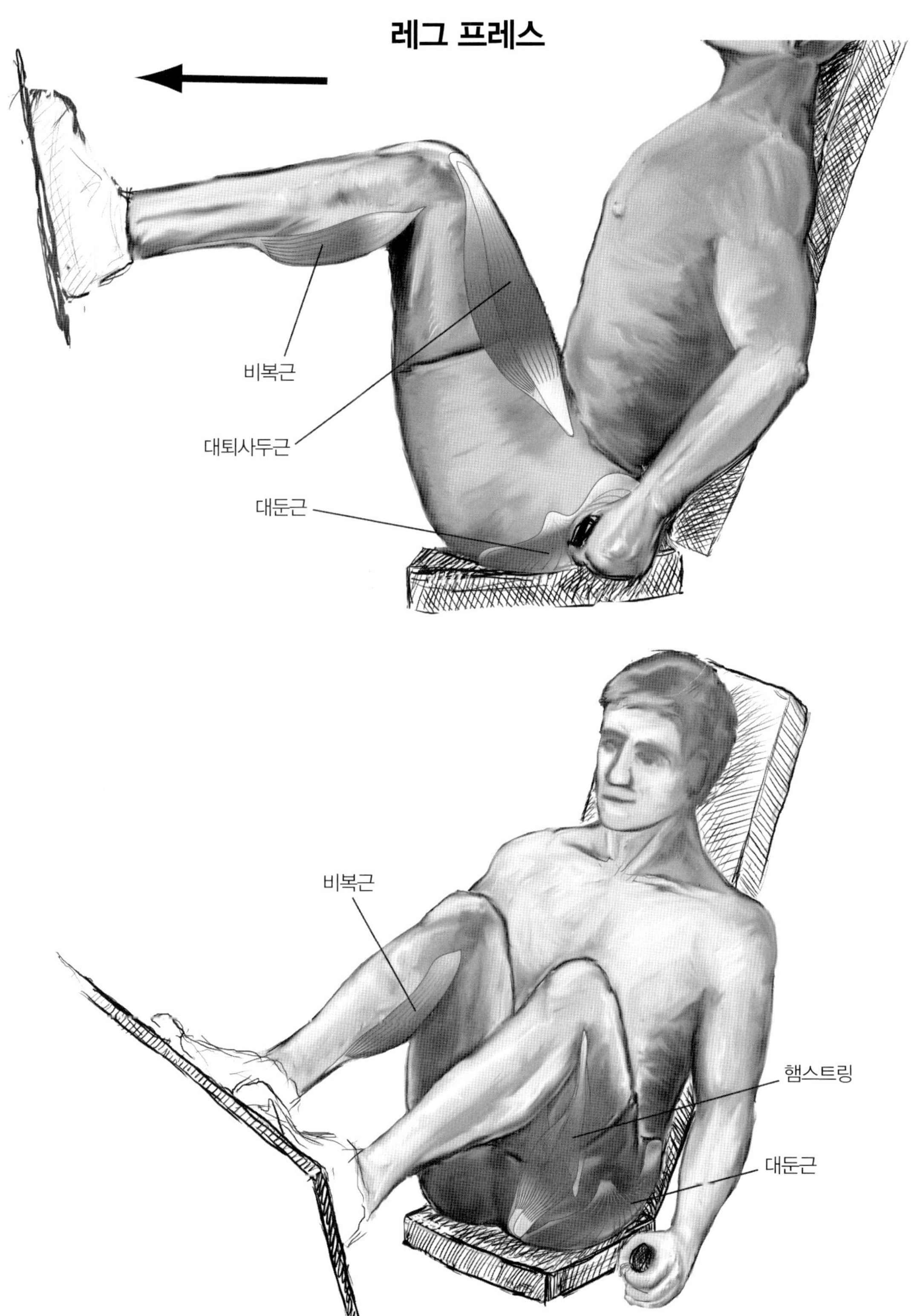

저자 소개

더그 맥 거프는 15세 때 아서 존스의 《Nautilus Training Bulletion》(No. 2)을 처음 읽고 운동에 관심을 갖게 되었다. 운동과 생물학에 대한 관심은 그를 의학의 길로 이끌었다. 1989년, 그는 샌 안토니오에 텍사스의과대학University of Texas Medical School을 졸업하고, 치프 레지던트로 근무했던 리틀락Little Rock 지역의 알칸소대학University of Arkansas 응급의학과에서 근무하였다. 그것을 시작으로 라이트주립대학Wright state University에서 교수이자 라이트 패터슨 AFB 병원Wright-Patterson AFB Hospital의 응급실 의사로 근무하였다.

의사로 재직하는 동안 고강도 운동에 대해 계속 관심을 가졌다. 1997년 11월 얼티밋 엑서사이즈Ultimate exercise를 설립하고 오랜 꿈을 실현하였다(ultimate-exercise.com). 지난 11년 동안 그와 동료 강사들은 얼티밋 엑서사이즈에서 그들의 퍼스널 트레이닝 고객들을 통해 운동의 한계에 대해 계속 연구하였다.

또한 얼티밋 엑서사이즈의 일 외에도 블루 릿지 응급센터 의사Blue Ridge Emergency Physicians, P.A.들과 파트너를 맺고 있다. 아내와 자녀 에릭, 그리고 메들린과 함께 남캐롤라이너South caroline 세네카Seneca 지역에 25년간 살고 있다.

존 리틀은 '북미 지역에서 최고의 피트니스 연구가들 중 한 명'으로 알려져 있다(《Ironman》). 18세 때 보디빌딩 개척자인 마이크 멘처Mike Mentzer로부터 정확한 운동 원리를 처음 배웠다. 멘처는 그가 연구를 계속할 수 있게 도와주었고, 결국 리틀의 최대 수축 운동 방법을 고안하였다(maxcontraction.com). 리틀은 운동에 관한 12권의 책들과 함께 철학(동양과 서양), 역사, 그리고 무술에 관해 총 38권의 저서를 저술했다. 그리고 해밀턴Hamilton, 맥마스터대학을 졸업하고 철학 학위를 받았으며, 이는 북미의 모든 주요 피트니스 및 무술 관련 잡지에 게재되었다. 그의 경력 전반에 걸쳐, 아놀드 슈왈제네거Arnold Schwarzenegger, 스티브 리브스Steve Reeves, 루 페리그노Lou Ferrigno, 그리고 재키 찬Jackie Chan뿐만 아니라 마이크 멘처와 같은 업체 최고의 관계자들과 함께 일했다. 또한 독립 회사들뿐만 아니라 워너 브라더스Warner bros와 같은 대형 스튜디오 등을 위해 다큐멘

터리 영화를 제작하고 감독한 수상 경력이 빛나는 영화제작자이다.

리틀과 그의 아내 테리Terri는 운동에 관한 연구를 계속하고, 그들의 퍼스널 트레이닝 고객들의 데이터를 나누기 위해 노틸러스 노스 스트렝스 & 피트니스 센터Nautilus North Strength & fitness Centre를 설립하게 된다. 노틸러스 노스는 6만 회 이상의 1:1 운동을 지도하였다. 리틀은 멘처가 세상을 떠난 2001년 이후《아이언맨》에 '멘처의 무거운 임무Heavy duty'라는 칼럼을 써오면서 마이크 멘처의 가르침과 업적을 계속 이어나가고 있다. 아내와 릴리Riley, 타일러Taylor, 브랜돈Brandon, 그리고 벤자민Benjamin과 함께 20년간 온타리오Ontario 브레이스브릿지Bracebridge에 살고 있다.

만약 생산적인 운동 과학에 관한 더 많은 정보를 얻고 싶다면, Body by Science의 온라인 공간인 bodybyscience.net에 방문해라.

역자 소개

김성언(김맥박)

건강운동연구소 펄스랩의 대표로 〈힘찬 맥박의 즐거움!〉(www.PulseLAB.kr)이란 건강운동 블로그를 운영하고 있으며, 건강과 운동에 관한 여러 콘텐츠들을 기획하고 전달하는 스포츠의학 전문가이다. 트레이너 및 요가, 필라테스 등의 피트니스 건강관리 전문가들에게 트레이닝 전문 강좌와 공공기관 및 기업체에 건강운동 프로그램들을 강연하며, 서울 강동에 PT 재활 트레이닝 센터인 펄스짐을 운영하고 있다.

- 건강운동연구소 펄스랩 대표
- 프리미엄 피트니스 펄스짐 대표
- 서울시청 스포츠재활실 운동처방사
- 더 클래식 500 메디컬 헬스케어 센터 운동처방실장
- 서울아산병원 스포츠건강의학센터 건강운동관리사
- 세종대학교 글로벌 지식 체육학전공 외래교수
- 국민대학교 글로벌 스포츠 헬스케어계열 외래교수
- 팀 바디메카닉 자문이사
- 대한예방운동협회 교육이사
- 메디컬트레이너협회 교육강사
- 건강운동관리사, 1급 전문/생활 스포츠지도사
- 하버드 메디컬 스쿨 인증 메디컬 피트니스 전문가
- 미국스포츠의학회 임상운동전문가, 교정운동전문가
- 건강운동 블로그 〈힘찬 맥박의 즐거움!〉 운영 - www.PulseLAB.kr

강소형

- 공주대학교 간호학과 졸업
- 한양대학교 운동생리학 전공 박사
- 한양대학교 스포츠과학부 겸임교수

김성균

- 정성과건강 한의원 원장
- CrossFit Level 1 Trainer
- 안양한라 아이스하키단 컨디셔닝 닥터

김성민

- 휘트니스 더베네핏 대표, 더베네푸드 대표
- 페이스북코리아, 국방과학연구소 등 다수 기업강의
- 배우 유인나, 트와이스 나연 등 연예인 전담 퍼스널트레이너

김주영

- 국민대학교 스포츠과학연구소 운동생화학실험실
- 서울시립대, 국민대, 아주대, 호서대, 디지털서울문화예술대, 문경대 외래교수
- 건강운동관리사, 미국체력관리협회 컨디셔닝스트렝스관리전문가(CSCS)

김태환

- 서울특별시 심뇌혈관질환 예방관리센터
- 건강운동관리사, 미국스포츠의학회 임상운동전문가(ACSM)
- 서울시립대학교 심혈관운동생리학 전공 석사

김하영

- 서경대학교 외래강사
- 대한보디빌딩협회 2급 심판
- 단국대학교 운동처방재활학과 졸업

민경원

- 미국 오리건 주립대학교 영어학 전공
- 미국스포츠의학회 교정운동전문가(NASM)
- 2016 코리아컵 국제정구대회 영어 통역

민경준

- 미국대학 스포츠의학회 개인 트레이너 (CPT)
- JTBC 1%의 정보 다이어트 전문 트레이너
- TV조선 대세남 전 시즌 다이어트 및 체형교정 전문 트레이너

박주형

- 팀 바디메카닉 대표
- 대한예방운동협회 대표강사
- 아시아 사이클선수권 국가대표팀 트레이너

박지훈

- 아이스하키 청소년 국가대표팀 트레이너
- 전) 베트남 태권도 국가대표팀 트레이너
- 전) 태릉선수촌 체력단련실 트레이너

박한수

- 서울제이에스병원 스포츠의학센터
- 세종대학교 체육학과 졸업
- 전) 유나이티드 병원 스포츠 의학 센터 근무

백형진

- 국민대 글로벌스포츠 헬스케어 지도교수
- 대한예방운동협회 협회장
- 전) 태릉선수촌 체력단련실 트레이너

윤준범

- 휘트니스 더베네핏 매니저
- 한국지역난방공사, 삼성 등 다수 기업 강의
- 가수 소년공화국 등 연예인 전담 퍼스널 트레이너

이승민

- 토로짐 트레이너
- 전) (주)보령 사내센터 트레이너
- 미국스포츠의학회 퍼스널트레이너자격(ACSM/NSAM/NSCA)

이철의

- 휘트니스 더베네핏 매니저
- 국방과학연구소, 한국지역난방공사 등 다수 기업 강의
- 가수 소년공화국, 배우 임화영 등 연예인 전담 퍼스널 트레이너

최성우

- 여성전용 피트니스 핏걸 총괄이사
- 전) 고양오리온스 프로농구단 체력트레이너
- 건강운동관리사

BODY BY SCIENCE

과학적인 근력운동과 보디빌딩

BODY BY SCIENCE

1판 1쇄 펴냄: 2017년 11월 7일

지은이: 더그 맥거프, 존 리틀
옮긴이: 김성언, 강소형, 김성균, 김성민, 김주영, 김태환,
김하영, 민경원, 민경준, 박주형, 박지훈, 박한수,
백형진, 윤준범, 이승민, 이철의, 최성우
펴낸이: 권오현
펴낸곳: 대성의학사

출판등록 2009년 6월 22일(제301-2013-095호)
서울특별시 중구 을지로 126-1 (을지로3가, 3층)
전화 02)2279-3444
팩스 02)2285 0108
Homepage www.medibook.co.kr

값 30,000원

ISBN 978-89-97436-69-9(13690)